U0060619

療癒煉金坊

ALCHEMY
HEALING
ACADEMY

轉化生命

轉化生命全書
身心覺察自我療癒全方位

以身體實際轉化潛意識信念，實證改寫**命運的奇蹟**

最完整精深的**身心覺察聖經**，直指核心的自我療癒全書

趙采榛 著

身體直接影響所有生命層面
透過七脈輪的身心覺察
親自實現潛意識信念的改寫，內在小孩的療癒、
情緒印記的釋放、外在命運的改變、靈性意識的轉化……
已經由國內海外無數的個案、讀者、課程學員們的親身實證
以覺察療癒解開命運的枷鎖，活出豐盛自由的美好人生！

白象文化

自序／關於我

生命如此神奇，很多時候，有些人生際遇違反了我們對愛的感受，我們無法看見當下生命的全貌。然而當我們真實走過那些生命歷程，會毫無例外的發現：那些曾經難以置信的生命風雨，到處都充滿著奇蹟恩典。

我從來沒見過父親，連照片都沒看過，但是兒時的我對爸爸有著深深的敵意，因為與我相依為命的母親，經常將自己對爸爸的情緒轉嫁到我身上，使孩童時期的我心想：「都是爸爸害的，不在就算了，還害媽媽這麼討厭我，你不但沒有保護我，還讓我過得這麼悽慘。」「父親」是我們生命中第一個男人，對應著內在的陽性能量，當我因為母親對父親的憎恨，我的潛意識為了求生自保，選擇切斷與父親的情感連結，這讓我的陽性能量嚴重失衡，使我成年後也幾乎沒有正確自保的能力。

從小記憶中的媽媽，精神狀況就極不穩定，她從年輕時就有躁鬱症、精神分裂症、以及嚴重的被害妄想症。我很小的時候就知道她會享受我的害怕與顫抖，彷彿是她的樂趣之一，若她知道怎樣能令我痛哭、羞愧、與難受，她就會經常那麼做；也許是用最髒最粗俗的言語辱罵、毫無來由的肢體暴打，或各式各樣突如其來的死亡恐嚇。所以我記得小時候有個習慣，就是藏起家中的刀具；以及在媽媽暴怒地說要殺害我時，躲在角落唱歌給自己聽，試圖在如此違和的行為中，轉移當下極端的傷心與恐懼。

媽媽的精神狀態，讓她從來沒有一份正式的工作，沒有一個親戚敢和我們往來。我曾跟媽媽流浪街頭、過著居無定所的生活；我的正式學歷停留在中學階段；當時偶爾連吃飯的錢也沒有，只能以開水加鹽巴果腹。

我十六歲開始獨自生活，但是從小承接自母親的創傷感受，讓我在潛意識中植入滿滿的創傷信念與自毀模式，即便當時的我離開了母親，我的身心仍是當年被禁錮到無法掙脫的小小孩子。

原生家庭是每個人生命的根基、人生的起點，我的人生起點可謂支離破碎。我在二十歲以前身心徹底解離、嚴重凍結，當時的我與社會完全脫節，連正常的人際關係都無法經營，就像被包裹在厚厚的傷痛之繭裡。

所有被我們凍結、逃避、切斷的創傷能量，都會毫無保留地被埋藏在身體裡，這是身體的慈悲、也是身體的智慧。

當一個成年人的身心被兒時印記嚴重凍結時，就會只有外表像個大人，其內在心智年齡會被停留在兒時受傷的小小孩階段，這就是所謂的「內在小孩」。

這個看不見摸不著的內在孩子，就在我們的身體中，被我們無時無刻隨身攜帶著做任何事，經營所有關係；我們一直在將身體印記中的內在小孩，複製貼上到成年後的人生中，使相同的創傷感受以不同的外在形式出現。

我從小在原生家庭中的創傷印記，使我在二十歲前有著嚴重的社交障礙、與社會完全脫節，我在人前一開口說話就會口吃，完全無法有正常交往的人際關係。曾在未成年前被拐騙到聲色場所禁錮、遭遇性侵，卻沒有拒絕或求救的勇氣，我甚至沒有能力為自己感到生氣，因為兒時的我就是這麼被禁錮與侵略的。

我曾有過最淤泥沉鬱的過往、走過令人難以置信的岔路、在無明中盡情翻滾糾結，全然複製了父母親的創傷能量。以上簡述我在二十歲以前的人生故事，只為了帶出兩個訊息：**療癒轉化真的無分任何條件身分與背景。物質生命中的「傷痛」是不可避免的，但「受苦」卻是不必要的。**

正是這樣難以承受的鬱痛，使我在二十歲時踏上了身心療癒及靈性探索的旅程。當時我的生命能量幾乎就要消失殆盡，內在痛苦已經達到「除非轉化、否則死亡」的程度，這逼迫我用破釜沉舟的決心，縱身跳入每一個自我療癒的可能。生命的真相很簡單，但從來沒有一個轉化是容易的。我透過身體對自己進行一場又一場陳年傷口的清創，在數不清的自我整合中，彷彿穿越時空地化解了我與父母、以及他們與各自的父母的能量糾纏。每一次的穿越，都使我的意識又擴展了一點。我升起對他們無盡的愛與感恩，同時在我生命中發生全面性的轉化：包括我工作事業的展現、金錢財富的流動、所有關係際遇的改變、個人願景的實踐、領導自我生命的力量……。

這份真實穿越的點滴歷程，使我幫助自己扭轉了原有的宿命，讓我可以在不同層面協助他人的覺察、療癒、與轉化過程。

我曾在無數的自我修習中，有過許多妙不可言的靈性揚昇的體驗、與意識擴展的經驗。那些對我是很珍貴的內在風景，卻正是因為經驗過那些靈性意識的擴展體驗，讓我更加端正對覺察療癒的心念，使我確信無論是被稱靈性或神性或佛性，都已是我們內在本所具足的圓滿之境。

真正的療癒需要遵循身心靈的階梯，若以偏概全地一味追尋靈性成長，身心靈三位將無法整合一體，在療癒的路上將發生不得其門而入的窘境，或掉入不得其門而出的靈性岔路（靈性逃避）。

而我們首先需要踏穩的是有形有相的【身體階梯】，才能進入到無形無相的心靈連結，最後自動融入本自具足的靈性意識。

這份正知正見的體悟，幫助我對身心覺察有著極深刻的體會，一一印證每個身體部位所對應的心靈訊息，利用釋放身體印記、對物質命運產生實際的影響，實證**身體是所有療癒的入口**、體悟**身體就是看得著摸得著的潛意識／內在小孩／命運模式**；所以我總是分享：**身體不改變，命運不會變**。

這是為何會說生命如此神奇，很多時候，有些人生際遇違反了我們對愛的感受，我們無法看見當下生命的全貌。然而當我們真實走過那些生命歷程，會毫無例外的發現：那些曾經難以置信的生命風雨，到處都充滿著奇蹟恩典。

就像我的母親將她的印記傳承給我，我也曾經全然接收、成為我成年後的命運模式；然而這正是促使我踏上覺察療癒的契機，讓我得以探究出「身體就是命運」的療癒科學。

就像我從來沒見過父親，曾經因此喪失生命的陽性力量，這卻助我之後在身體所對應的心靈訊息中，釋放超越父母印記的女性集體創傷印記，並在其中體驗何謂陰陽整合，這樣的經驗，讓我有豐富的內在資源，協助無數的女性學員，突破自己和母親與其他家族女性長輩們的創傷意識，讓**個體女性的療癒**、推動**集體女性的轉化**。

就像我的正式學歷僅停留在中學階段，身心曾經嚴重解離，曾經有嚴重的社交障礙與口吃等身心症狀；而我在三十歲前成為國內海外的療癒課程帶領者／國內海外的療癒師培訓導師；也在三十歲時自研出極完整的身心覺察自我療癒系統教學，讓世界各地的華語夥伴都能深入學習，使正知正見的覺察療癒的不受時間與空間限制。我的學員因此遍佈國內海外。

以上都再再證明**生命絕無公平**，是因為**生命已然平等**。

生命的奇蹟永遠無限，當我持續體驗內在心靈的擴展，見證眾多學員如量子穿越般的轉化奇蹟，這一切推動我與一群療癒夥伴們相遇，成立

療癒煉金坊—全方位身心覺察轉化生命療癒師深度培訓學院
以「引導每人成為自己最好的療癒師」為衷心
以「讓人們成為療癒他人的生命導師」為願景
學院提供所有的教學資源讓夥伴們無限學習
是助人一步一腳印走向轉化之旅的學習園地
任何人只要帶有對生命謙卑的意願
無論自身條件或學習經歷是淺是深
都能培訓自己成為身心覺察轉化生命療癒師
並進一步成為協助他人改變生命的療癒導師

學院裡的所有成員，無論是課程老師、助教老師、學院療癒師們，全都是親身見識過身體印記有多強大、小我信念有多頑強的血肉之人。我們親自穿越靈魂暗夜無數回，親身經歷內在小我之死無數次，在內在轉化重生無數遍。我們是一群因落實身心覺察，體證到真正的療癒轉化，更體驗到真實的生命之愛，於是無法不付出、不得不回饋的同行夥伴。這樣紮紮實實、真真切切的積累，使我們鼎持著一體之愛的發心，把每位到來的新學員視為當初的自己：慈悲的給出、無私的分享、智慧的引領。

我們支持永續教學，以覺察喚醒生命，以生命影響生命。

無論我們曾經有過什麼樣的經歷，要使用內建的靈性智慧都完全不受身分、年齡、學歷背景等外在條件所限，所有願意謙卑連結身體的人都必定能夠連結相同的內在智慧。所以我的分享，總是盡可能用深入淺出、淺顯易懂的方式表達，少了很多吸引人心的華美包裝，但是生命本來就不需要那些包裝。每一個身心覺察的分享，都是來自人生路上的真實歷程與一路以來的真心實踐，這是生命賜與每位真實面對自我的人們的饋贈，是超越一切知識、書本、課程的智慧，也是來自每人本所具有的神性意識的引領。

現在我透過這本書，讓生命邀請有緣打開此書的你一起閱讀。這書中所分享的**身心覺察**，對潛意識的影響、內在小孩的療癒、情緒印記的釋放、外在命運的改變、靈性意識的轉化……已被國內海外眾多的讀者、個案、課程學員、世界各地的療癒師們親身實證。所以你不必認識我或相信我，甚至可以帶著反證的心態來閱讀這本書，而我邀請你無論如何都要嚐試書中分享的身心覺察，因為只要有一點點的開始，那都很有可能是足以扭轉你的現況、影響你的未來命運、推動我們集體轉化的開端。

《療癒煉金坊—全方位身心覺察轉化生命療癒師 深度培訓學院》：
以覺察喚醒生命、以生命影響生命。

更多學院介紹、課程詳細內容、身心覺察療癒分享、學員轉化真實案例

◎請關注學院網站：HYPERLINK "http://www.tsai-jen.com" www.tsai-jen.com

◎追蹤療癒煉金坊 Facebook

◎訂閱療癒煉金坊 Youtube

2021年3月出版《全方位身心覺察自我療癒轉化生命全書》

2022年1月出版《遇見・轉化生命的澳洲花晶—人人都能成為自己的療癒師》

2023年5月出版《身心覺察・自我療癒・轉化生命奇蹟卡》

2023年5月出版《教你用身體算命！成為知命改運的身體算命師》

（詳情請見附錄P367）

第一章

第二章

第三章

第四章／學員分享

PART 1

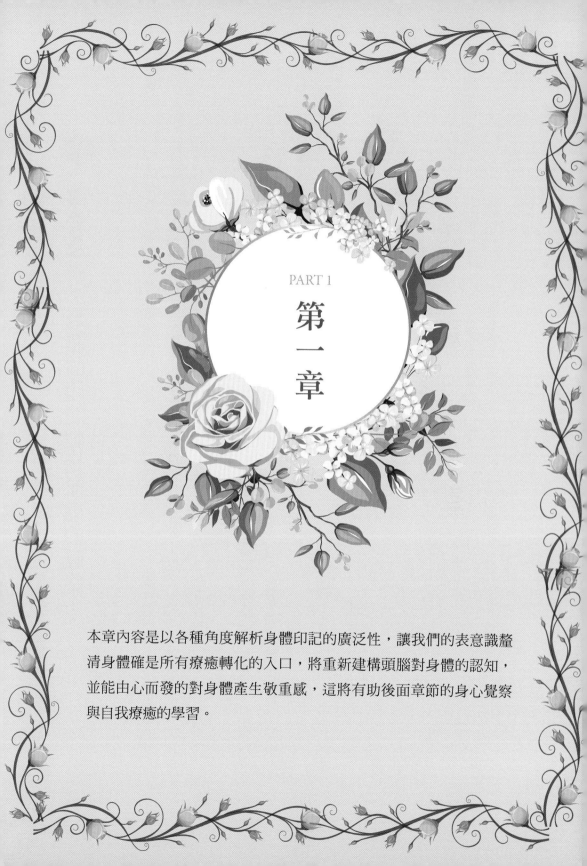

第一章

本章內容是以各種角度解析身體印記的廣泛性，讓我們的表意識釐清身體確是所有療癒轉化的入口，將重新建構頭腦對身體的認知，並能由心而發的對身體產生敬重感，這將有助後面章節的身心覺察與自我療癒的學習。

一 關於身體：身體的印記就是命運的脈絡

所有的療癒都必須遵循「身心靈」的階梯，因此身體是不可略過的關鍵大門。很多人在自我療癒或靈性成長的道路上，往往都容易忽略了身體的重要性，很多人誤會身體僅僅只是一個粗糙的肉身、是一個不夠精微的物質性結構，事實上，我們想要的「內在療癒」、「靈性揚升」、「意識轉化」、「改寫命運」、「覺醒生命」……關鍵正是身體！

以上看似和粗糙的身體無關，但真相是「身體直接影響所有生命層面」，無論你是想透過身心靈療癒或者是各種靈性修行改變你的內在心靈、人生狀態、靈性意識……身體永遠都是那道入口的大門。

我經常說：

『身體就是命運』

『身體就是我們看得見摸得著的潛意識、吸引力法則』

『身體就是我們活生生的內在小孩』

『身體就是你隨身攜帶又分秒不差的命盤』

我也常說：

『不願覺察身體的人，沒有改變命運的能力』

『略過身體覺察的人，不會有任何療癒轉化』
『跳過身體想直入靈性，永遠無法開展靈性』

我常向初學習的學員夥伴這麼比喻：我們賺錢是以身體去賺錢、談戀愛是用身體去認識伴侶並交往、我們結婚生子也是用身體去進行，即使想追求的是覺醒開悟也是要使用身體為我們進行各項修習，無論我們想要什麼都是使用身體去完成，因此『身體的狀態決定一切』。

這裡指的可不只是身體的強健與否、更不只是在說最基本的身體健康，『身體的狀態』是指『身體的印記』，它紀錄了我們所有的生命歷程、超越我們頭腦所能想像的時空範圍，這也是為什麼我在前面會說『身體就是命運』、『身體就是我們看得見摸得著的潛意識、吸引力法則』。

首先淺談身體印記：身體的紀錄非常完整，不只是我們從小到大的每一個片段，更包含在出生以前在胎內的所有感知、個體意識所有累生業力、以及血緣祖輩世代傳承的家族印記，這些無限龐大的能量紀錄全部都植入在我們身體的每個細胞中、形塑出我們的體質、體型、體況、體感，締造出我們每人先天的個性特質、日後的習氣慣性、個人的思行言模式，以上種種便是我們每人的命運軌跡。

也正因為身體儲存了如此浩瀚龐大的能量訊息，因此在我們願意持續謙卑的覺察身體、和身體產生真正的連結以前，我們其實都是無意識的被身體形塑出信念、思想、言行，不由自主的讓身體以過去的記憶主導我們的現在及未來。

這是為何我們每人都有「知道」卻「做不到」的時刻：你「知道」早睡早起對身體好，但就是「做不到」。你「知道」想開一點對心情好，但就是「做不到」。你「知道」飲控運動對身體好，但就是「做不到」。你「知道」戒煙戒酒對身體好，但就是「做不到」。你「知道」開源節流對理財好，但就是「做不到」。

那些再簡單不過的「知道」，為什麼我們還是常常「做不到」呢？因為前面已經說了：『無論我們在做什麼，都是用身體去做的，身體的狀態決定一切，身體狀態就是身體印記，它紀錄了我們所有的生命歷程、超越頭腦所能想像的時空範圍。在我們持續謙卑的覺察身體、和身體產生真正的連結以前，我們都是無意識的讓身體以過去的記憶在主導我們的現在及未來。』

所以「明明知道，卻做不到」，是因為我們只有「頭腦表意識」在「知道」（你的頭腦想做），但是「身體潛意識」卻「做不到」（你的身體不願做），當你和身體失去連結，也等於失去了人生方向盤的掌控權。

我們對身體沒有覺察能力的時候，都會以為是身體在聽命於自己，畢竟所有事好像都是「我自己用身體去做的」，然而事實上「是身體印記主導你去做的」。

例如你以為都是自己用身體去暴飲暴食，但你又曾幾何時在決定健康飲食的時候、身體對垃圾食物的飢餓感就立即消失殆盡？

當你以為是自己在用身體去揮霍健康、抽煙喝酒顛倒作息時，有沒有發生過是當你想戒除以上不良習慣，但身體自動用各種體感促使你又點燃那一根煙、喝下那一口酒、在床上無意義的看手機直至天明？

這是為何我會直言『身體就是潛意識、無法覺察身體就無法改變命運』，區區一個物質肉體對我們人生命運的影響是如此深遠，當我們沒有覺察身體的能力，就是對自己的潛意識運作一無所知，頭腦表意識的意志力會輕易被身體的潛意識凌駕於上、左右擺布，於是發生各種「頭腦都知道，身體做不到」的情形，這些加總便決定了我們的命運走向。

而雖然我分享身體印記是超越時空的龐大紀錄，但完全不是要人們去探索前世今生或挖掘歷代祖輩的過往，相反的是身體已經紀錄著所有累世今生的點點滴滴，因此我們所有的療癒化解之道就在身體覺察中了。

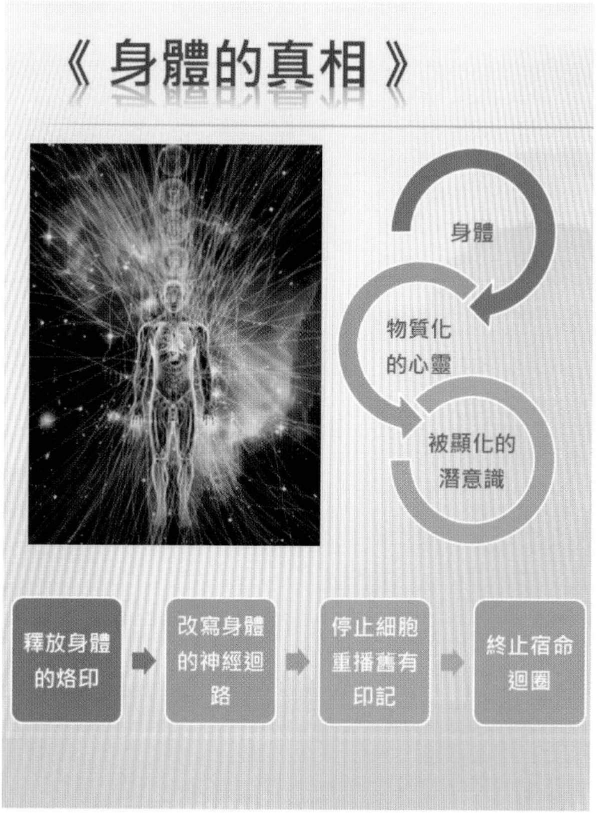
《身體的真相》
身體
物質化的心靈
被顯化的潛意識
釋放身體的烙印
改寫身體的神經迴路
停止細胞重播舊有印記
終止宿命迴圈

◎身體不改變，命運不會變

到目前已知身體不是我們曾經以為的「只是一具肉體」，身體紀錄了我們所有的印記，這些印記形成了我們的信念系統、在潛意識中不斷循環播放，成為了我們的吸引力法則。

這些所有「看不見也摸不著」的「無形精微運作」，完全透過「看得見也摸得著」的「有形肉體顯化」。這是為何「身體覺察」如此重要，因為每個身體部位都有對應的潛意識訊息（將在第三章的身心覺察療癒中詳述）。

如果我們對「有形有相的粗厚身體」沒有持續覺察的能力，那在面對精微廣大的潛意識、信念系統、命運模式，就更不可能有所覺知，甚至有所改變了。當身體沒有改變、命運不會改變、沒有真正的療癒、轉化也不會發生，所以沒有真正的宿命，沒有任何人的生命只能陷入不得不的無奈裡，每個人都在利用身體去使意念成為實相。

身體是物質化的心靈、是被顯化的潛意識，身體中性的承接著所有生命的訊息，每一個生命中所發生過的傷痛、身體都毫不猶豫的儲存，當療癒沒有發生，身體仍然儲存心靈的痛楚，我們一直在利用儲存傷痛的身體去工作、賺取金錢、與人互動、進入親密關係……我們就將這樣的傷痛能量也帶到工作、金錢、人際、伴侶關係中並成為實相。

每個人都在利用身體狀態使意念成為實相，儲存著匱乏的身體訊息，就會創造匱乏的實相；儲存著焦慮的身體訊息，就會創造瞎忙的實相；人們都以為自已能控制身體，但一直以來都是「身體在影響著我們的心靈意志」。

當身體印記沒有改變：療癒不會發生，轉化不會發生，沒有任何事情會發生。這就是為什麼無以數計的人在學習身心靈療癒、靈性修行，生命卻沒有真正發生改變的原因。

這也是為何身體覺察如此重要，身的覺察須在心的覺察前，身體從來不是我們以為的物質肉體而已，它一直承接於你，卻從不受控於你。就如心跳不曾受你指揮、消化系統也並不聽命於你。

當身體印記沒有改變，學習再多療癒也沒有用。釋放身體的印記才能改寫身體的神經迴路、停止細胞重播舊有印記＝【終止宿命迴圈】。

◎**「身體覺察」不可略過的入門練習就是「有意識的呼吸及觸碰身體」**：如果真能同意身體就是命運，那麼無法好好呼吸、不願觸碰身體的人，自然是難以釐清命運脈絡的。尤其在我們釋放陳年創傷的凍結能量前，有些人的身心感知是長期切斷的麻痺無感，有些人是沉浸紛擾感知中的過度敏感，兩者都是和身體斷訊的狀態。所以一開始必須以實質的手部觸覺、引導我們紛擾的意念及分散的覺知能好好專注在身體上，這時頭腦再怎麼萬馬奔騰，都必須跟隨手的觸覺感受回到自己。

這是為何我所有的課程，無論是實體課程或線上課程，都總是先以完整詳盡的身心覺察教學切入，再來才會進入深度的療癒釋放環節。一旦我們開始進入身體的覺察，身體凍結的能量就會開始流動、背後的創傷情緒也會開始大量釋放，這時深層療癒便自行展開。

大部分的學員會在這時或之後發生各種身體及情緒的療癒反應，有時還會伴隨著記憶或故事浮現（前世今生、祖輩印記、胚胎時期、兒時記憶……），但也很多人只是以情緒感受在流動著，這些全部都是釋放內在創傷的過程，無論何者都是在釋放形塑命運模式的身體印記。

身體覺察的精髓非常精深，超越所有能被言說的知識理論，無論多麼鉅細靡遺的分享都只是冰山一角，我將在這本書中用各種生命主題說明身體與命運的關聯，也會盡可能地分享身體覺察的關鍵，再以此延伸到內在心靈的療癒、靈性意識的擴展……有意學習的讀者朋友，如果願意持續練習書中所分享的內容，必有不可思議的改變發生。

（關於身心覺察轉化真實分享請見第四章，更多相關真實分享請上學院官網點入「學員分享」。）

二 身體印記之一：情緒印記

很多人相信身體的症狀和疾病是和肉體有關，例如老化、基因、細胞病變……等等。但現今也愈來愈多人開始同意、並也已有實質的數據證明：造成身體症狀疾病的原因，其實和個人長期壓抑的心理情緒有關。

隨著時間及使用年限，我們的身體會有自然的老化與正常範圍的退化，但這並不代表「年紀大＝一定會生病」，否則如何解釋現代疾病的好發年齡愈來愈年輕？並且不是每位上了年紀的長者都「一定會生病」。

人們曾經深信身體的症狀疾病是和先天體質與後天環境有關，事實上疾病不是一個必然要發生的結果，症狀與疾病是和我們的身體能量有關，也就是「身體印記」。

在上篇文中提到『身體有非常龐大完整且超越時空的紀錄，稱為身體印記』，身體印記形成了我們的命運軌跡，我們首先就來了解身體印記之一：情緒印記。

身體是中性的，身體本身不會造成自己生病不適；情緒也是中性的，情緒本身不會導致任何問題；只有當我們不正確的對待身體、錯誤的看待情緒時，這兩者才會產生足以干擾生命的負面影響。

所有的情緒感受都是中性的能量，就如河水只要能夠正常流動就不會釀成危險的爆發性洪水，然而當河水般流動的情緒能量長期被我們用錯誤的方式「阻斷／壓抑」，原本中性的情緒能量就會不斷被累積、開始轉為低頻率的負面能量。

情緒是無形無相的能量，身體是有形有相的載體，當我們錯誤阻止情緒的流動，無法流動的情緒就會被對應的身體部位承接，例如：你是否曾有過在悲傷難過時極力否定自己的脆弱，卻發現自己的呼吸系統愈來愈弱、呼吸愈來愈短淺，上半身愈來愈緊繃僵硬……這是身體承接了你拒絕面對的悲傷的證明，長期下來容易有免疫系統失衡、心肺功能弱化、女性乳房的症狀疾病。

所有身體的症狀與疾病都跟我們長期錯誤的對待心理情緒有關，例如認為：憤怒、嫉妒、自卑、害怕、悲傷、軟弱……是不好的，我們便會在那些情緒感受出現時，想盡辦法吞忍、壓抑、否定它們的存在，我們可能會在脆弱自卑時強迫自己表現堅強、生氣憤怒時會先自我批判、悲傷難過時會要求自己必須快速振作、當有嫉妒別人的情緒時會難以接受並責備自己……。

而每一個身體部位都有對應的情緒狀態，身體所有的不適反應都是我們很好的覺察線索，代表身體正在承接被我們無意識壓抑的情緒能量，而當情緒能量被長期積累成非常低頻的負面能量時，身體就會從不適的感受、轉為長期的症狀、再進一步就是形成疾病。

以下舉例：

◎【難過／悲傷】的情緒感受在正確流動時，會讓我們有能力呵護自己、真心同理生命，讓自己與他人產生真誠柔軟的連結。

這些情緒對應到心肺胸腔、呼吸功能、免疫系統、及女性的乳房與胸腺。

但當我們長期壓抑難過悲傷的情緒時，將使心肺功能弱化、影響呼吸的深淺與順暢，上半背部也會產生特定的痛點（如膏肓），女性的胸腺會堵塞、乳房容易產生各種症狀疾病。內心容易呈現過度理性、無法感受自己及他人的情感需求，寧願關閉觸動心靈的通道、不願與他人深入連結。

◎【生氣／憤怒】的情緒感受在正確流動時，能讓我們激發積極活力的動力、富有創新創意的創造、擁有足夠的膽識去突破自己、會有勇於伸張不公不平的力量。

這些情緒對應到消化系統、肝膽功能、腎上腺素、淋巴系統。

但當我們長期錯誤壓抑生氣憤怒的情緒時，將影響消化系統與肝膽的解毒功能，容易使淋巴系統受污染、刺激腎上腺素與神經系統的焦慮感、導致身心恆常處於極不正常的壓力感受中，將更進一步影響免疫系統的功能。

內在會無力維持健康邊界，任由自己在關係中不被善意對待、使自己不斷面臨不公不義的情境、扼殺主導生命的力量……。

所有情緒在正確流動時，都會澆灌生命帶來進化的滋糧、如孕育生命的河水，而當情緒被長期錯誤壓抑時，就會對生命產生具有破壞性的影響、如具有爆發性的洪水。

過去人們普遍認為，身體的症狀或疾病是先天體質或後天因素導致的（飲食、空氣、環境、壓力、先天遺傳），事實上是我們錯誤壓抑而無法正常流動的情緒能量被儲存在身體的各個部位中，影響身體的氣脈血脈、賀爾蒙、內分泌、神經系統、淋巴系統、免疫系統……等等各大精微腺體。

錯誤壓抑的情緒能量

↓

讓身體系統開始受阻

↓

干擾各大腺體流動↓影響人體的激素失衡

↓

情緒繼續被壓抑堆疊↓開始產生硬塊腫塊

↓

情緒繼續被壓抑堆疊↓腫塊成腫瘤↓細胞病變

↓

情緒繼續被壓抑堆疊↓各種疾病／癌症

當我們持續累積情緒能量，身體甚至會不惜改變其受體、使細胞產生病變、最後割捨器官，我們的身心一直都是這麼「合作無間」的。

無法流動的河水會釀成「爆發性的洪水」，長期被壓抑的中性情緒也會積累成「爆發性的情緒」，造成對身體健康、內在心理、金錢狀態、與人的關係、命運模式……都具有破壞性的影響。有些人會因此更誤會「都是情緒帶來問題」，於是更用力的壓抑情緒感受，使身體別無選擇的繼續承接情緒能量、形成更強烈的身體印記，造成惡性循環。不但導致各種失衡的症狀與疾病，也讓被強化的身體印記散發相同的能量頻率、個人氣場、也就是吸引力法則，為自己帶來更多必須觸發情緒的人事物境，使中性的情緒能量最終變成足以干擾生命的低頻能量。

這就是之前所說的『身體就是看得見摸得著的潛意識、吸引力法則、命運的脈絡』。

然而即便透過學習，讓你對身體及情緒有了新的了解，你也許開始願意不再壓抑情緒了、你很願意讓情緒正常流動了……可你也會很快的發現「你做不到」，當情緒來臨時，你仍舊會自動壓抑情緒。

例如：當你明白「是心理影響生理」，你開始知道自己長期壓抑的憤怒能量，會導致身體肝膽的解毒功能失衡、影響全身淋巴代謝系統、使身體堆積毒素並慢性發炎、更進一步刺激神經系統的過度焦慮、影響賀爾蒙性腺產生各種婦科問題……而你也開始相信「身體印記形塑命運」，於是你總是無法積極的行動、個人自尊不斷被踩低、在關係中經常受到不被重視的情境、在事業金錢上也總難以創造出實質的成就及豐收的果實……。

而你現在不同了！你透過對身體全新的了解，你決心改變身體印記、去釋放長期逃避的憤怒能量……而你也很快會發現你做不到，因為即便你好像「做出了一個新決定」，你開始想成為情緒及身體的主人，但身體仍然會在你還來不及意識到的時候「又」去承接你的情緒能量。

之前說過身體就是潛意識，它只依照自己的印記而行，並不聽從我們頭腦表意識的決定，當身體長期積累的印記沒有被釋放，就代表潛意識的信念依舊如常，就算你透過學習知道了自己的問題、也知道了如何改變的方法，但身體會讓你在很多地方都陷入「我明明知道，卻仍做不到」的模式。（建議重溫上一篇「關於身體」）。

當我們長期都在讓身體承接情緒，身體就會形成「一有情緒就要幫你承接」的記憶（印記），因此我們一開始雖是「由內而外的心理影響生理」，但長期下來便是「身體由外而內的在主導你的意志」。

這是為什麼有些人很努力在學習身心靈療癒／靈性成長的課程，但不見得有實質的療癒轉化發生，就是因為忽略了身體的覺察，於是還停留在身體印記的影響中，使自己處於「頭腦知道，但做不到」的狀態裡。

這是為何我所有的分享及每一個課程都在強調身體覺察的重要性，因為我們學習再多的「療癒知識」或「靈性概念」都敵不過「身體的記憶」。

而身體覺察就是釋放身體印記的方法，每一個身體部位都有對應的心靈狀態、潛意識訊息，當我們落實身體覺察的時候，會帶來深度的情緒釋放，每一次的釋放都會為潛意識、信念系統帶來震盪性的影響，這些持續不墜的累積便會產生足以改變命運的能量。

（關於情緒印記釋放的轉化真實分享請見第四章，更多相關真實分享請上學院官網點入「學員分享」。）

三 身體印記之二：兒時印記／內在小孩

上一篇說到我們長期錯誤壓抑中性的情緒能量、才產生對身體及命運有負面影響的低頻能量。

那麼，我們為什麼要如此？我們是從什麼時候開始在無意識中壓抑情緒、讓身體必須承接、造成各種症狀疾病、甚至干擾自己的生命呢？

答案：我們每個人在成年後對待情緒的方式，都是在原生家庭的童年時期就形成的。這是身體印記之二：兒時印記（內在小孩）。

沒有一個父母不愛孩子，但沒有一個父母能給出孩子零傷痛的陪伴，因為【沒有一個父母在兒時被完整地愛與被愛過】，父母面對情緒的反應會直接讓孩子對情緒有了「好與不好」的分化、直接在表意識產生「應該與不應該」的概念，潛意識就會毫無理由的植入某某情緒是危險的，它會讓人受傷心痛。

例如：

『生氣是不好的、不應該的，因為當我生氣時，媽媽會處罰我，所以生氣是不對的』；或是『生氣是很可怕的，因為當媽媽生氣時，會做出讓我很害怕很難過的事，所以生氣是很可怕的』；『悲傷是不好的，因為當媽媽悲傷時，我也很傷心，所以我討厭悲傷』……。

只要這份兒時的創傷感沒有被發現（覺察）並化解（療癒），我們成年後就會一直將中性的情緒能量誤認為是造成傷痛感的原兇，而作用力必會帶來反作用力，我們深鎖在潛意識的兒時創傷會使我們在成年後不由自主地複製出兒時印象中的父母，我們或許會無意識地重複他們經常發生的情緒模式，我們也可能會基於潛意識的自我保護而活出和父母相反的樣子：也許父母習慣壓抑脆弱軟弱的自己、經常呈現堅毅好強的一面，孩子可能就會反向的呈現出父母內在的脆弱軟弱；或是父母常常陷入受害自憐的情緒感受中，孩子就必須壓抑自己相同的脆弱感受，發展出過度堅強的自我武裝、意圖以此來捍衛脆弱的自己與保護軟弱的父母；這一切都會被身體如實紀錄、並顯化在我們成年後的命運中，這就是所謂的「創傷信念」，也就是「內在小孩」。

身體印記紀錄著我們生命中的點點滴滴，包括我們兒時因為任何創傷感受而形成的創傷信念。所謂的「信念」就是形塑我們個人氣場、也就是吸引力法則、人生際遇、命運模式的能量。當無形無相的信念被身體紀錄、成為身體印記，就會透過有形有相的身體在顯化實相，身體會不斷散發與創傷信念相同的能量頻率、形塑我們個人的氣場、成為我們的命運模式。

在沒有覺察療癒以前，我們其實一直在將兒時的創傷信念複製到成年後的時空背景中、重複著與兒時對父母相同的情緒感受。

◎Ex：

【兒時原生家庭的受傷經驗】

↓↓

【對情緒產生創傷信念】

←←

【成年後錯誤壓抑情緒】

←←

「無形無相」的情緒能量無法流動

←←

被身體承接↓強化身體印記

←←

身體就是吸引力法則

←←

身體將兒時創傷複製在往後的人生中

←←

導致各種以為無解的人生問題（健康／心理／關係／金錢）

身體就是潛意識、身體就是吸引力法則。

當我們一直在利用紀錄著兒時創傷的身體去進行各種事情：上課學習進修、經營工作事業、賺取金錢財富、與人交友互動、戀愛結婚生子……。我們就會無意識的將兒時創傷透過身體複製到所有的人生面向，這就不難理解人生中的某些問題為何總是周而復始，而這一切都不是你原先以為的無解之謎！

我們兒時的所有創傷感受，就是父母兒時的創傷感受，也是被無數祖輩傳承至今的創傷感受；我們的內在小孩就是父母的內在小孩，甚至是往上無數祖輩們的內在小孩。

有些人看到這裡或許會在心中產生「身體印記過於龐大、療癒之路遙遙無期」的無力感受，然而我想傳遞的是完全相反的訊息！

正因我們的兒時創傷就是父母祖先的兒時創傷；我們的個人命運已含概世代祖輩的所有脈絡；我們的身體印記已包含了所有家族歷史……這就說明我們只需全然聚焦在自己的身心覺察與自我療癒、並不需要去探尋僅屬片段的某前世或某祖輩，因為所有一切都已濃縮在我們的今生今世、此時此地與此身。

（關於兒時創傷療癒的轉化真實分享請見第四章，更多相關真實分享請上學院官網點入「學員分享」。）

四 身體印記之三：家族印記／祖先業力

前面分享過身體症狀與疾病都和肉體無關，是和我們錯誤壓抑中性的情緒能量有關，而這來自兒時的受傷經驗、形塑了創傷信念，在成年後不斷複製貼上、造成身體與生命的失衡。

但是，如果兒時創傷導致成年後的情緒模式、引發身體的症狀與疾病，那出生前的遺傳性疾病又該如何解釋呢？

以下我粗略的舉例，讓頭腦有邏輯上的理解：**我們也許在10歲到20歲時，以兒時的創傷信念壓抑情緒100次，使身體「產生不適」；在20歲到30歲時，累積壓抑情緒500次，使身體開始「出現症狀」；在30到50歲時，或許已經複製貼上數千次，使身體的症狀「轉為疾病」。**

◎沒被覺察療癒的兒時創傷／內在小孩

◎使成年後的我們不斷錯誤壓抑情緒

↓

錯誤壓抑情緒

↓

身體必須承接

影響身體各大精微腺體（氣血脈／內分泌／免疫系統／神經系統）

↓↓

情緒被錯誤壓抑100次→身體印記被強化100次

↓↓

產生身體的不適感受

↓↓

情緒被錯誤壓抑500次→身體印記被強化500次

↓↓

身體的不適感受開始形成各種症狀

↓↓

情緒被錯誤壓抑1000次→身體印記被強化1000次

↓↓

身體症狀演變成各種疾病

我們在對身體及心靈沒有覺察能力時，讓身體承接情緒導致疾病的過程往往需要一段物質時間，但每人的過程時間都不一定，**假如我在20歲就讓身體為我承接5000次的情緒能量，那我很有可能在20歲時就有較嚴重的症狀或疾病。**

但是這個舉例中，我在20歲所產生的5000次身體印記、其中也許有一半是在我出生以前就被植入我的細胞基因裡了。

這就是有些人會想問的問題：如果兒時創傷才導致成年後的情緒模式、引發身體的症狀與疾病，那出生前的遺傳性疾病又要如何解釋呢？

我們每個人的身體印記都紀錄著家族歷史的所有記憶，因此當家族中的「創傷信念／內在小孩」在世世代代的傳承中被不斷複製到極為厚重的低頻能量時，就會在該家族的基因細胞中直接形成疾病因子，也就是被現代醫學所評定的「遺傳性疾病」。

如果到目前為止能夠稍微理解**身體的疾病不是身體的問題，是情緒能量的堆積。情緒的堆積是來自兒時在原生家庭中的創傷經驗。兒時的創傷經驗又來自父母祖輩代代相傳的家族印記……**。

那我們更可以進一步理解：**所謂的「遺傳性疾病」，被遺傳的是疾病背後被家族世代在無意識中複製成無比沉重的創傷信念，才使後代的細胞基因在出生前就直接形成了與之相符的身體印記。**

舉個真實案例：我在北京有位學員，她和丈夫都有相同的家族遺傳性地中海貧血症（屬第一脈輪課題，詳情後面章節會深入），這個機率是非常低的。在課程第一天，她透過身體覺察釋放背後的「家族印記」，裡面包含著不被至親血脈支持的濃烈悲憤。

她與她的先生都強烈認為自己沒有受到原生家庭的支持，而她也經常聽聞母親訴說自己從小沒被父母支持的傷痛。她在課程中的深度療癒環節，看見自己遇見相同遺傳性疾病的伴侶的原因，兩人的身體都承接了同樣的家族創傷信念、形成同頻共振的吸引力法則。她和伴侶都是彼此顯化在外等待被自己認領的【內在小孩】，同時也是兩方家族等待被穿越的【祖輩印記】，她在課後持續從身體覺察去經驗並家族印記的無聲吶喊。

在課後第二週，她的家族療癒發生了，她和失聯近二十年的娘家長輩團聚，現場的五位親戚中，有三個人都有相同的遺傳性疾病，她意外發現親戚們間失聯二十年的原因：那是被傳承將近三個世代的兒時創傷，卻彷彿沒有時空的重疊在一起。

在那之後，她和伴侶從「總是認為自己沒有被原生家庭支持」的創傷感受，變成願意為自我負責、親自以內在父母的心去照顧內在小孩成長，並且能夠真心感恩自己的原生家庭，感念自己可以透過個體去釋放家族世代的印記。她長年需要用藥控制的血液及腎臟問題，也在兩個月後被醫生告知可以大幅減少藥量，並且未來有望不需再以藥物治療。

以上沒有贅述故事情節，只是舉出學員的真實案例來說明：我們兒時的所有創傷感受，就是父母兒時的創傷感受，也是被無數祖輩傳承至今的創傷感受。我們的內在小孩就是父母的內在小孩，甚至是往上無數祖輩們的內在小孩。

即便是出生前便被植入細胞基因的家族印記，我們也只需全然聚焦在自己的身心覺察與自我療癒中，不需要去探尋僅屬片段的某個前世或某位祖輩，因為一切都已濃縮在我們的今生今世、此時此地此身。

真正的療癒具有絕對單純性，很多人以為自己的雙親離世就無法進行父母關係的療癒，或是害怕自己無法化解不可知的祖先業力。事實上真正的療癒不受時空所限，療癒只需發生在你個體的內在心靈，便足以貫穿時空的化解累生世代的能量糾纏。

即使有人從未見過親生父母，我們的身體印記都完全紀錄所有的記憶，我們生生世世的業果，並不會因為自己經過了多少次的轉世輪迴而有一分一毫的錯漏，這是生命的慈悲、也是生命絕對平等的智慧。有些學員會在學習的過程中浮現不屬於自己今世的能量記憶，有時也許來自個人在某個前生的印記、有時也許來自個人血脈中某位祖輩的印記，無論何者都只是在時空法則中被分裂成碎片的能量凍結，我們不需釐清那是來自何方何人、甚至不需要記得內容，只需謹記保持對身體的覺察，穿越時空的療癒會自動發生，過去的能量碎片會被我們在當下釋放，那些碎片會在意識中回歸，曾經歷經的碎片畫面或片段的體驗就不再有意義。

以身體為中心，我們就不會陷落或迷失，不會對浮現的片段、記憶、能量產生不必要的執著與罣礙，或是發生心懷恐懼的驚嚇與抗拒。

以上我使用有限的文字，分享身體印記的完整性及覺察療癒的純粹性，希望讓更多人能夠理解身心覺察的意義，這將能打開我們的無限可能、活出超越印記的生命。

（關於家族模式的轉化真實分享請見第四章，更多相關真實分享請上學院官網點入「學員分享」。）

五 身體印記之四：個人印記／累世業力

「覺察身體等於消除業力」，這句也是我在作分享及帶領課程時常說的一句話，通常很能吸引人們對身體覺察的關注與落實。

然而撇除目的，那句話也是真實不虛的，前面已分享過身體印記包含個人情緒印記，而情緒印記又來自原生家庭父母關係的家族印記，這一切形塑出我們每人成年後的命運模式，因此覺察療癒絕對不可略過身體的覺察及父母關係的療癒。

而我們各自不同的家族印記是來自個體累生累世加減乘除後的業力總和、使我們投生在與業力印記相匹配的原生家庭中，於是每人都擁有與自己個人印記相符的家族印記。

原生家庭父母關係已包含我們每人成年之後與外境的因果，因此從身體覺察深入內在小孩與父母關係的療癒，就是在化解累世印記的過程。

我們兒時在原生家庭所遭遇到卻無能面對的受傷情緒與創傷感受，全部都會被凍結並埋藏在潛意識中，形成我們的情緒業種，並在成長時期直到成年之後開始破土而出、將兒時埋藏在潛意識中的創傷情緒一一投射到外在的人事物境中，在成年之後「在世輪迴」著兒時創傷（家族印記）。特別是親密的伴侶關係與親子關係，我們往往會以各種明顯強烈或非常微妙的方式，複製著內在小孩對父母的潛意識信念，就這樣周而復始的循環著、讓自己的潛意識信念也成為後代們的家族印記。

而以上所有的印記都在身體中，因此消除業力的關鍵就是身體覺察。我們透過身心覺察去釋放印記中被凍結的能量，就逐漸不必再在外境中重複著所有印記的重播輪迴。

這就是為何會說「覺察身體等於消除業力」！我們真的不必去探尋任何前世，因為想在物質時空裡去搜尋源頭真的是白費力氣，那只是被複製貼上的時空長廊，沒有最初與最終，也沒有頭尾之分。很多人在探尋前世的過程中往往是「找到了那一個線索」、卻又馬上「發現下一個矛盾」，就這樣被困在時空的冤獄中輪轉著。

我們若在前世中找生命的答案，就像在找一個「早已不存在的兇手」來「為今生的自己負責」一樣，是徒勞無功的。

很多人因為不了解，所以對「業」仍有莫名的恐懼，於是會生老病死的身體對他們來說，就彷彿是「業力現前」的最好證明，所以很多人在學習身心靈療癒或是追求靈性覺醒的時候都會習慣略過身體。

當我們還不了解身體的真相，仍將目光放在身體之外的地方，就會對「業」感到恐懼無力，因為那個名為「業力」的傢伙，對我們而言就仍然是之於自己以外的「施刑者」，這確實令人恐懼。

所以有些人會利用不同的外在形式，想試圖去「消除業力」，可能是藉由法會、唸經、儀軌等形式，或試圖想用製造善業的方式去抵消惡業(需知善惡業力二者互不相抵)，都是因為「不知因」（沒有覺察）才會「逃避果」。

有些人則會以宗教式的因果報應理論，在合理化自己的痛苦；也有人會錯用新時代的靈性語言，在神聖化自己創造的受苦人生；可能口裡會說著「過去都已經過去了、自己已經寬恕了」，但內心仍對過往有著記憶猶新的哀傷/憤怒/自憐感。

也有人是太嚮往能夠實現療癒後的生命轉化了，於是急於呈現「我已經沒事了、我放下了」的樣子；或是基於道德制約，而一味勉強自己「我應該要放下，我應該要原諒、我應該不要再生氣委屈才是對的」。

這些都是很常見的療癒誤區，也是為何不斷強調「身心覺察」的重要性，因為所有被我們自欺欺人的掩飾、或被潛意識凍結的記憶，都會被身體誠實的保存著。

有人會因為潛意識的阻斷，對尚未化解的情緒感受變得冷漠、切斷、無感、失憶，卻誤以為是自己沒有需要深入療癒的部分，使現實生活仍然不斷發生重複性的受困模式。

他們通常懶得持續或不願持續身體覺察，對生命也有一種不服氣卻又無奈的宿命感；他們或許真的很想改變，卻總是將目光放在自己以外的範圍，他們可能很努力的嚐試了不同的機會，卻唯獨略過眼前最直接的途徑：身體。因為他們的潛意識深處，其實很恐懼看見「業力背後的真相」。

這個真相就是：**業力其實不足畏懼**，我們應懼的是「無明」，因為所有業力都是自己的創化。真正的覺察會使我們無法再躲藏於外在的問題中(健康、金錢、人際、婚姻、親子)，假裝自己只是一個無可奈何的苦情角色，我們會一層一層清晰照見自己是如何造就一切的始作俑者。隨著自我覺察的能力增加，我們也會有更深切中性的了悟：「**一切是我在無明中所創，我必然有在覺**

知中重新創造的能力。」

當我們從「身體覺察」開始鍛練覺知，就有處於當下的能力。每一個身體部位都有對應的心靈訊息，我們透過身體覺察釋放身體印記會產生「身心療癒的好轉反應」（後面章節將詳述），有些人會以身體的感受出現、有些人則是以內在的情緒浮現，這些都是身體印記釋放的過程，也是「業種現前」的時刻。但當我們對身體有更多的了解，就會願意謙卑慈悲的陪伴這些過程。

完整系統的身心覺察會是一段極之入骨的自我解析，會讓我們繞過頭腦的自作聰明、小我的自以為是，直入我們在潛意識中緊抓不放的無明信念，這時候的我們才會有對自己的人生真正負責的能力。

覺察療癒不是讓我們「不落因果」，而是可以在了了分明中「不昧因果」，無論擁有再深刻的洞見或修行，物質世界的法則都是必然運行。

【過去所種業因／如今成熟業果】仍需回歸返受，然而覺察會使我們親眼看清自我意識的創造過程與起因，我們才會真正心甘情願的面對已然成熟的業果，這份「清醒的明白」，讓我們不再如從前那般種下相同程度的業因，我們也會有足夠的內在智慧發揮正確的行動。

我們在時空中的累生累世、世代祖輩的「故事總和」都在「身體」上：你就是你的祖先、你就是你的父母、你就是自己的累生累世、你就是自己的冤親債主。當我們深入覺察身體就能最大程度的超越故事（不陷過去的已知／不追未來的未知），心的空間就愈大、將覺知帶回到當下的能力就更強。我們在面對與他人一起共振破土而出的業果時，就會大幅減少內在的受害意識。

身心覺察與自我療癒所帶來的真實體會，使我們在面對身陷無明中受苦的人們會有感同身受的理解，可以發自內心的溫柔回應與智慧協助，停止給出過往自己也缺乏覺知的創傷反應，不再輕易隨著業風飄動、能最大程度的停止以業力複製業力。

解鎖之鑰就在今生今世、此時此刻此身的你。

這就是「身心覺察＝消融業力＝改寫命運」那聽起來很玄、卻一點都不神祕的奧義。

（關於業力印記的覺察真實分享請見第四章，更多真實分享請上學院官網點入「學員分享」。）

六 身體就是命盤：身心覺察等於知命改運

很多人都有算命的經驗，無論是以何種形式（紫微／星盤／其他）都是利用生命數據（出生年月日）排出今生的命運路線圖。這可以是很好的自我覺察線索，然而很多人在算命／排命盤時並非帶著內在的覺知，反而更多是對生命的質疑與內在的恐懼。

如果對「算命的知命」是停留在頭腦的知見，很容易擴大原有的內在不安與恐懼、增長我執的強求與抓取、陷入作用力／反作用力的惡性循環。

以下舉例：所有被創造出的金錢問題，根源是內在小孩對愛的創傷凍結（在之後的章節將會深入詳述），因此想要化解金錢問題，首要深入覺察內在小孩對愛的創傷信念（知命），我們才能進行下一步的療癒釋放（改運）。

但若我們不是以覺察的角度在釐清金錢問題的根源，就會只將焦點放在「不是問題」的金錢上，對錢用力抓取或苦苦追尋，這會強化潛意識對愛的匱乏信念、繼續使我們無意識地創造出更多金錢破洞。

這時若再帶著頭腦表意識去「算命知命」，就很容易發生「各種符合被算出的命」的情境，我們的頭腦會很認同「命中失財、破財、缺財」的「印證」。對自己（身體）沒有覺知的人、一切就隨命運（印記）流轉了。

我們在無明之中對自己創造的因果業力都是畏懼的，這時透過「算命去知命」反而會壯大恐懼的滋糧，在面對「業果開花」（流年運勢）時更是「以業力複製業力」。

再舉例：若命盤流年運勢顯示情感即將有危機或是婚姻可能會分離，我們或許會立刻出現「自己就要成為感情／婚姻中的受害者了」的恐懼感受，並開始對伴侶產生各種不安、猜疑、掌控，往往因此成全了命盤所顯示的情感危機：沒有覺知時，我們都在被「命」所「運」。

但若是帶著自我覺察的認知，我們會知道兩性愛情、婚姻家庭的模式，是來自原生家庭父母關係的內在投射（在之後的章節將會深入詳述），因著這份自我覺察的能力、即便你的流年運勢顯示情感危機或是婚姻分離，也會有能力清晰這是自己長期忽略潛意識內在小孩所導致的關係結果（業種），那麼就有機會在事件中帶著覺知認領自己（自我療癒＝消除業種），接下來無論自己的情感模式如何演變，你都開始創造別於舊有命運的新可能！

其中一個可能：即使原本命盤中的流年運勢（業果）仍然發生，你對這段關係、對這個伴侶、對身處其中的自己會有別於以往的視角，你面對事件的態度、內在的心境、情緒的反應都會因為自我覺察而明白「自己不是受害者」，你會有能力為「自己過去所種業因」而「必然破土的業果」負責！當我們不再以受害之姿去面對人生的事件，就同時停止種下相同的業種、改變未來的感情模式。

另一個可能：原本因為尚未療癒的內在小孩而積累的業種，在我們的覺察中被深度療癒轉化，於是原定破土開花的業果能量（流年運勢）被削弱了！命運中本來是情感破裂的事件，或許演化成「在激烈衝突中與伴侶真實互訴表達」的情緒釋放，這份與伴侶共創的業力能量、就在因覺察而產生的內在力量中被經驗並轉化，於是應有的業果仍然出土了，但結果卻可以截然不同！這就是在療癒轉化中常被分享的「奇蹟」，這也是「覺察＝療癒＝改寫命運」的過程。

我一直分享身心覺察等於改寫命運，並不是在鼓吹人們要與命運抗爭的小我自大，而是分享我們可以如何透過身體去解析內在心靈的潛意識訊息、以此深度了解自己的命運模式所為何來（知命），接下來便能為己負責、突破慣性、擁有重新選擇的能力（改運）。

然而所謂知命改運的「命」是不可改的：「命」是過往業力的加總、是今生的起點，就如我們累生加減乘除的業、匹配到今世的原生家庭、再發生相符的兒時經歷、形塑成年後的人生際遇，這些無限龐大的能量紀錄全都植入在身體的每個細胞記憶裡，形成身體印記。當我們兒時的創傷凍結沒有被覺察療癒、我們成年之後必會周而復始的複製貼上，這時我們就是在被「命」所「運」，活在以創傷複製創傷的宿命輪迴。

原生家庭就是我們不可逆的「命」，我在序中分享過自己從沒見過父親，加上母親嚴重的精神分裂，使我兒時創傷的感受就是「不斷被所愛之人傷害與侵犯」（命）；於是在我二十多歲以前的人生，幾乎完全喪失陽性的力量，不斷吸引「被欺壓侵犯」的生命情境（運）；當時的我徹徹底底的被「命」（兒時創傷）所「運」（複製貼上）。直到我在過去十年中，以破釜沉舟的決心落實覺察療癒，在無數次的內在手術裡反覆釋放被凍結的兒時印記、才在每一次療癒後的轉化中孕育出現在的自己。

然而我原生家庭的故事並沒有因此改變：兒時記憶中的母親仍然有著嚴重的精神分裂、我的父親依然沒有出現（命），但我往後的生命確實已截然不同了（改運）。

每人透過算命排命盤想去「知命」，無非就是想要改運，但命盤是以出生時辰去排列的，我們對自己的出生時辰很難準確到「分秒不差」，也不太可能每天都以算命的方式去知自己的命。

但我們的出生時辰是以「身體降生在這個世間」為準，所以身體無疑就是我們24小時隨身攜帶又分秒都不差的命盤！我們大可每天利用身體覺察去解析今生的命運脈絡。

而我們每一天每一時每一刻都和身體在一起，所以每天老老實實的身體覺察，就是每天都在為自己排命盤、並且從身體深入地知命。

一個知命的人必然知運，也只有知命知運的人才有能力改寫命運。

（關於知命改命的學員真實分享，請上學院官網點入「學員分享」。）

七 身體是看得見的潛意識、摸得到的吸引力法則、顯化在外的實體宇宙

很多人都知道「祕密」這本書，也聽過「吸引力法則」及「心想事成」，但很少人了解自己是如何打造出吸引力法則。

有些人認為「心想事成」僅限「好的事情」，並且是要經過某些練習、某種技巧、某些冥想、或某些儀式才會發生。也有些人以為外在表現得正向又積極就等於「創造正向頻率」，如此就能「吸引符合外在表現的人事物境」。於是很多人都認為自己已經在「落實吸引力法則」，卻又納悶自己為何總是「心想事不成」？其實只是因為不了解，於是以為心想事成的「想」是頭腦表意識的「想」，但其實心想事成的「想」是深層潛意識的「想」。

我們都是以埋藏在潛意識中的信念、透過身體散發相同的頻率，再以此對中性的宇宙吸引來符合自我頻率（潛意識信念）的人事物境：這才是「吸引力法則」的「心想事成」。

所以我們確實無時無刻都在心想事成，即便發生了自己最不想要的境況，都和我們自己深層潛意識信念有最直接的關係。

而身體就是潛意識，當我們對身體還沒有覺察的能力，就不會知道自己是如何在無意識中「心想事成」的創造自己的命運。

◎以下舉例：

一個人兒時因為說謊遭到父母嚴厲的處罰，或兒時曾經被父母的謊言所傷，潛意識就會形成一個「說謊就不會被愛」及「謊言就等於傷痛」的兒時創傷信念，長大後會無意識的投注很多能量在壓抑「會說謊的自己」、並也可能會極力批判「會說謊的他人」。這樣的內在壓抑與外在批判無疑是對自己最大的謊言。於是這份【創傷能量】，會不斷被【身體承接】，它對應的部位會是【喉嚨、支氣管、口腔、牙齒】，這些部位會發生層出不窮的【不適／症狀／疾病】，身體也會不斷散發與之相同的創傷能量，這股能量就形成我們相應的氣場、磁場、運勢，也就是我們的吸引力法則／命運模式。於是有些人非常努力活得「誠實又正直、努力不欺騙」，卻仍不斷遭遇「被欺騙、被背叛」的人事物境，彷彿只能是一個努力善良卻又如此無辜的命運受害者。

然而『宇宙只跟我們來真的！祂只聆聽與回應我們內在的真相』：所有沒被我們真實面對的內在真相（情緒印記／兒時印記），都會毫無保留的被身體所有部位承接、形成身體印記、散發相同的能量頻率、主導著我們的思言行，我們就是這樣「被自動」的重複著所有印記的慣性模式、形成了我們的個人氣場運勢、形塑出符合身體印記的命運模式。這就是我們各自的吸引力法則。

很多人在說「吸引力法則是宇宙的回應」，這是真的，但並不是「外面有個叫宇宙的傢伙在給我回應」，而是我們一直都在以自己的身體頻率吸引來相應的人事物境。

◎「宇宙給你的回應」就是「你給自己的回應」，因此「你就是宇宙」。

身體即是微型宇宙，宇宙之初的能量大爆炸產生了萬物存有，正如同精子與卵子結合、在子宮擴張而孕育出生的物質性生命，我們所有的肉體細胞都是宇宙全息圖，但若連物質的厚重身體都沒能落實覺察，基本上不可能覺知到潛意識的運作與信念，更遑論真正的療癒與轉化、成為物質生命的主導者。

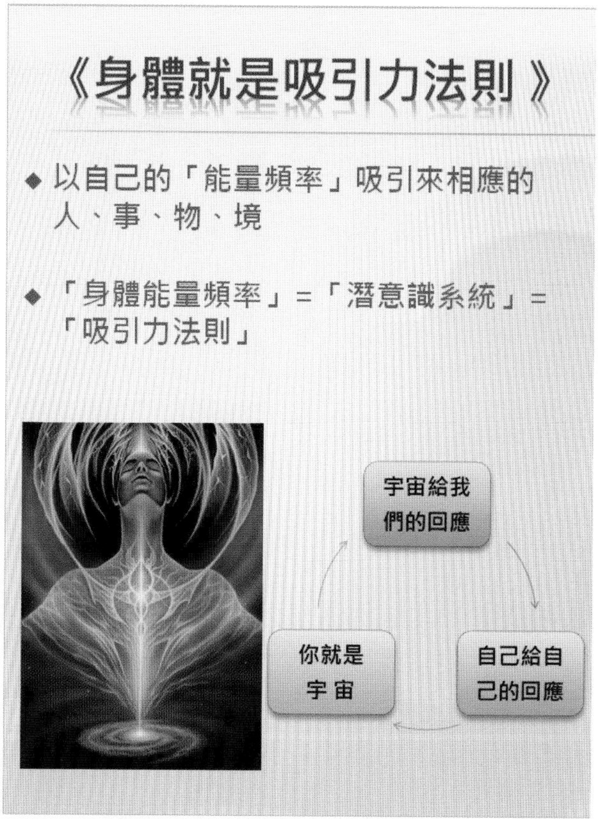
《身體就是吸引力法則》
◆ 以自己的「能量頻率」吸引來相應的人、事、物、境
◆「身體能量頻率」=「潛意識系統」=「吸引力法則」
宇宙給我們的回應
自己給自己的回應
你就是宇宙

這是為何我常說：『身體不改變，命運不會變』、『無法覺察身體的人，沒有改變命運的能力』，『因為宇宙只跟你來真的！祂只聆聽我們心中的真相』。

當我們苦惱與孩子之間的疏離時，我們也許不曾發現自己第二脈輪的下腹部總是非常緊繃，於是無意識地活出讓孩子無法靠近自己的樣貌；當我們抱怨與伴侶之間不夠親密時，我們或許不曾發現自己的下腹部總是呈現冰冷、甚至子宮婦科也常有凍結的血塊，讓自己難以融入親密關係。

下腹部的第二脈輪是我們與「物質之源—母親」的連結，是深刻影響我們成年後的【創造力、性、伴侶、親子、所有與人的關係】的身體區域，因此下腹部的症狀或疾病，都是反映出我們內在小孩對母親的情緒印記：悲傷、憤怒、委屈、恐懼、心碎感，當我們攜帶著這些身體印記，就容易創造出與之相符的關係模式。

很多學員在進行完第二脈輪的身心覺察後，會開始釋放相關的身心印記，下半身與下腹部會開始出現「酸、痛、脹、癢、發汗、頻尿、皮膚出疹……」等等的好轉反應，內在也會自動浮現自己對母親的深層情緒印記，他們往往都驚訝地發現：『內在小孩對母親的情緒感受，與自己在面對伴侶、孩子、甚至金錢時所產生的情緒感受幾乎一致！』

而當我們總覺得別人都不了解自己、傾聽自己，甚至總是遭遇不公平待遇時……我們可曾發現自己第三脈輪的消化系統長期容易胃酸、胃悶、甚至胃痛？我們可曾因此察覺自己總是隱忍壓抑、自願委屈，主動創造不公平的待遇？當我們認為金錢是使自己感到喘不過氣時，我們可曾發現自己第三脈輪的腔壓過高、導致無法自信的展現自己，也難以用第一脈輪落實正向積極的行動、去創造應有的金錢價值？很多學員在進行第三脈輪的身心覺察時會一直乾嘔、打嗝、甚至真的去嘔吐，雙手與上半背部也會發酸或疼痛；這些都是基於兒時印記的羞愧感而不敢承接應得的豐盛美好，並將長期錯誤吞忍的情緒烙印在消化系統中，也是內在孩子對自己不夠好的羞愧感、而對父母產生了「不配被愛」的內疚感受。

以上那些被埋藏在身體中的印記被釋放後，我們就不必一直將它們複製到我們的人際關係、親密關係、親子關係、金錢關係中……；當這些被儲存的創傷印記透過身體釋放，我們就能逐漸不被身體印記主導、停止將「過去」複製到現在及未來。

當透過身體覺察去連結埋藏的潛意識訊息，層層的對自己的內在小孩抽絲剝繭，允許它（自己）對自己真實的表達，並慈悲地聆聽它被壓抑已久的話語，原有的創傷信念就會在這個簡單卻不容易的過程中被療癒轉化，如此當外在世界產生任何故事，我們也不會再自動落入無明的幻象中、任由自己倒在【宿命】的兒童池裡假裝受害溺水了。

八 身體就是命運：我們怎麼對身體，命運就怎麼反饋

我常說身體就是潛意識、身體就是信念系統、身體就是命運模式，但很多人對此仍感覺抽象，有些療癒師新生學員在初學時也因為還不真正了解身體智慧大於頭腦範圍，會因為「太忙、太累、沒有時間」而疏於每日的身心覺察練習，然而我們對待身體的態度都會如實反映在自己的生命中，以下將用深入淺出的方式舉例「身體就是命運」。

我們做的所有事情都是利用身體在進行的，無論是工作賺錢、人際交友、經營關係都是利用身體去進行，而之前有說明關於「身體印記」：身體的印記會散發相同的能量頻率、創造對應的吸引力法則、自動為我們吸引與印記相符的人事物境；因此「身體就是命運、身體就是吸引力法則」，我們對待身體的方式就是形塑命運的基礎，打造吸引力法則的關鍵。

◎身體就是潛意識、吸引力法則、你的命運。

◎你對待身體的方式就是你吸引他人對待自己的方式。

我們看待身體的眼光、對待身體的品質，就是形塑命運的基礎、創造別人如何回應我們的模式。當我們每天都在利用身體進行一切事務，從起床、上廁所、吃飯、和家人互動、出外上班、

處理公務、下班後的活動、回家梳洗、休息或處理其他家務、上床睡覺……等等，我們一天24小時裡沒有一件事情不是透過身體在進行的，但是我們卻容易因為「忙、累、沒時間」而疏忽每天基本十五分鐘的身體覺察，先姑且不論我們「總是使自己又忙又累到甚至沒時間」的背後有著什麼樣的潛意識信念，至少先看簡單的事實：我們的忙與累，都是在利用身體去做完自己需要及想要的事情後才發生的透支感，但是我們卻不願意在每一天連續二十四小時不中斷地使用身體的過程中至少抽出十五分鐘連結身體、感受身體、與身體同在，那麼身體的記憶會如實地紀錄並中性的反饋我們對待它的方式，畢竟「身體就是潛意識、身體就是命運模式」，當我們對待身體就像一個苛刻員工薪水的老闆，身體也會公平地主導我們的頭腦表意識、讓我們創造出一樣「又忙又累又沒有積效」的人生狀態。

以七脈輪舉例，就可能會發生以下失衡：

- **身體第一脈輪的「行動力」很可能會處於第二種失衡：瞎忙／亂行動、使自己做多賺少、事倍功半。**
- **身體第二脈輪的「無限創造力」可能會處於第二種失衡：反向的創造、再努力也常事與願違。**
- **身體第三脈輪的「情緒消化系統」可能會處於「戰與逃」的戰：過度焦慮的神經過敏／皮膚過敏、對人對生命總是防禦、陷己於孤軍奮戰中。**
- **身體第四脈輪「擁有的能力」可能同時有兩種失衡：因匱乏而不斷追逐／抓取、又因堅守匱乏而不願讓自己輕易豐盛、持續因匱乏而疲於追逐抓取的惡性循環。**

・身體第五脈輪靈性對應的「臣服的力量」也是完全不可能展現：不願聆聽身體的智慧、只願聽信頭腦的慣性、看似用力拼搏掙扎、實則被舊有命運牽引。
・身體第六脈輪靈性對應的「智慧的力量」會持續閉鎖：相較身體的智慧、我們更寧願聽信小我、在分裂求生的模式中喪失與靈性的連結。
・身體第七脈輪靈性對應的「陰陽能量」會同時失衡：一極不斷過度陽力的疲於奔命／一極時而悲苦自怨的陰性糾結。
・最後將又從第七脈輪連結回第一脈輪的行動力：輪迴上述所有身心失衡的命運模式。

以上對應的脈輪失衡就如我們對待身體的樣子：『讓身體又忙又累的透支、卻又不給身體相對的善待與報酬』；於是身體記憶如實地反饋給我們，一切再公平不過，所以「身體就是潛意識、身體就是吸引力法則、身體就是命運」其實很好理解，因為身體完全單純、它毫無心機，一切只是如實反饋，但正因如此，頭腦反而難以信任身體，因為頭腦習慣凡事要複雜、要有難度、才能讓小我有「過關斬將」般的自我證明、自我優越，於是我們往往不由自主地選擇艱辛崎嶇的道路，因為無能覺察身體的人只能聽命於頭腦小我，我們會堅守命運模式而非順服生命，在自己創造的宿命之河中拼命上遊、愈是拼搏艱辛才會讓小我感覺良好。

我在課中常常提醒：身心覺察很簡單、但它很不容易，「簡單」在身體純粹透明又公平、「不容易」在我們的頭腦小我喜愛複雜混亂的慣性模式，因此如果真的想要療癒轉化，對身體覺察就不要再有「忙碌、太累、沒有時間」等藉口，相反我們愈忙、愈累、反而愈要保留時間作身體覺察，才不會坐上自扯後腿的雙頭馬車：邊被自己的頭腦習性牽著鼻子走、卻又邊用頭腦說想要改變自己的命運人生，這樣的雙頭馬車只會讓你即便走得再久、實際上哪裡也去不了。

PART 2

第二章

在上一章中使用不同角度詳細說明「身體就是潛意識、內在小孩、業力總和」，「身體就是今生的命運模式、個體的吸引力法則」，讓人們對身體先有全新的認知，使我們能更正確地看待自己的身體與內在的情緒感受。

接下來將在本章中深入說明「內在小孩」與各大生命關係的關聯，幫助人們釐清對「內在小孩」抽象又片面的理解，使我們開始在親密關係中認出自己的創傷投射，在與旁人之間的覺察中拾回被遺忘已久的自己。

一 療癒內在小孩是改寫命運的關鍵

很多人都聽過「內在小孩」，但很多人也都對「他」感到很抽象；我們每一個成年人的內心中都藏有一個小小的孩童意識，這個孩童意識包含我們孩童時期的所有記憶，成年後的我們非常習慣將這份孩童意識藏在心中最深處，我們平常也不會輕易讓自己發現內心深處還有著一位仍是小小孩的自己，這個小小的自己就是「內在小孩」。

而會被我們藏在心中深處、不願輕易想起看見的孩童意識，通常都有著無助、難過、憤怒、傷心、恐懼、內疚……等等情緒感受，這些藏在心中的孩童情緒就是我們的「情緒印記」、「兒時印記」，也同時是我們「家族印記」的傳承、「個人印記」的總和。

◎什麼是「內在小孩」？

我們的物質生命來自父母的給予，父母在孩子的潛意識中是如神一般的存在，每個孩子最初對父母都是百分之百的信任、敞開、與依賴，孩子也會最渴望父母能百分之百的關愛、陪伴、照顧自己，然而無論父母是否已經盡力地滿足孩子、或其實父母也受困在自己的兒時印記中……都沒有一個父母能夠給出孩子「零傷痛」的照顧與陪伴，因為父母不可能每一時每一刻都能滿足孩子情感上與生理上的需求，而當孩子感到自己的需求沒有被滿足，潛意識就會自動毫無邏輯的形成「自己不被愛」的受傷感（潛意識就是毫無邏輯、不講道理，切勿用頭腦試圖探究釐清，否則將進入與覺察療癒無關的無解之謎）。

當孩子從「如神一般的父母」那裡接收到了受傷感，無論是失望、傷心、自責、委屈、恐懼、生氣、羞愧、內疚……對孩子的內在心靈都是難以承受的巨大痛楚，因為孩子的潛意識會難以理解『自己為何會被生命中至親至愛、如神一般的父母傷害？』，於是會自動轉向對自己的批判與攻擊、在潛意識中生出毫無邏輯的信念『一定是我不夠好，父母才會這樣對我』。

潛意識為了保護我們，會將那些傷痛感受與創傷信念冰封在潛意識深處，好讓年幼的我們不至於被那份巨大無比的分裂感淹沒，讓我們成年後可以繼續在表意識中若無其事的生存著。

而那些被冰封凍結的傷痛感受與創傷信念就是「兒時印記」，它雖然被掩埋在潛意識的底層，卻會不斷透過身體在無意識中主導我們的思言行，讓我們不由自主的在成年後的人生中重複著與兒時相同的受傷感。

它可能發生在我們每一任的伴侶關係中、也會影響著我們工作與金錢的狀態、與人際交往的和諧、以及身體的健康和情緒的平衡……無論我們幾歲，兒時印記都會在潛意識中形塑我們的吸引力法則、創造出相符的命運，一切如影隨形的被複製貼上。

有些人也會將自己人生中周而復始的負面模式：例如「健康失調、感情不順、家庭不和、財務不順」、連結到「冤親債主、祖先作祟、個人業力、外靈干擾」……等等，事實上「它們」是同一回事，只有一個「它」：就是還沒有被我們認領回來的「情緒印記、兒時印記、家族印記」，也就是「內在小孩」。

我們在沒有覺察能力的時候，會輕易將「內建的身體印記」錯認為是「外在的冤親債主」。我們在這當中不是繼續成為受害者、把自己變成他人的冤親債主，就是理所當然的成為別人的加害人、使別人成為我們的「冤親債主」。若將它投射到愛情婚姻伴侶，那就是情感上的愛恨情仇；若將它投射到金錢財富中，那就是各種匱乏的物質結果；若將它想像到異次元中，那就會一直發生被相信是外靈干擾的狀況。

有些人會有「遇見實體冤親債主」（卡到陰）的感官意象，並非指那些意象「不存在」，畢竟對他們而言那是如此真實。然而我們的潛意識既然能夠形塑出代代相傳的命運模式，自然也能在我們極度不願面對內在的自我真相時、以這份強烈的意識能量創化出「相應的感官體驗」。所以無論我們認為的冤親債主是冥冥之中無形的干擾、又或是實體顯化在眼前的外靈……以生命的真相而言『冤親債主都只有一個，就是自己』。

內在小孩並非只有原生家庭的時間線，它是集結著我們祖輩世代相傳的家族印記、也是我們個體意識累生累世加總的業力印記。以上全部都在身體中成為身體印記。我們若對身體沒有覺察的能力，就會被身體印記自動導航著思言行、創造相應的命運模式，這就是【以業力複製業力、造成宿命輪迴】的循環根源。

身體既是顯化的潛意識、也是實體化的內在小孩、是看得見的業果總體、也是摸得著的祖先意識，所以我們「療癒自己」就是在「超渡冤親」、我們「覺察身體」就是在「消融業力」。

身體覺察可謂養兵千日用在一時，我經常提醒想深入身體覺察的精髓，必須謹記八字心訣，就是『持續不墜、傻傻的做』。因為每當內在小孩的嘶吼聲上來、情緒慣性又起來，我們會彷彿是「業力現前、冤親債主找上門」般地無法自拔的陷入情緒業種，這時是否能有足夠的覺知觀照正在發生的一切、及在業種破土時作出新的選擇？就端看我們平時和身體連結的能力！因為破土的業種業力屬於「過去」，然而有形有相的身體已在「當下」，每天持續不墜傻傻的做身體覺察就是在積累「活在當下的能力」，我們才能在面對事件時帶著覺知去經驗、並有其他選擇的機會，不會只是被眼前故事遮眼、重複舊有的命運模式。

有些人在潛意識對兒時創傷的保護機制，會連同兒時記憶也一併凍結，我遇過兒時記憶被阻斷最久的學員個案，是在上大學前都沒有與父母之間的清晰記憶，但他卻有著從小到大與同學朋友或其他親戚長輩的記憶，由此可見他的潛意識為了自我保護、直到上大學前都自主切斷了與父母之間的所有記憶連結；而所有被阻斷的都會被身體承接，因此他的身體從高中就陸續發生異常的老化現象，包括膝關節退化（第一脈輪下半身對應原生家庭）及老花眼（第六脈輪眼睛對應面對真相的能力），直到他開始落實身體覺察，許多被冰封凍結的兒時情緒、及當年父母嚴重爭吵到不斷脅迫幼年的他只能選擇跟隨其中一方的痛苦記憶……都一一伴隨著身體覺察而重新浮現，他透過身體好轉反應的釋放陪伴自己被冰封多年的內在孩子，一次又一次再一次的經驗著當年幼小的自己有多麼恐懼、無助、悲傷、甚至絕望……當他不斷透過身體覺察去釋放兒時印記，他從高中時期便出現關節退化、需要定期到醫院復健的情況，在三個月內便被醫生告知不必再去復健了。

以這個案例說明：有些人對自己的身體感覺與情緒感受都很麻木無感，即便落實身體覺察也常常因為無感狀態而產生自我懷疑，其實只是潛意識的保護機制在作祟，好讓我們繼續遠離「早已紀錄所有一切」的身體、不讓我們透過身體這把鑰匙去解鎖潛意識的黑盒子，畢竟那些對孩童時期的我們而言是如此難以承受。

然而即便潛意識機制是這麼運作著，但因為身體就是看得見摸得著的潛意識、也等同是顯化在外的內在孩子，因此當我們持續專注在覺察身體的感知，自身的臨在會使長年被切斷冰封的情緒印記重新浮現，而當那個被鎖在黑暗心靈地下室的小小孩子重見天日後，便是我們一次又一次再一次地練習成為他（自己）的內在父母、去撫養他（自己）長大的時刻。

這也是為何總需要將身體覺察的重要性一說再說，因為所有自我療癒或靈性成長只要遠離了身體都是不必要的冤枉路。

◎「身體就是內在小孩」

◎「身體的痛就是內在小孩的心痛」

◎「身體的酸就是內在小孩的心酸」

既然『身體就是潛意識、身體就是內在小孩』，我們每人的內在小孩都是父母的內在小孩、也是祖輩世代傳承至今的內在小孩，如果我們願意保持些許敞開的心去理解這個概念，那就會明白「療癒內在小孩」並不是做完幾次個案、上了幾次課程、有過幾次情緒釋放的經驗就「應該過關」的事，這份認知並不是在強化「療癒內在小孩是困難的」，而是我們必須正確了解「什麼是療癒」？

◎所謂真正的療癒

真正的療癒一定會有以下「副作用」：

自然的愛與被愛，金錢會輕易豐盛，落實創造成功成就，健康快樂心靈平安，意識擴展靈性揚昇。只要是「貨真價實」的療癒，這些「副作用」都不會缺少，而「主作用」是「活出生命的真相」。

療癒是讓人真的了解自己的生命，當一個人真正明晰生命的運作，必然有能力【改寫命運】，改寫生命劇本的前提，就是真的看清自己是寫劇本的人，並且如何寫出這個劇本，一旦發現自己是編劇兼導演，根本不可能再繼續演出光陸怪離或苦澀的劇情。

很多人想直入心靈境界、靈性層次，於是產生非常普遍的「療癒斷層」（該有的物質問題都會周而復始、學習再久也沒有真正的轉化）。

療癒的第一步，就是直面過往因為無知而選擇遺棄的自己，例如：自私、自卑、虛偽、嫉妒、恐懼、匱乏、批判、內疚……。

很多人在一開始可能會非常的恐慌、恐懼、掙扎、質疑，會否定及攻擊被揭開的內在狀態，並試圖回到過去「自我感覺良好」的自己，這時必須自我提醒：「如果那些面向不屬於我，那我親手揭開的是什麼？」我們都承襲著過去被父母對待的方式，習慣切割斷絕不被人所欣賞與接納的面向，很努力成為一個「更好的人、正確的人、正常的人」，投注了非常龐大的心力在抗拒自覺「不夠好」的自己，而這份龐大的心力，散發著強大的「吸引力法則」。宇宙只聆聽我們的真實心念並以此回應，於是我們內在極力撇清的面向都會不斷經由外在的人事物境回到我們身邊，例如：當父母責備孩子說謊，孩子的潛意識形成一個「說謊就不被愛」的創傷，為了成為「符合被愛資格的人」，努力活得誠實正直的模樣去掩飾，我們內在會投注很多的能量在壓抑「會說謊的自己」，這份能量會透過身體散發氣場磁場並被宇宙接收，宇宙能量場會以同等的頻率來回應，於是就會形成不斷吸引「說謊、欺騙、隱瞞」的人來到我們身邊、創造相關的事件與情境。

以上是「吸引力法則、心想事成」的簡化過程，也是為何那麼多人都知道吸引力法則，卻很少有人弄懂「向宇宙下訂單」到底是怎麼運作。

物質問題都是內在心靈的映現，所有人間問題都是因為錯把「海市蜃樓」當「綠洲」，再怎麼努力都「要什麼沒什麼」（要自由沒自由、要愛沒愛、要豐盛沒豐盛、要成功沒成功），因為我們怎麼可能在「海市蜃樓」中成功「得到真實」的東西？這就是為何那麼多人拼了命的努力，卻始終不斷受挫撞牆、陷入瓶頸、苦苦掙扎。

我們創造一切不必要的苦都是為了逃離面對內在的真相，真想逆轉，就必須反其道而行，停止做任何企圖回復哄騙自己的心靈話術，要到達這核心的一步，就得層層剝開被自己創造的謊言，而覺察是所有療癒與修行的關鍵。

療癒過程是「看山是山、看山不是山、看山又是山」，走到了最後就是「無傷好療」，覺察到最後就是「無相可察」，所以真正的療癒是貫穿世代的，才會需要「持續不墜的進行」，這裡說的持續不墜不是指遙遙無期，是讓我們能在當下就去化解本來應是遙遙無期的生命輪迴。

◎如何療癒內在小孩

所謂療癒內在小孩就是將自己透過覺察而浮現的情緒感受、視作一個真正的小小孩子，我們在過程中要如一人分飾二角般，邊練習以內在父母的姿態去允許仍是內在小孩的自己所有的情緒釋放，在過程中允許自己如一個孩子般的真實表達、也在過程中練習以內在父母的姿態去陪伴自己的每一個釋放，痛其所痛、悲其所悲、哭其所哭、生氣他的生氣、傷心他的傷心……聆聽自己身在其中的情緒話語；經驗失望的憤怒、不急著平復；細聽那一份脆弱、不急著振作；撫摸裡面的受傷、不急著堅強；感受當中的無助，不急著解決……；這個過程就如母親生產孩子般需要經歷「產出生命」的陣痛、也如同孩子在母親子宮收縮時經過產道的痛楚：生產者與被生者都在彷彿無盡的心靈暗夜中去經驗內在的死亡，接著母親迎來孩子的誕生、孩子則經驗轉世出生的重生；這是一個看似簡單卻絕對不容易的過程，因為我們幾乎沒有過被無條件支持與陪伴所有情緒感受的經驗，因此我們需要在自我療癒的過程中不斷的練習著。

我們無法記得自己在成長過程中到底有過多少次的創傷感受？有多少個兒時印記被冰封凍結？這些我們都數算不了卻也毋須知道，因為那一點也不重要，重要的是「你就是你的內在小孩、你也是你的內在父母」，你是否願意在一次又一次的情緒感受中都盡可能地以內在父母的願心去練習陪伴身在其中的自己？

沒有一對父母不愛孩子，但也沒有一對父母能在孩子的成長過程中給出「零傷痛」的照顧和陪伴，父母本身也有未曾化解的兒時創傷、才導致他們也將自己的兒時印記毫不保留地傳承給我們，然而我們的頭腦也許能夠「知道、理解」父母當時的狀態與立場，卻不代表我們可以因此抵銷所有尚未被親自釋放的兒時印記；很多人透過療癒知識的學習，反而混淆了表意識與潛意識的區別，試圖以頭腦邏輯去理解內在孩子，就會以為表意識能夠理解父母的同時，就等於「內在小孩已經和父母和解了」，於是會產生「那我就不該再有創傷感受了」的誤解，這是人們在自我療癒時的誤會，於是很多人只是以頭腦「知道內在小孩」、卻不曾真正靠近並聆聽過自己的內在孩子。

真正的療癒需建立在覺察之上，而覺察不可略過身體覺察，很多人在學習身心靈療癒的過程中不曾真正「陪伴」過自己，就是因為不了解身體的重要性，於是忽略了身體的覺察、也就難以進入內在心靈；即便透過頭腦學習有關內在小孩的概念，但對內在小孩的本質仍然一無所知，就會發生「以療癒之名、行逃避之實」，愈學習就愈希望自己「要快點放下過去、趕快寬恕父母」，於是當內在小孩的情緒感受浮現時會急忙地告訴自己「我已經明白那是怎麼一回事了、那些都過去了、我不可以再難過了、我必須趕快放下了」……；這等於是在內在小孩出現時、用雙手強行摀住內在小孩準備傾訴的嘴、要求從來沒被人好好聆聽過的自己趕快收起眼淚，並在心中對著哽咽的小小孩子嚴厲地喊著：「閉嘴，別再哭了！」……；這等於在用自己學習到的療癒知識去【家暴內在小孩】！當我們遲遲沒有靠近身體，真正的療癒就不會發生，這時人們很容易會想要轉而追尋其他「比這有效的療癒方法」或「比這神聖的靈性道途」，就這樣將焦點從身體與內在小孩的療癒直達車、轉移到彷彿近在咫尺卻其實遠在天邊的療癒追逐……。

深入身心覺察是一條真實的療癒轉化之旅，也是一場紮實的靈性修行。靈性不能被學習也無從去教導，只有老實覺察身體的人才能進入內在的心靈意識，屆時本所具有的靈性智慧便可不攻自破。

但身體覺察不得臨時抱佛腳、療癒也沒有速賣速成藥，這是為何我所有的分享及課程，首要都是強調身體覺察的重要、並要求打好身體覺察的基礎，之後才是深入內在療癒的過程，並也強調所有的內在療癒不可略過原生家庭父母關係與內在小孩的化解。我們是需要利用原生家庭的時間線、才能從外在命運的模式中回到深埋的潛意識信念。

真正的覺察療癒就是認領各種破碎失衡的自己，我們每一個人此生最大的責任就是【成為自己的內在父母】，當我們持續以內在父母之姿去療癒內在小孩，我們便不需要再尋找別人扮演我們的外在父母，我們療癒的不只是原生家庭與父母的關係，而是帶著世代祖輩們的內在小孩一併穿越，除了我們自己的人生際遇會隨之改變、被家族傳承的命運模式也會從我們的這個世代開始改寫，讓我們與下一代都可以活出嶄新的生命。

（關於內在小孩的覺察療癒轉化真實分享，請上學院官網點入「學員分享」。）

二 金錢問題是愛的問題：療癒內在小孩就是轉化金錢能量

很多人對金錢都有著莫名的不安全感、總是感覺不足夠的匱乏感，往往也容易創造出相應的金錢狀態，例如：沒有存款、捉襟見肘、欠錢負債……。

然而金錢問題都和「金錢」無關，而是和「愛」有關：所有【成年後的金錢問題】都是【兒時對愛的創傷感受】。

我們成年後對金錢的情緒感受、對金錢所持有的內在信念、及我們外在總是創造出的金錢模式……底層根源都是潛意識內在小孩對原生家庭父母親的情緒感受（兒時印記）；因為對兒時的我們來說：父母的愛就是我們生存的依據；而對成年後的我們而言：金錢財富代表生存的依據；因此我們兒時在原生家庭中對「愛」的第一印象與兒時印記、都會直接複製到成年後的「物質、金錢、財富」的狀態中。

任何金錢問題都和「金錢」無關，我們難以光從外在努力就能解決「錢的問題」，因為「金錢問題」背後的真相是「愛的課題」；我們與金錢的關係就是內在小孩與父母的關係，我們對金錢的情緒感受就是兒時在原生家庭便已遭遇到的情緒感受，我們成年後所創造出的金錢狀態就是內在小孩一直以來對愛的信念。

以下舉例：

1. **總是對金錢感到「羞於啟齒、想要不敢要、怕人覺得自己現實」的人**：源於兒時原生家庭父母總是缺乏給予足夠的支持感、被愛感，讓內在小孩深信『因為我不夠好，所以不配得，才沒有得到足夠的愛』，我們成年後就會將這份對愛的創傷信念如實複製到對金錢的感受中：相信『自己不夠好、不配擁有豐盛的金錢』；這個兒時印記會使我們羞於承認自己對金錢財富（愛）的渴望，便會自主放棄擁有更多金錢的機會，更甚會不斷創造出自己在金錢財富上的損失、並且基於相同的兒時印記會不敢為己聲討。

2. **總是覺得「談錢很俗氣、談錢傷感情的人」**：通常兒時在原生家庭中常遭到父母以照養為名給出生存壓迫，例如父母常對孩子用情緒強調自己的辛勞付出、並指責年幼的孩子無所貢獻等等，使孩子的心中對生存依賴者感到委屈、自責、最後加總積累成為「憤怒的叛逆」（第五脈輪課題），便會將兒時對父母的愛的創傷感受、在成年後投射到的金錢狀態中。

◎當兒時的父母常以生存照顧為由、給出自己具有傷害性的情緒能量（生存照顧對應金錢能力及給愛的能力），我們成年後為避免再次經驗到需「受制於人（父母）」的兒時創傷，就會在表意識認為「談錢很俗氣」。表面上是不屑金錢、認為金錢是身外之物，在內心看不起重視金錢（渴望愛）的他人（其實是自己），實際上是潛意識內在小孩對「兒時想要愛卻得不到、還被愛的源頭（父母）指責的自己」的憤怒與傷心，於是將之投射到金錢上、以反向的方式排斥金錢、拒絕承認心中有個渴望愛但害怕得不到愛的自己。

3. **認為「談錢傷感情」的人**：真正害怕的是若承認自己（或對方）對愛的需求後卻沒被滿足，將會傷害到自己（或對方）的自尊、並會以此傷害到別人（或是自己受到傷害）；將兒時印象中的父母「對愛的需求、情感的交流」複製到自己成年後的金錢信念中，便會產生「談錢（談愛）傷感情」的觀念，會不由自主地避開「談錢、談愛」的時刻，也等於會主動推開「擁有錢、擁有愛」的機會。

4. **認為「金錢是骯臟的」的人（無論是認為實際的髒或心理上的情感潔癖都一樣）**：是內心對「愛」的潔癖感，潔癖本身就是挑剔、不滿、排斥、厭惡的極致狀態，源於兒時在原生家庭中對父母的愛的渴求不斷經驗到失落失望的憤怒，於是表意識會衍生出與「渴望、渴求」相反的「挑剔、不滿、排斥、厭惡」的潔癖狀態，這是潛意識內在小孩以此掩蓋自己「渴望卻得不到」的自我羞愧感；這除了會使他們容易對金錢投射不屑與排斥，也容易在與人往來時產生精神潔癖的挑剔與不滿，在金錢方面及與人的關係中都容易創造出「難以靠近」的疏離感、距離感。

5. **對金錢總有「不足夠的匱乏之感」、易對金錢起「貪著與計較之心」的人**：源於兒時感到父母刻意忽略、偏心對待的創傷感受，使內在小孩停留在對「愛」的飢渴匱乏中，成年後便容易對金錢產生不安全感、不滿足感，會以「貪著金錢的追求、計較金錢的得失」來填補心中對愛的巨大空虛，這樣的計較抓取卻往往會使他們的金錢財富及與人的關係導向貧瘠的結果。

6. **特別害怕且總是預防【在金錢上被背叛、被占便宜、被騙、被侵占】的人**：源於兒時對父母有著「被背叛」的感受，可能是自己的物品被迫分給他人、或是認為自己「因為別人」（如兄弟姊妹）而沒有獲得本應屬於自己的東西（如父母的愛、陪伴、或被答應的事情），而當孩子認為這些都是父母（尤其母親）允許發生的，孩子的潛意識就會有「被生命源頭背叛了」的受傷感，成年後會將這份「被背叛的受傷」轉移到金錢上，就容易形成過度緊張、預防、害怕在金錢方面有所損失的狀態，這往往會形塑出他們對「人」的不信任、總是先行讓人感到「現實、刻薄、難交心」的關係距離，裡面不過是內在小孩為了不想再經驗到「被背叛的傷」而生起的保護防禦模式。

◎我們真正在意的不是金錢，而是兒時對父母的愛（生存的依據）；真正使我們感覺匱乏的也不是金錢，是兒時沒有被滿足的被愛感受；既然金錢是我們對愛的投射，那麼當金錢被欺騙、占有、搶奪，也就彷彿我們生命源頭（父母）的愛被奪走一般，會有著強烈的【失去的痛／被背叛的痛】。

7. **對金錢總是迷糊、毫無概念、彷彿不在乎的人：**

有些人或許有賺錢的能力、卻沒有管理的意願，會傾向將自己的錢財交予他人保管，並且不會深入過問自己的金錢流向，通常都會有所損失，因為他們的潛意識內在小孩「想用金錢換取身邊人的愛」；他們的心智確實是個孩子，孩子對金錢是既沒有興趣也沒有概念，但當孩子知道自己渴望愛的對象（父母的替身）對自己的金錢有興趣，便會出讓自己的金錢管理或使用的權利，來表達對對方（內在小孩對父母）的忠誠與信任，以此換取對方對自己的信任與愛；而這種基於「內在小孩用金錢尋求父母的愛」的方式往往會讓自己蒙受金錢損失，成為時而所聞的「被所愛的人詐取或侵占金錢」的事件，當事人往往像是被雙重辜負的受害者，實際上是內在孩子想以金錢換取父母的陪伴、關懷、與愛的印記重播。

8. 有些兄弟姊妹在父母離世前後會**上演爭奪財產的戲碼**、有些男女在即將分手**離異時也常因金錢而翻臉決裂**，人們在那些時刻彷彿一點情面都沒有，即便惡形惡狀也要聲討到底，往往讓旁人難以理解或不勝唏噓；然而每一張會為了金錢撕破的嘴臉底下都是內在小孩哭泣的臉孔，每個成年人在爭吵搶奪的都不只是物質金錢、而是內在小孩對父母「極度渴求卻又求不得的愛」，任何曾因金錢反目成仇的人們若能從身體覺察深入兒時印記、幾乎能夠發現自己對金錢的執著與內在小孩對父母的愛的執著完全一致，而自己對曾經有過金錢糾紛的對象的情緒感受、與內在小孩對父母的愛的失落的受傷情緒也會是毫無二致。

9. **情感勒索、情緒勒索、親情勒索的人們也會有金錢勒索的情形**：他們會向不敢面對自我罪疚而寧願被予取予求的親人朋友進行情感與金錢上的索求，而他們的勒索本身也是要來填補自己也無力面對的內在小孩的愛的缺口，他們心中對愛的匱乏感通常不可能讓自己在情感關係與外在金錢上獲得真正的滿足與豐盛，因此他們所有的勒索都會是無底洞，通常發生金錢勒索的人們只會一直流失所得的錢財，以完成他們對應「第四脈輪：不配擁有」與「第一脈輪：自我毀滅」的兒時印記。

以上舉例說明我們的兒時印記與金錢的關聯，來自兒時在原生家庭中與父母的關係，「父母的愛」在潛意識中是象徵「內在小孩」生存的安全感，而「金錢財富」在表意識中是對應「成年人」生存的安全感，因此成年後的我們對金錢的感受都是反映出兒時內在小孩對愛的真實感受，我們成年後的金錢問題也幾乎都是源於兒時原生家庭對愛最原始的創傷課題。

父母是我們每人物質生命的根源，對孩子來說「父母是賜予一切的神」，內在小孩深信『生命之神怎麼對我，就代表我是否是有價值的存在』，父母給予孩子的愛的品質直接成為孩子評定自我價值（值不值得愛與被愛）的標準、也同時是評定自我生存是否足夠安全的依據；若父母給予愛的品質經常讓孩子感到失望、恐懼、痛苦……孩子的潛意識就會自動產生『愛充滿壓力、愛是痛苦的、被愛很困難』等創傷信念，在成年後會投射出『生存充滿壓力、生存是痛苦的、生存很困難』等外在情境；當我們將「兒時對愛的感受」投射到「成年後對生存的狀態」，就自然會複製到「我們與金錢的關係」中。

這是為何人們針對自己創造出來的金錢問題去解決，都往往不見得讓原本的問題獲得改善，因為金錢本身沒有問題，造成金錢匱乏的根源是內在小孩對愛的匱乏感受。

以上都發生在看不見也摸不著的潛意識裡，而有形有相的身體已經儲存我們所有的情緒印記、兒時印記、家族印記、業力印記；身體就是潛意識、身體就是內在小孩、身體就是命運模式；當我們能練習回到身體的覺察、便能逐漸連結內在小孩對父母原始的創傷感受，更進一步去釐清『金錢本身沒有問題、金錢只是反映出我們對愛的真實感受』，一旦我們不再本末倒置地誤認問題所在之處，便有能力聚焦在內心深處的覺察療癒，不再將未經覺察的創傷信念投射到金錢上、停止用「內在對愛的創傷信念」去創造「外在金錢匱乏的實相」。

◎金錢覺察：

每天利用第三章節的內容，為自己進行第一、二、三脈輪的身心覺察。過程中務必放下大人的身分及成人頭腦的是非對錯，盡可能以孩子的視角去進行下三輪的覺察練習，並將已覺察到的兒時情緒感受及潛意識信念，一一對比自己在成年後面對金錢時的感受、創造金錢的模式、或總是發生的金錢問題……並進一步檢視以上和你兒時面對父母的感受有多少相同之處？這將會為我們帶來前所未有的自我認知與內外蛻變。

（關於金錢覺察的療癒轉化真實分享，請上學院官網點入「學員分享」。）

三 突破愛情與情傷的幻象：愛情裡面沒有愛、這個世上沒有情傷、好好覺察身體就是活出真愛的途徑

所謂愛情並沒有「愛」的成分，一點點也沒有。

愛情只是帶著彼此的「需要」而發生，我們都渴望在人間找到真正的愛，那種你所聽聞過、想像過的「真愛」，我們也相信「這種美好的愛」是自己沒有能力給自己的，所以我們自然會期待「有個人可以給我」，然而我們從來都不曾以「自己所渴望的那種愛」來對過任何人（包括自己），那為什麼我們會「寧可相信有那麼一個人」會來這樣愛我們呢？

早在一開始，裡面就有一個誤會：「我的生命需要某個人才能完整」=「我不是完整的（不完美）」，這誤會註定了關係的失衡，我們都誤以為自己有必須藉由別人才能夠被滿足的部分，也許是安全感、被了解、陪伴、自信、自我價值、尊重、疼愛、被珍惜、被保護、性慾的滿足、金錢物質的需要……等等，愛情關係的發生，大多建築在以上的渴求中。

一旦看得夠深入，不難發現裡頭充滿著內在小孩對父母親的愛的吶喊，每個人的物質生命都是由父母的兩性結合而生，生命因交合（一體）而出生（分裂），這在潛意識形成「缺陷、不完整」的匱乏感，導致我們不斷想在關係中尋找「能完整自己的人」，以內在小孩來說：最好的對象就是父母，因此我們每一個人都在成年後的愛情關係中尋找著父母，親密伴侶往往是我們最直

接的投射，內在仍然處於孩童意識的人都會想在愛情中找尋理想中的「真愛」（父母）。

在這情況下，愛情就如同無形中的白紙黑字，人們在這一份無形的契約書中列出自己的內在需求、心理渴望、外在條件與目標，卻又期待對方能對自己是「無條件地付出」，一如內在小孩渴望一個無條件愛自己的父親或母親。即使我們在關係中表現得「心甘情願」，也都只是一種隱微的交易手法、暗地的操控，除非有所覺察，否則往往都以為自己是真心付出、卻慘被他人辜負。

所有愛情都沒有真愛的成分，兩人彼此間的吸引，無論是情感上的、肉體上的，或是物質條件，都是內在孩子對父母仍然持有的渴望，這個渴望是一個從未感受過滿足的無底空缺，在我們能與自己的身體連結前，是永遠發現不了所謂愛情背後的真相的；你最多能在頭腦意識層「知道它」、但你不會真正「觸及它」，你會不由自主周而復始地期待「有那麼一個人」會來滿足自己、拯救自己，於是會反覆上演各種占有、算計、辜負、犧牲、欺瞞、背叛、拋棄、失去自我、扼殺對方的「愛情故事的婚姻故事」。

「愛情」從來沒有真正「無怨無悔」，只有「以退為進」的「取悅」、「討好」，真相是將自己定位太低的「低價賣出」，彷彿「薄利多銷」的換取，有時還是「賠本交易」，那是一種「隱藏的掌控」。也有些人在愛情中是「掠奪」及「精打細算」的狀態，深怕得到少了、或永遠嫌棄對方給的不夠，給出了幾分，就希望對方至少也要給幾分，稍微少了一分，自己創造的傷痛就跑出來了：「我對你這麼好，你卻這樣對我！」。以上失衡，都是來自大人心中的內在幼童對父母親愛的渴求。無論已婚與否，我們都不斷在感情關係中延伸父母關係的投射，將自己變成父母其一，並尋找到和父母另一極為吻合的對象，只為了填補過往兒時的自己未被父母滿足的愛，再深一層是我們從前至今未曾真正滿足過自己的愛。

在沒有足夠清晰的自我覺察下，我們不斷投射、追尋、等待、索取，一直對自己捏造從不存在的夢境劇情，又在不存在的東西中創造了同樣不該存在的「情傷」；如果世上的愛情都沒有愛的成分，那麼這個世上當然也「沒有情傷」，所謂的「情傷」大多和「背叛感」有關，然而別人只是反映了真實的我們，當我們選擇了拋棄過往凍結的自己（內在小孩），我們對自己已經完成了「第一道背叛」，事實上，這也是世上「唯一僅有的背叛」，我們忽視內在小孩的受傷多久，我們就是背叛及欺騙自己多久，而背叛只會吸引背叛、欺騙只會創造欺騙，當我們是如此在對待自己，別人憑什麼要去愛一個「連自己都無法愛自己的人」？別人又為什麼要對一個「連自己都欺騙自己的人」誠實？

世上的愛情都沒有愛的成分，於是這個世界也「沒有情傷」。

很多人是先卡在第一個幻象中：以為自己「有多愛」對方，於是又陷入了第二個幻象：以為自己受到多嚴重的「情傷」。這就是為什麼很多人都經驗過「愛情」，卻極少有人在愛情中活出「真愛」，因為我們充其量是藉著伴侶對手和自己的想像交手了一場，我們其實從未與「愛」有過絲毫的連結。

而既然愛情中並沒有愛，自然也就沒有所謂的「情傷」了，所有的情感關係中都沒有「情傷」、只有「自傷」，幾乎所有的愛情都是「以愛他人之名、行填補自我匱乏之實」，所謂「情傷」的真相也只是以「被別人傷害之名」在行「掩蓋自我傷害、背叛、欺騙自己之實」。

如果真的想使生命有所成長、使命運有所改變，就必須勇敢地揭開愛情與情傷的幻象，這裡面沒有別人、沒有愛情、沒有另一半，全都只是過往沒有被父母滿足的內在小孩的投射而已。

所謂的「情傷」，只是人們不願面對內在真相的對外投射。兒時的我們沒有被父母滿足的部分形成了創傷印記，長大後的我們若依然沒為自己過往的創傷負責，我們就會期待著「由某個人來滿足我們」，就如兒時的我們期待父母會來滿足自己一樣，然後所有基於創傷的期待與幻夢、都必然會再度遭遇到相同的殞落，我們必須有意識地透過生命的學習、為自己過往的創傷時刻負起責任，我們要能夠一次又一次地跳入那撕心裂肺的痛楚：「正視自己、聆聽自己、經驗自己、表達自己」，這樣無條件的療癒過程正是曾經身為孩子的我們對父母最原始的愛的渴求。

現在進入伴侶關係的人很多，但能在關係中真正和諧美滿的人卻不多，因為當一個成年人的心底仍然選擇耍賴，就必然會投射到親密關係中、欲求伴侶成為我們內在小孩的「愛的供應者」，而能量只能同頻共振，當我們意圖要對方扮演自己兒時所渴望的父母角色，往往對方心中也有一模一樣的渴求，於是很多男女關係都只是兩個尚未長大的受傷孩子在企圖要求也是孩子的對方扮演自己的父母，一旦發現對方原來不足以勝任背負我們內在小孩的養育之責，「被背叛感、被欺騙感、被辜負感……」就一一地發生，這就是絕大多數兩性戰爭間的怨懟的開端。

伴侶關係的相愛相殺其實沒有更多的把戲了，就只是我們還沒負起照顧內在小孩成長的責任、仍在等待著有一個人會代替自己去完成生命成長的任務而已，所以從來沒有真正的「宿命」，只有我們選擇不願意面對的自己，解決的方法很簡單、執行起來卻不太容易，就是為每個過往創傷片刻的自己負起全然的責任、重新學習沒有條件的愛自己、一步一腳印地落實療癒每個等待被認領的內在孩子。

在愛情中「墜入愛河」的人都先錯以為自己沒有足夠被愛的資格、條件、愛的能力，才會希望有個能具備這些資格、條件、愛的能力的人來愛自己，但我們所渴求的一切全部都是只有自己才能（就能）給自己，當我們真的深切地看進去，只會在愛情中看到「父母」與「自己」，並且剝落到最後更是只有「自己」、也許連對父母的投射也是幻象。

所有愛情雖都沒有「愛」的成分，但世上的確有「真愛」。

它只能發生在自己與自己之間，正因我們每人內裡都有尚待認領的碎片（內在小孩之傷），而在這堆碎片之下，埋藏著一個巨大無比的真相，它叫作「真愛」，（其實也能叫本我佛性神性靈性，但我想「真愛」更符合大部分人對它目前存有的期待）。這份愛是真實的，不分條件好壞該與不該，也就是俗稱「無條件的愛」，它從來不曾離開過，是不生不滅的永恆，但要能觸及這個早就存在的生命之愛，需要我們階梯性的將內在碎片一片片的拼湊回來，因為它就被埋藏在心靈碎片底下，卻被我們視而不見，於是我們成了【失憶的大富翁】，忘了自己的身分、忘了自己有多富有，成了往外向人乞討掠奪的「失憶者」。

我們若想從「失憶」中「恢復記憶」，進入到那份【毫無條件、完整無缺、永恆不變】的「真愛」之境，就必須先從【最有條件、最不完美、最易生滅】的「身體」開始。

因為事實是我們需要遵循身心靈的階梯，才能逐漸進入內在心靈、回歸究竟靈性，否則你我不會在這裡、也不需擁有這副肉體、更不會身處這個物質世界，否則我們更可以光憑意念便立地成佛、根本不必老實修行，但是事實是「我們身在這裡」，我們現在的意識連結著這副肉體，我們必須承認並謙卑尊重自己的所在之處，而【身體】正是【心靈】的顯化、「真愛」就被埋藏在我們無數「看不見」的心靈碎片都在「摸得著」的身體部位中，等於「真愛就在我們每一個身體部位裡」。

當我們持續的連結身體感知、覺察身體頻率，我們就正在透過「有形有相的身體」去連結「無形無相的心靈」，在這過程中，我們的身體會釋放穿越時空的印記，而我們必須老實並耐心的陪伴身體所有的反應及感受，因為這正是將內在心靈碎片拼湊而回的過程，無論我們是否相信、是否明白、是否體會，一切都是這麼發生的。

當我們一次又一次的落實身體覺察、真心的自我陪伴，以身體去連結每一個自認不堪、卑微、低落、不夠好的自己，也許是過去為了父母親的眼神、言語、對待、缺席……仍在心中嚎啕大哭的自己；也許是一直以來拼盡全力、再怎麼好都不夠……深感精疲力竭的自己；勇敢又溫柔地直面每一個低落、無助、失望、傷心、自卑、脆弱的感受……，不企圖變得更好，不試著安慰振作，就僅僅是真心呵護的陪伴，這是物質生命中，成為自己那份「真愛」的關鍵，

很多人在落實身體覺察時會自動釋放各種心靈碎片，有些是情緒的創傷、家族的印記、累世的業果、兒時或胚胎時期的記憶……，原本四散的心靈碎片會不斷重回完整，我們開始能意識到【恐懼、匱乏、焦慮、防備、孤獨、寂寞、空虛、傷痛、憤怒、嫉妒……】以外的存在狀態，那會是「無懼、滿足、平安、自在、敞開、愉悅、輕鬆、寧靜、慈悲、感恩」的意識頻率，我們

在這些頻率之中，持續連結身體、中性的覺察身體，會開始能以「超越外在故事」的眼光看待一切，能將覺察的清明覺知帶入到日常生活中，也會開始以這樣的品質去面對身邊的人事物境。我們過往的生命經歷、那些曾被視為傷痛的記憶，所投射出的人事物境、抓取沉溺或逃離切斷的關係，都會一一改變；我們的思想會改變、言行會改變、給出他人的回應及對外的決定也會改變，以上串聯就足以改變我們的人生、改寫我們的命運模式、轉化我們的生命層次。

而那份「從來都存在、不生也不滅」的「真愛」，會在我們老實的覺察身體、好好落地生活之後，在你的日常中綻放、在你的關係中綻放、在你工作時候綻放；它會在任何不經意、不起眼、你不再刻意尋覓它的時候，讓你瞥見它、融入它、沉浸在它之內，你可能會感動到落淚、或有不思議的喜悅，也很可能就僅僅只是寧靜如海的沉澱，沒有言語，你大概不會想說話，沒有疑惑，你會明白它是什麼，你甚至也許不會刻意去和別人分享它，不代表你不願意，而是它對你再也不是一時的、短暫的、某個片刻的美好發生而已，你會在內心深處知曉它是所有人的共和體，就像你不會歡天喜地的和別人分享「你有多驚豔自己原來有手」，還一副深怕別人不知道「手有多好用」的樣子。

當我們是一步一腳印的透過身心階梯、進入到靈性意識，我們不會對它大驚小怪、不會受寵若驚、不會賦予它任何人性頭腦的意義，我們能將與它的連結帶入到日常生活中，散播到每個現實活動裡。在你吃喝拉撒睡的時候，你與它連結；在你有任何人性慾望的時候，你與它連結；在你無論高興不高興、快樂不快樂的時候，你與它連結；這樣的狀態真的很簡單，它並不困難，只是也不容易，我們必須好好「踏穩身體階梯」、持續不墜的學習與身體連結，這是活出「真愛」

的唯一方式，也是能夠保證在邁向靈性之境的同時：你絕不會偏離本心、也不會斷裂人間界限的正見道途。

最後，回到我們心中所憧憬的「那一份真愛」。當我們從「渴望被愛」、「找到真愛」為出發點，一步步的走過上面所描述的內容，我們的意識會遠遠超越「渴望找到真愛」的心靈層次，我們再也不是當初那個「等待救贖／等待開悟／等待幸福降臨」的自己，我們會自然流露真實的愛的能力：對自己、對別人、對生命。

真實的愛也許不會是從前幻想中驚天動地的體驗，那很可能是很稀鬆平常的心境，因為它如呼吸一般自然，如你喝水吃飯拉屎拉尿一樣平凡，我們既不會對它大驚小怪、也不會再受寵若驚，也不再擔驚受怕、患得患失，就這樣，我們「找到了真愛」，我們在自己身上獲得了那份被傳頌千古、可歌可泣、引人無數幻想的「真愛」。

而我們別無選擇，我們只能將自己擁有的東西給別人，也只能創造別人用我們對待自己的方式來對待我們，於是我們必須以「真愛」示人，也使別人毫無辦法的只能以「真愛」回應我們，這一切都毫不刻意、但絕對帶著覺知。

於是無論你的伴侶是誰，是什麼樣子、什麼身分，你都很難不擁有「真命天子／真命天女」，而無論你自己是誰，是什麼樣子、什麼身分，你也很難不是別人的「白馬王子／白雪公主」。

「真愛」的發生也許不是更早以前的你所幻想的那個樣子，但絕對比你所能想像的還要更加簡單、更加美好，是無法言喻的，是不需宣揚的。

在我們不斷落實身體覺察、拾回心靈碎片的過程中，它必然出現、也註定要出現，這就是「真實的生命之愛」。

僅以此分享給所有「帶著真愛」在「尋覓真愛」的夥伴們。

（關於親密伴侶覺察的療癒轉化真實分享請見第四章，更多相關真實分享請上學院官網點入「學員分享」。）

四 伴侶就是我們顯化的內在小孩

千古以來「愛情、感情、親密關係都被視為「解苦藥方／痛苦源頭」，各種真人或電影戲劇小說都在刻劃各種「死去活來、可歌可泣、觸動人心」的【愛情】。

但是我們成年後的所有關係都是延伸自與父母的關係模式，當中最能勾起我們與父母之間複製性的就必屬「愛情、伴侶、婚姻關係」，因為父母是我們生命中「第一道親密關係、第一個男人、第一個女人」，我們內心深處某塊沒被覺知的地方都在向外延伸對父母愛的渴求，當成年人的心底（潛意識）存有內在小孩對父母般的被愛需求，就必然投射到所有的親密關係中，欲求伴侶成為我們內在孩童【愛的供應者】，為了要填補：「過往兒時的自己、未被父母滿足的愛」，更深一層是：「從前至今，我未曾真正滿足自己的愛」，這是絕大多數兩性戰爭間的怨懟開端。

我們會不自覺將對父母的一切情感複製在伴侶關係中，世上少有一種關係是能夠比它更能勾起我們【內在的真面目】：「難以置信的脆弱、羞愧至極的難堪、自己也不願相信的軟弱、足以置人於死的嫉妒、四分五裂的不安感、恐懼至極的失去……」，形成【各種追尋、受傷加害、犧牲換取、妥協退讓、索取無度、掌控占有、疏離逃避……】，也形成上千上百種版本的【愛情／感情／婚姻故事】……。

我們在沒有足夠清晰的自我覺察前必定會在親密關係中不斷投射、追尋、等待、索取，對愛情、伴侶、婚姻捏造出從不存在的夢境劇情，於是我們將自己卡在第一個幻象中：以為自己「多愛」對方。然而事實上這個「愛」從不存在，我們潛意識只是在企圖要伴侶滿足兒時父母沒有給予的滿足（為兒時創傷找療癒）。

每人幾乎都是帶著本所具有的【個人痛苦】去尋求伴侶、進入伴侶關係，於是延伸創造了【痛苦的關係】，卻還認為是對方必須替我們解決這個痛苦，於是常常發生「談了戀愛結了婚，原有的痛苦卻還在」的情形，更甚以為『自己的痛苦是對方帶來的』的怨懟……這時我們會感覺自己受騙、遭遇背叛、受到傷害，我們也往往會在自感受傷中奮發反擊、理直氣壯的進攻、或悲情忍讓的退縮，一切都只是沒被覺察的內在小孩在宣稱：『我受傷了、我受害了』。

於是很多人在離開關係後無法真心祝福對方，甚至會偷偷希望對方的下一任感情對象不如自己、或希望對方不幸福，裡面有著內在小孩感到不被（父母）愛的怨恨感，也有著內在小孩相信「是自己不夠好，所以不被愛」的羞愧感；所以如果前任伴侶在與自己分開後很幸福，內在小孩對自己「不夠好」的羞愧創傷就會被觸發，引起「總有比我更好更值得被愛的人」的受傷感。

我們在沒有覺知的情況下，只能將這份不完整感投射（怪罪）給對方，於是產生「無法適時離開不適合的關係、仍想以此證明自己是對的、是完整的」（害怕離開關係等於承認自己選擇錯誤、再次面對不完整的自己），或在關係結束後，持續認為自己之所以不完整都是因為對方不配合（如果他／她改變了、變好了、我們的關係就不會是這樣了），於是會暗地希望對方不要太幸福，這樣潛意識的小我之心便能小小得意：「看吧！我比你有價值！你比我還不完整！」

但是這完全沒有錯，我們內在深處就是覺得沒有被生命源頭（父母）愛夠，所以我們就是想要愛、渴望被愛、並且要「有感覺的愛」，最好有個「對的人」來療癒我們所有失落、填補一切空虛！以上何錯之有呢？

我們渴望愛，這沒有問題；我們想被愛，這沒有問題；愛情沒有問題、親密關係沒有問題、婚姻也沒有問題；唯一問題是：我們總是在沙漠中找水、死胡同中找出路、創傷中求療癒、混沌中找清明、非愛中找真愛、幻象中找真理……，並對【屢戰屢敗】的自己以及我們所尋求的錯誤方向感到憤怒、挫敗、恐懼、憎恨……，然後又鍥而不餒、再接再厲，或是就此視感情伴侶／親密關係如仇敵……以上這些才是問題！

除非我們有意識的學習與練習，否則我們很少能夠看見自己如此深刻的真相，這些戲碼會在我們開始覺察自我前，換湯不換藥的無限上演，無論對象換了誰、身在哪裡、關係版本為何？

印記的重播＝命運底片

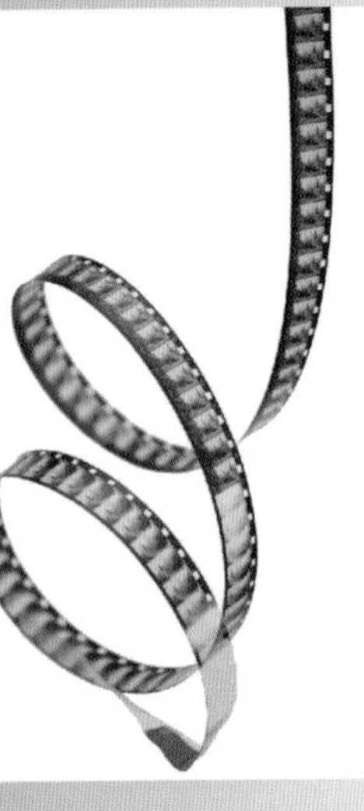

我們所找到的人、所創造的關係

都是基於身體紀錄的印記而來

被傷害　被忽略　被遺棄　被否定　被背叛

都是你早已對自己做的決定

以身體的記憶自動化反應和行動

吸引創造每一份關係

然而愛情沒有問題、親密關係沒有問題、婚姻關係沒有問題，是我們在沒有自我覺察的狀態中，企圖讓一個「某人」背負我們生命的重量，要「他、她」去滿足連我們都還沒能夠真正負責的自己，是這個部分才讓「愛情、親密、婚姻」被污名化，錯認為是它導致了痛苦，事實上是【我們無明在先】，才把【所有一切都弄成了苦】在後，「沒有覺察力的無明」才是我們【真正的問題】。

無明是我們共有的，但能發揮多少清醒覺知則取決個人的意識層次，否則人人唸完佛經都能立地參透成佛不必修法了，而這個意識層次的擴展，正是我們學習與練習的「身心覺察／自我療癒」的目的；意識層次受身體印記影響，而身體印記來自內在創傷，當內在創傷沒有被正確覺知並真正釋放，我們的心智年齡就被凍結在孩童階段，這也是所謂的【內在小孩】。

人生會有這麼多【無解失衡】，是因為我們心智年齡並【不成熟】，我們的意識層次凍結在【孩童思維】，於是我們潛意識就一直以【孩子的創傷想像】在經營【成年人的生活】，才會不斷將過往創傷複製到現在與未來，直到我們開始「撫養內在小孩長大」；這聽起來容易，但是在正確的學習以及無數次的練習之前，我們其實根本不知如何如何撫養自己的內在意識成長；有些人以為情緒上來時、自我安慰就是陪伴；以為低落感受浮現時、正面思考就是陪伴；然而因受傷而停止在孩童意識的內在小孩不會一夜長大、陳年的創傷凍結也不會一次消融，我們需要一次又一次地陪伴自己釋放過去沒有能力面對的撕心裂肺的痛楚、跳入自己曾經深深無助且毫無救援的恐懼暗夜，在其中負起責任聆聽自己、表達自己、痛其所痛、悲其所悲……潛意識的孩童心智／內在小孩便會開始長大，我們被凍結的心智年齡／意識層次才會在這當中一點一滴被揚昇轉化。

專注在身體的連結，一直以來反客為主的「有形身體」（小我／無明／時空幻象）才會逐漸交還主控權給「無形意識」（一體／覺知／合一真相），這時才有能力將更高的意識層次帶入物質實相，停止從前在你我分裂的關係之中拼湊不可能的圓滿（相殺），將始於如一的圓滿自性帶入生命中的關係使其綻放（真愛）。

（關於伴侶關係療癒的轉化真實分享請見第四章，更多相關真實分享請上學院官網點入「學員分享」。）

五 最原始的第三者：每人對生命另一半的渴望、成年後的情感界限

每人都同時具有陰陽兩極的能量，但在我們深入自我療癒的整合前，內在本所具有的陰陽能量都是失衡又分裂的，因為父（陽）與母（陰）是我們生命中「陰陽能量的根源」，身為「單一性別：非陰（女）即陽（男）」的我們：潛意識天生認定自己是「不完整的存在」，所以成年後總是不由自主地想找尋「能圓滿自己的另一半」、「最好的另一半」，而父母是孩子物質生命中的神，神就是至高的、最好的，因此異性父母對孩子而言就是「最好的另一半」。

所以身為孩子的我們潛意識天生都渴望占有異性父母的愛（無論頭腦表意識是否喜歡或願意親近他／她），但當孩子對異性父母的愛遭遇失落：無論是發現自己無能獨占異性父母、或異性父母的作為讓自己感到極度失望、或是基於對同性父母的內疚感……我們都會在潛意識中切斷內在小孩對異性父母的渴望，在成年後的情感界限便會容易產生混淆，可能會不由自主地找到非單身的異性、讓自己成為「第三者」或產生「三角（多角）關係」來填補兒時潛意識的渴望，以外在實質地介入他人關係來實現潛意識對異性父母獨占的慾望；成為第三者的人們，外在彷彿實現兒時想要異性父母的愛的渴望、實則卻以第三者的角色重複著兒時「永遠無法獨占最想要的另一半」的創傷印記。

◎通常會發生劈腿／外遇的男女

是將內在小孩長期對異性父母的愛的失落、轉為對父母的不服與叛逆，因為父母是每位孩子生命中第一個男人／女人，身為孩子的我們對父母有著天生的忠誠，但若孩子不斷對父母的愛感到失落與不滿，這些失落就會開始轉向成「憤怒、恨意」，並將叛逆地認為自己的父母是「不夠格、不夠好的父親／母親」。

而兩性伴侶往往是我們內在小孩對父母的延伸投射，我們潛意識的內在小孩若因得不到父母的愛而產生叛逆與背棄，就有可能使自己在愛情關係或在婚姻家庭中發生「劈腿／外遇」的情形，以「不再忠誠」、要「向外找尋更匹配的人」（更適合當父母的人）來取代心中的父母（現在的另一半）的位置。等於是讓伴侶擔受自己心中對父母的控訴，在伴侶關係中以「不忠的行為」來報復兒時一直沒有同等回應身為孩子的忠誠的父母。

在我們能深入化解潛意識對父母的愛恨情仇前，一定會不斷找到和父母極為相似的另一半、輪迴複製內在小孩對父母的渴求與失落，其中一個常見模式就是「混淆情感界限、創造第三者關係」。

我們在能深入釐清並化解內在小孩與父母的關係前，潛意識會不斷相信「單一性別的自己是不完整的陰陽存在」，於是我們只能「向外追尋能圓滿生命的另外一半」，這是為何「伴侶關係」往往是「父母關係」的延伸，因為父母是孩子生命的根源、是物質世界的神，所以對「單一性別／男陽女陰」的孩子來說：最好的／至高的陰陽之源就是異性父母，孩子的潛意識天生想要介入父母之間、取代自己的同性父母、獨占異性父母完整的愛。

這是為何有的嬰兒或幼童看到父母親密會吃醋、嫉妒、生氣；有的孩子從小會說長大要嫁爸爸、娶媽媽；有的孩子不允許父母親在自己面前互相親密互動；又為何會有形容是「孩子是地表最強小三」、女兒是爸爸上輩子情人、兒子是母親的前世情人；以上在大人眼中看似是逗趣的孩童狀態，但其實是每人潛意識中最深切的【對愛的渴望】，只是孩子是內外一致的潛意識狀態、於是能很自然直接地呈現對異性父母的真實渴望，但大人早已切斷內在小孩的感知、轉向外在伴侶的追尋填補，於是只能流於故事劇情中的創造、卻難以察覺內在心靈的真實渴望；我們若在長期切斷感知的情況下為人父母，也容易用異性孩子去填補內在小孩對異性父母的渴望，於是常見「依賴兒子的媽媽、過度管控女兒的爸爸」

孩子的潛意識深處，也會為了自己想要介入父母、獨占異性父母、取代同性父母的被愛渴望而有強烈的羞愧與罪惡感，尤其身為女性在沒有自我覺察的情況下，特別容易引發女性身分對自我的批判、對女性價值的扼殺……；有些女性會對「女性之美」極度抗拒、不敢綻放天生的陰性魅力；有些女性會延伸「各種性創傷」來懲罰自己、有些女性會選擇在自己身上發展異性父母的特質並尋找與同性父母相像的伴侶、有些女性會將內在小孩想介入父母的被愛渴望延伸到外在情感創造出「第三者／多角戀」等糾纏模式、有些女性會選擇迴避親密關係來避免面對心中這份巨大的內疚羞愧與分裂的感受……；以上種種會在我們成年後的愛情、兩性、婚姻帶來或大或小的負面信念與干擾，背後無非只是內在小孩對生命之愛的吶喊，我們必須放下頭腦的是非對錯與道德標準才能對潛意識內在小孩有真實的看見，我們對自己所創的外在情境會有更多的明析、內在心靈會對自己有更多的理解與寬容，這將影響我們對自我女性身分的能量流動、在親密關係中會有真正的自在及敞開。

六 孩子就是父母顯化在外的實體內在小孩

前面關於內在小孩與兒時印記的章節所述：父母對孩子的影響超越童年時期原生家庭的範圍，父母對我們的影響貫穿到成年後的人際交友、感情伴侶、婚姻親子、工作事業、金錢財富……等命運模式中。

母親影響孩子的內在連結、情緒感知、與自己及世界的情感關係是否和諧（2-4-6脈輪）；父親影響孩子的是外在展現、自信價值、與成功成就的力量是否得以被實現（1-3-5-7脈輪）。

其中母親對孩子的影響大過於父親，因為孩子與母親的生命共享過「一體之境」（母體孕育）以及「生命的第一次成功」（出生時刻），這些過程都是父親無法取代的，而母親原始母性的掌控慾與支配慾也大過於父親，母親會很容易將自己的情緒印記與兒時印記毫無二致地複製給孩子，有些是在母體中便形成的細胞印記、屬於無形的傳承，有些是母親實際對待孩子的思言行、屬於外在的共振。

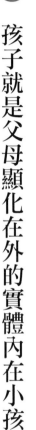

每次上課都有不少學員特定詢問孩子的問題，不少人坦言一直在找不同方法想「搞定孩子」，但孩子的問題卻看似更加嚴重、親子氛圍愈加緊張，只因為孩子本身並沒有問題，孩子在父母眼中所呈現出的狀態、都是大人自己沒有看見的「內在小孩」。

有些父母苦於孩子的行為脫序、躁動、難以專注，卻沒有意識到自己給予孩子的壓迫感確實令人無法「乖乖、靜靜、專注」地耐受，當父母比較在意自己的孩子外在行為與表現是否正常乖巧、卻因此忽略孩子內在的情感需求與情緒感受，往往是因為父母對自己的內在小孩也沒有察覺及聆聽的能力，便只能以相同的模式套用在孩子身上，差別在當大人與內在小孩的感知切斷時、仍可以用頭腦表意識展現外在理性正常的模樣，但孩子的心智在成年前都是潛意識的自動化反應，於是「內外一致的孩子」便成為「切斷感知的父母」眼中的【行為脫序、躁動、難以專注】的樣子。

有些父母則是不知如何面對孩子的情緒起伏，特別無法面對孩子有「生氣、煩躁、焦急」的情緒感受，因為他們不曾真正陪伴過自己內在小孩在原生家庭中的不安全感、以及同樣害怕不被生命源頭所愛的恐懼感，於是自然不知如何回應孩子的情緒訊號，只好以「嚴厲、壓抑、嚇阻」來回應孩子的脆弱表達……。

【身體的真相】

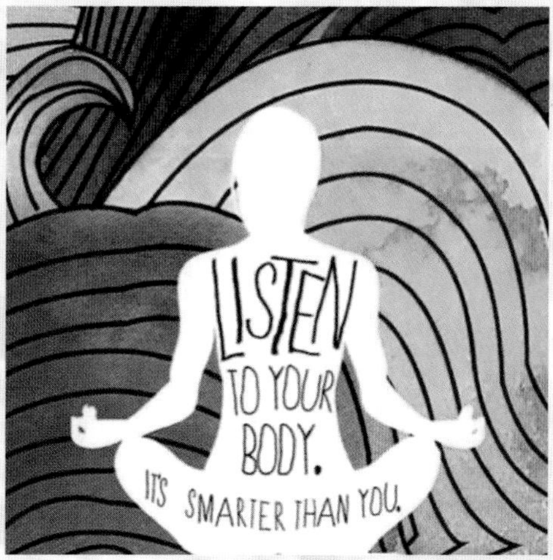

身體就是潛意識
身體就是內在小孩
身體就是命運

身體紀錄複製所有一切
沒有覺察身體的能力
無法洞察自我的命運
更難以轉化人生際遇

所有未被覺察、聆聽、療癒釋放的內在孩子
會毫無二致的複製在孩子的身體與內在心靈

孩子本身沒有問題，所有的問題只來自我們忽略面對自己的內在狀態，所有我們認為的【孩子的問題】其實都只是反映出【父母自己的內在孩子】而已。

以下舉例：

當父母認為孩子軟弱無能，通常是自己一直不敢面對心中脆弱無助的內在孩子，成年後只習慣以「過度理性、強勢剛硬」的姿態面對人生所需，在為人父母後便也只會以「過度理性、強勢剛硬」的姿態去應對孩子，父母過度的剛硬強勢必定會削弱孩子的內在力量、迫使孩子「只能軟弱無能」，而這恰恰是父母長期切斷壓抑的內在小孩的模樣。

當父母認為孩子太過懶散失序、不夠積極努力，通常是自己一直沒有面對潛意識中深怕「自己如果沒有能力就沒有價值也沒有被愛資格」的恐懼感與內疚感，成年後會不斷積極追求外在的成績來填補被深埋在潛意識中「無自我價值」的創傷感受，在自己為人父母後也會以同樣的方式去要求孩子、甚至會焦急地強行介入孩子的行為決定，這往往造成孩子自理自學的成長機會被剝奪，於是孩子就「只能懶散失序、無法積極有動力」，完全映照出父母對待自己內在小孩的方式。

孩子本身真的沒有問題，孩子只是示現父母尚未穿越的內在課題，我們所有兒時沒被滿足的情感需求，都會使內在小孩的意識被凍結，於是許多成人只有物質年紀增加，但心智仍然是幼童階段，外在是成人但內在是幼童的人是沒有聆聽自己與他人的能力的，成人幼童只會期待親密的關係人（父母、伴侶、孩子）來理解、配合、滿足自己，就如一位真正的幼童也只有能力等待大人來照顧自己的身心需求，在這樣的狀態下我們也如無法自理的幼童般失去主導自我生命的能力。

這就不難理解為何成人的關係經常有著各種複雜難解的問題，因為內在是幼童的人們經營關係的能力就有如一個年幼的孩子在玩扮家家酒的狀態，我們會在每一段親密關係中重複兒時的自己對父母「嗷嗷待哺」的需求，以身體散發吸引力法則上演相同的兒時印記，形成所謂的「宿命」，這些輪迴以物質生命來說是始於我們兒時沒有被原生父母滿足的被愛需求，以整體生命而言必須終止於我們開始學習成為自己的內在父母，負起責任陪伴、照顧、撫養內心深處長年等待自己靠近的孩子……，內心底層的那個小小孩會在我們每一次真實的聆聽與陪伴中一點一滴地成長，當內在意識不再凍結在幼童階段，我們會逐漸綻放超越物質年齡的智慧，這份成熟的意識將是身為父母最自然又卓越的身教。

我們身邊的人甚至不需要一起學習覺察療癒，因為他們都是「延伸自你」的「配角」而已，是依照我們的「內在底片（信念）」及「外在劇本（思言行）」在「配合演出」，如果我們能專注覺察自己的身體，關注自己身體的反應及內在的發生，「因為你的無明而生的世界」也能「因為你的覺知而發生改變」。

（關於親子關係的療癒轉化真實分享，請上學院官網點入「學員分享」。）

七 親子關係覺察：孩子的過動症、孩子偷竊與慣性說謊的原因、孩子叛逆的真相

不少父母會帶著孩子的問題在課中發問，通常都能循線返回父母自己內在深處的問題，因為所有孩子的狀態都是反映出父母尚待認領的內在小孩而已。

以下舉例幾項最常見的提問內容：

1. 孩子有過動症／注意力難集中

不少父母都苦於這個問題，甚至會帶孩子去做檢測／評量／藥物治療，但通常孩子之所以有過動、注意力難集中的狀態，是因為【父母本身就是注意力無法集中的人】。

現代人普遍都有注意力難集中的問題，而這跟外在因素（如電視、手機、電腦等）一點關係都沒有，我們都是先決定逃避自己的內在感受才會找尋外在刺激來分化自己的專注力，再用頭腦以表層的外在因素（手機或網路）合理化潛意識的真實目的，我們想逃避的「情緒感受」也許是「焦慮不安、憤怒生氣、寂寞空虛、無聊枯燥、害怕恐懼……」，我們想逃離焦慮煩躁的時刻、逃離感到羞愧挫折失敗的自己、逃離每一個空虛匱乏不被愛的心碎感受……但它們的底層都只有一個根源：就是【兒時對父母的愛的失落】。

我們用切斷專注力來逃離內在感受的模式都是早在兒時便開始的，每人最原始渴望的愛是【父母的愛】，然而沒有一個父母不愛孩子，卻也沒有一個父母能夠給出孩子零傷痛的陪伴，當我們接收到來自父母親給予的受傷感，潛意識的自保機制就會用「各種方式」去逃避感受這份對愛的傷痛，我們會一直漫無目的卻又停不下來的滑手機、一有閒置便使用網路與電子用品、或是不斷地往外忙於工作、參與各種人際關係的活動、甚至是利用上課學習來占滿自己……只求不讓自己有「靜下來面對內心的時刻」，當我們一直都是這麼在逃離自己的時候，等同一直在拋棄哭喊求救的內在孩子，於是當我們為人父母後，孩子對我們發出「情感需求／愛的渴望」時，身為父母的我們也只能以「忽視／逃避／轉移注意力」的方式在回應孩子，因為這就是我們兒時所得到的回應，這份來自生命根源（父母）的愛的缺口，對任何孩子來說都是難以承擔的傷痛感受，於是孩子也必須用和父母一模一樣的方式，將注意力不斷由內向外的分散著，好讓自己可以「若無其事地活下來」。

有些父母之所以發現「孩子有過動症、注意力不集中」的問題，並不是自己察覺到家中氛圍或是在與孩子的互動過程中觀察到的狀態，而只是因為孩子在校的學習成績不如自己預期、才開始注意到孩子的情況，說明父母長期無法聚焦內在小孩的感知、只能尋求外在的求生條件（工作、成就、自我形象），於是也同樣無法感受孩子在家中長期的失落、只能以孩子在學校的表現及成績來發現孩子的狀態。

當我們潛意識選擇以切斷專注力去逃避連結內在小孩的感知，在我們為人父母後也會無意識地將自己的兒時印記給予孩子，當孩子沒有能力消化這份來自生命源頭的痛楚時，潛意識的自我保護機制便會主動切斷內在對傷痛的專注力，而【生命是全面向的】，只要有一個面向的專注力被阻斷、所有面向的專注力也會一併受阻，我們會連投入正向事物的專注力都難以凝聚，有些人更因此會荒廢生活步調、阻礙生命的成長；這就會形成父母眼中「孩子有過動症、孩子注意力難以集中」的狀態，其實都是父母自己內在小孩的傳承。（建議父母以第六脈輪的身心覺察內容進行親子覺察療癒。）

2.孩子慣性說謊

有些父母覺得孩子總是喜歡撒謊，有時孩子說謊的原因是害怕被懲罰、然而有時孩子連對「不會被懲罰」的小事也撒謊，這其中都反映著大人沒有連結到的內在小孩的無聲表達……。

當父母長期沒有連結自己內在小孩的真實感受，往往容易透過爭取外在標籤、將注意力投射在外在的求生條件上，長期下來內在缺愛的自己只會愈來愈飢渴、需要爭取的外在標籤也就會愈來愈多，最終會更加忘卻「生命與愛的本質」、在「與自己的關係」中【流離失所】。

大人可以用理性切斷內在小孩的吶喊、習慣性的追求外在標籤，但孩子的外在軀殼仍然反映著內在小孩的魂魄，所以孩子會比大人還要能夠真實的坦露自己心中愛的缺口；若父母在孩子坦露內在需求的時候仍以麻痺感知的外在狀態去回應孩子，那麼孩子坦露真實感受的意願就會一次次被阻斷，當孩子感受到『坦露真實的自己不會被父母理解』甚至『不被父母所愛』時，孩子為了生存會變得和大人一樣「忽視心中對愛的缺口」，愈來愈不敢坦露自己的脆弱及需求；孩子就會容易產生說謊的行為，開始對自己心知會被大人責罵的事情說謊，例如出去玩、沒寫作業、考試不合格……等等，因為這些事情和「坦露真實的自己」一樣，都會讓孩子感到自己不被摯愛的父母所愛了，於是孩子開始隱瞞、欺騙。

但有時大人會發現孩子就連「不需說謊也不會被懲罰」的小事也會說謊，例如剛才是否吃了點心、有沒有上廁所……等等，有些不明就里的大人會因此更生氣、更不理解孩子、對孩子貼上更重的標籤，因為『沒事幹嘛說謊呢？』是屬於大人切斷內在小孩的頭腦邏輯，但是孩子是與潛意識內在小孩的情感狀態連結著的，因此當孩子感受到【對父母表露真實的自己是不被允許的】的時候，就會跟大人一樣逐漸封閉自己的心、不隨意坦露自己的內在需求。

而一個面向代表所有面向，當孩子選擇其一面向的自我封閉，其他面向也會開始隱瞞，如果父母不懂得藉由孩子的狀態去看見自己、並持續以切斷感知的狀態去回應孩子，孩子就只會和父母漸行漸遠、最終難以敞開靠近，這是很多婚姻及家庭中都在上演的【相敬如冰】，這是為何有些孩子會發生父母【難以理解及挽回的叛逆】。（建議父母以第五脈輪的身心覺察內容進行親子覺察療癒）

3.孩子的偷竊行為

大部分的孩子偷竊的內容物是無關需求也毫無道理，有時孩子偷竊的東西不見得是家中無法供應，有些偷竊的孩子其實一無所缺，也許自己擁有一盒漂亮完整的文具、卻偷了同學快要用完的橡皮擦；也許自己的錢包還有上千元的零用錢、卻偷了同學放桌上的五十塊；也許自己根本不餓也絕對不是買不起、卻在便利商店偷拿15元的麵包……；往往都是因為心中對愛的匱乏感受、於是以外在的物質來填補自己，同時巨大的自我羞愧讓他們選擇以「令人羞愧」（偷竊）的方式來進行。

父母是孩子內在心靈最渴望的愛的來源，然而沒有一個父母是不愛孩子的、卻也沒有一個父母能夠給出孩子零傷痛的照顧與陪伴，當孩子持續缺乏生命之愛的滿足，內在小孩就會有巨大的匱乏感受，如果父母因自己的情緒讓孩子同時感到「自己不夠好的羞愧感」，孩子便會相信「是我不夠好才不值得被愛、才沒有獲得愛」，這時就會容易產生偷竊的行為。

成人心中對愛有所匱乏、相信自己總是缺少應該擁有的愛，便會容易用外在物質填補內在飢餓的心靈，形成購物症、囤物癖；而當孩子心中對愛的匱乏感受加上「相信是自己不夠好才沒能擁有」的自我羞愧，就會認為『別人是夠好的人、才擁有不夠好的自己所沒能擁有的東西（愛）』，於是就容易形成偷竊的行為（成人常見的偷竊形式是「偷情」，詳情可重溫第二章之三與第三章之四）。

我們因匱乏感與羞愧感形成【偷】，也因【偷】加深匱乏感與羞愧感：
偷＝見不得人的行為↓符合「自己不夠好」的羞愧感。
偷別人的東西＝想擁有「只有別人才有」、不夠好的自己都沒有的東西（愛）。

當了解以上心理運作，就不難了解孩子偷竊背後的原因，會有購物症及囤積症的大人想要的也是愛、不是物品，發生偷竊的孩子真正想要的是愛、不是偷來的東西，孩子因對愛的匱乏感而產生的偷竊，是始於父母也因內在匱乏而給不出的愛，孩子是因為沒有得到愛的匱乏感，所產生的羞愧感，才會發動「偷」的行為、以「羞愧的方式」取得「相信只有別人才有（不夠好的自己所沒有）的東西」，來填補「內在小孩對愛的飢渴感受」（以上在成人世界所發生的「偷情／第三者」也是一樣的潛意識運作）。

建議重溫第二、四脈輪的身心覺察內容（以物質（食物、性）填補內在匱乏）進行親子覺察療癒。

4. 孩子的叛逆

不少為人父母的學員會在課後詢問的主題之一便是「孩子的叛逆」；一個孩子【叛逆】的形成都是先經驗到無數次不被父母理解及接受的失望，每一次不被生命源頭支持的經驗都會伴隨著難以察覺的心碎感受，當這些感受持續堆疊便會形成難以化解的憤怒，接下來便會引發【叛逆】的狀態。

任何表現叛逆的孩子，因為長期沒被理解、接納、不被愛的失落感會引起孩子在潛意識中對自己「不夠好」的分裂之音：「如果我夠好，你應該會愛我」、「肯定是我不夠好，你才總是否定我」、「都是因為我不夠好，所以我不值得被你耐心關愛」……等等；這些「不夠好」的潛意識聲音會觸發孩子最深層的內疚感、引起深深地自我責備，這些潛意識運作足以令孩子以「激烈地抗拒」或「默然的疏離」等方式去和父母對抗。

「孩子的叛逆是父母內在小孩的悲憤」：【叛逆】並不只屬於孩子的成長階段才會發生，任何尚未連結內在小孩的大人都有著以下三個層次的【叛逆】：

1. 第一外層：「憤怒」

叛逆的外層是憤怒的抗衡，底層來自對愛無數次的失落與受傷，當孩子的心充滿著不被理解的委屈與傷心，便會轉以憤怒的情緒包裝脆弱的心靈、封閉自己柔軟的情感，表現出讓父母不好受的叛逆姿態、其實只是內在小孩走投無路的吶喊。

2. 第二中層：「悲憤」

每個叛逆的孩子都是以頂撞、衝撞、不順從的憤怒外表去表達自己內在的悲傷，是將脆弱至極的傷心無助轉為刺蝟般的表達，看似難以靠近的武裝、背後不過是內在孩子無處傾訴的悲憤。

3. 第三內層：「內疚」

叛逆最終極的情感並非外層的憤怒或中層的悲憤、而是內層的【內疚】，當內在小孩不斷感到不被理解、不被接納、不被愛的感受，就會產生以下的信念：「是我不夠好，你們（父母）才不愛我（底層的內疚）」、「我對不夠好的自己很生氣（中層的悲憤）」、「我要以叛逆你們（父母）的方式來懲罰不夠好的自己（外層的憤怒）」。

「叛逆」的本質是「臣服」的相反，叛逆的真實核心是對「不夠好的自己」的「內疚感」而生出的「自我懲罰」，是潛意識以這樣的方式讓自己「更加與生命源頭分裂、更加得不到想要的愛」；每個叛逆的孩子表面是在跟父母過不去、實則是「在跟自己過不去」，看似想讓父母不好過、實則是「讓自己不好過」，因為叛逆生命源頭是讓自己與所渴望的愛更加遙不可及，這是內在小孩對「不夠好的自己」而產生的自責與內疚所加諸的懲罰。

每個尚未成為內在父母去負起對內在孩童養育之責的成年人都懷有「跟自己過不去、讓自己不好過」的叛逆之心，潛意識內在小孩仍然在以叛逆之姿懲罰著自己，會在現實人生中難以臣服生命、信服權威、聽從內在指引，習於以對抗命運、挑戰權威、反叛生命的方式自我證明，潛意識不斷以此作用力／反作用力地活出內在孩子的創傷模式、讓自己持續扮演「不被權威、命運、生命所愛的孩子」，好實現兒時信念中對「不夠好的自己、不值得被愛的自己」的自我懲罰。

「叛逆」與「臣服」是一體兩面，前者是自我憎恨、自我懲罰，後者是自我寬恕、放下自我；當父母遇到孩子的叛逆、就是父母與自己叛逆的內在小孩相遇的最好時機（建議重溫第五脈輪的身心覺察內容（靈性對應：臣服的力量）進行親子覺察療癒）。

每個孩子都是活生生映射出父母心中的內在小孩，每個父母對待孩子的方式也都是自己對待內在孩童的樣子，但是父母完全不必因此內疚，沒有任何人是在帶有覺知覺察的情況下仍然執意傷人與自傷，人們都是因為無明才使不必要的創傷重複，當然也能隨時選擇覺知而改寫劇本，親子之間如是，物質生命的所有一切皆如是。

孩子本身沒有問題，孩子的所有不穩定只是反映出大人的不穩定，很多父母會問「我的孩子怎麼了？」，難得有父母自問「我怎麼了？」；很多父母心中也都住著一個嗷嗷待哺的內在孩子，這個孩子無所不在，它在我們的身體、情緒信念、家族命運模式中，它在我們的愛情關係、婚姻家庭、親子關係裡，它也影響著我們的工作事業與成就、同時決定我們的金錢財富豐盛與否，我們在沒有覺察能力時將它從過去帶到了現在並影響著未來，我們也將它複製給孩子、讓孩子成為了我們內在小孩的樣子；當身為父母的我們沒有覺知，原有的創傷都會被代代相傳；但是家族創傷既然可在無意識中被代代相傳，我們也能在覺知覺察中使世代的凍結被打破並流動；當父母願意透過孩子去看見自己，就有能力不再以它去經營人生、面對關係、形塑命運，孩子的問題也會自然解除，因為孩子終於不需要再以自己的生命活出父母不敢直視與面對的內在小孩的模樣，這就是所謂的「身心覺察→自我療癒＝改寫命運」的過程。

（關於親子覺察的療癒轉化真實分享請見第四章，更多相關真實分享請上學院官網點入「學員分享」。）

PART 3

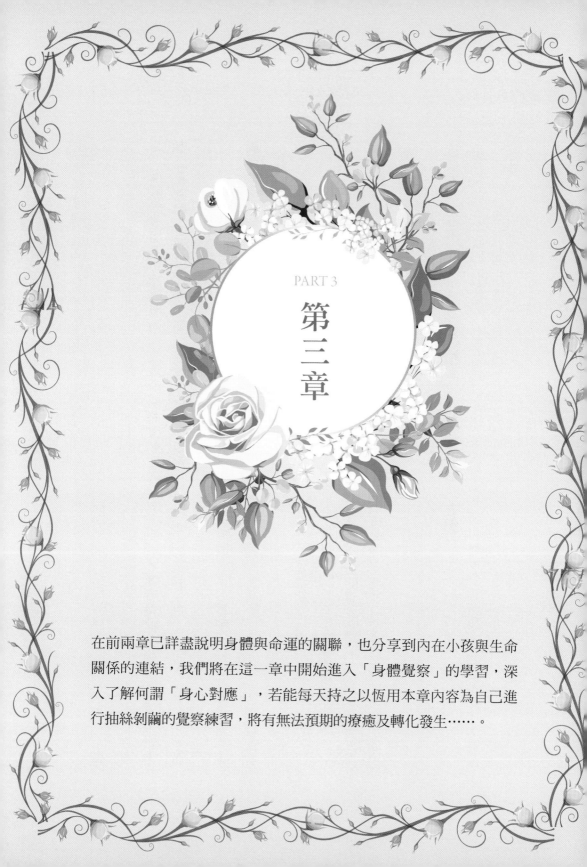

第三章

在前兩章已詳盡說明身體與命運的關聯，也分享到內在小孩與生命關係的連結，我們將在這一章中開始進入「身體覺察」的學習，深入了解何謂「身心對應」，若能每天持之以恆用本章內容為自己進行抽絲剝繭的覺察練習，將有無法預期的療癒及轉化發生……。

一 身體覺察步驟與相關釋疑

身體覺察是所有想要療癒、改變、或渴望靈性成長的人們不可略過的層次階梯，我們在能覺察身體以前，都是被身體印記主導著，自動作出符合身體印記的情緒反應、決定、選擇，自動創造符合身體印記的結果、繼續重播符合身體印記的命運迴圈。

在能覺察身體以前，我們不會知道為什麼自己總是都要重複相同的問題、為什麼反覆遭受同樣的困境、為什麼自己會去傷害別人與讓自己受到傷害……而當一切處於「無知」，我們就沒有正確的方向、也沒有改變的可能。

這是為何一直說『所有覺察不可略過身體、否則不會有真實的療癒轉化發生』。因為我們每個人的身體是我們看得見又摸得著、觸手便可及的【實體潛意識】。若我們連有形有相且近在眼前的「實質身體」都沒有老實覺察的意願及能力，那無論再怎麼努力想「覺」無形的意念、「察」飄忽的情緒……都是很難開啟覺知並有所領悟的，就更遑論是發生真實的療癒改變了。

並且當我們略過了「有形的身體覺察」、直接在做任何「無形的感知覺察」時、都仍然是透過身體在進行的，可若身體的印記沒有釋放，我們的意識層次、智慧的能力、領悟的程度……也就只能符合身體的頻率，往往就會發生：即便努力學習也難以參透所學、只是增加了頭腦的知見，對改變自我、轉化生命沒有實質幫助；或即便透過學習有了「正知」、卻難以落實「正行」，因為我們的行為模式都是來自身體的印記，而當「身體的舊有印記」與「頭腦想要的改變」並不相符，始終都是「身體」說了算（建議重溫第一章內容）。

而身體覺察的形式可以說是「非常簡單」，但卻是「極之不易」！需要我們以謙卑的願心、持續不墜、傻傻練習，才能領會身心覺察那極度純粹又奧妙無比的生命智慧。

◎身體覺察的步驟及相關提醒：

1. 在開始身體覺察前：

先進行深呼吸，將氣從胸腔吸至下腹部到最極限、再緩緩吐氣，隨著每一次的深吸與吐氣都不斷的放鬆身體……**以上請在整個身體覺察的過程中重複著。**

當我們能有意識的深呼吸，就正在與自己的心重建連結，這時「內在的自己」會與「外在的自我」以合一的頻率幫助我們融入身體覺察的過程。

2. 依照「身心覺察療癒」的身心覺察內容，用手溫柔的觸碰你想進行身體覺察的脈輪部位（建議全身進行，也可單獨加強你認為生命議題較重、或身體感受較失衡的脈輪區域），以實質的手部觸感、將注意力帶到你正在進行覺察的身體部位上。

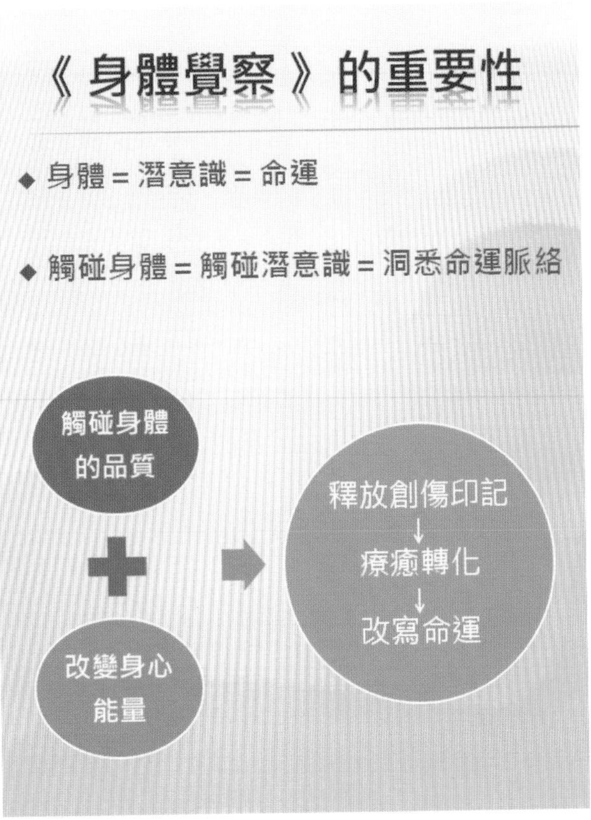
《身體覺察》的重要性
◆ 身體＝潛意識＝命運
◆ 觸碰身體＝觸碰潛意識＝洞悉命運脈絡
觸碰身體的品質
改變身心能量
釋放創傷印記
↓
療癒轉化
↓
改寫命運

◎【為什麼強調使用手的觸覺？】

我們在有意識的練習覺察前，內在的專注力都是分散的，即便面對有形有相的身體，我們其實也很難集中專注；尤其潛意識的保護機制會讓我們自動忽略身體，因為身體紀錄所有的一切，潛意識機制並不願意讓我們深入觸碰印記背後的內在凍結、讓當初為了生存而選擇冰封起來的創傷再次浮現。因此大部分的人對身體感知並不敏銳，若我在這時忽然下一個指令：『現在，去覺察你的左腳第二節趾、感受你那隻腳趾頭有什麼感覺？』……我想對很多人來說都會是毫無感受的。

然而這時若引導用手的觸覺去進行身體覺察，那一切將會大大不同，我們可以用實質的觸感幫助我們將覺知帶到每一個身體部位，從皮膚的質地是光滑或粗糙？肌肉是放鬆或緊繃？自己在觸碰身體時有沒有陌生或抗拒的感受？這些都會成為我們透過身體覺察進入到內在覺察的線索！

因此在落實身體覺察的初步關鍵，就是「以手實質觸碰的觸感、幫助我們將注意力凝聚在進行覺察的身體部位上」。

這時再怎麼喋喋不休的頭腦聲音、心猿意馬的思緒念頭、內在抗拒釋放印記的潛意識機制……都會變成被調小音量的微弱背景音（全程記得持續步驟1.的深呼吸）。

3.在遵循以上步驟進行身體覺察時：請仔細感受正在覺察的身體部位是否有任何體感（酸、麻、熱、痛、放鬆、緊繃……）、內在是否有隨著身體的體感升起任何的情緒感受、有沒有自動連結到的記憶片段……。

同時依照「身心覺察療癒」的系列內容，為你所浮現的身體感受、內在情緒、記憶片段……進行此部位的身心對應、該脈輪的身心靈主題、以此連結在原生家庭中的兒時經驗、內在小孩對父母真實的情緒感受（這時請以孩子的身分與視角去進行）……。

並再延伸對比你成年後看待自己的眼光、與人際關係的互動、情感婚姻的模式、金錢工作的狀態、自己對待孩子的方式……以上和兒時印象中的父母有多大程度的相似或相反？

4.務必以文字將以上身心覺察的過程紀錄下來：身體與頭腦無法同時並行，身體是當下的，但頭腦總是處在過去與未來中，並且依靠分析與提問得到存在感，所以頭腦總是習慣無中生有地尋求解答，例如『我的覺察做得對不對？為什麼昨天有某些感受今天卻沒有？為什麼腳有反應手卻沒有？為什麼我會有這些感受／為什麼我沒有那些感受？』……它所提出的問題及想要找到的答案往往都不重要，因為它真正要的只是「製造問題」、讓我們「遠離當下」。

身體是當下的、創傷是過去的，因此「覺察當下的身體」可以「釋放過去的創傷」，這是所有療癒的基礎；而身體的雙手是第四脈輪心輪的延伸、也是身體與內在心靈的連結處，心不會像頭腦那樣忙於分析思考發問，當情緒感受出現時，心沒有想問的問題，它不會像頭腦會問『為什麼會有這個感受？這個感受和誰有關？我該怎麼辦？我做得對不對？』心會讓我們和身體一起進入當下所是的情緒感受，允許正在浮現的浮現、允許應該流動的流動、允許即將消融的消融。

所以當我們用雙手以文字的方式梳理身心覺察的過程時，頭腦必須退位、難以干擾，而在文字紀錄的過程中，也能不知不覺地內化我在書中分享的身心覺察的資料庫，這會幫助我們大幅提升身心對應的能力、並能將之融匯貫通，我們對身體的覺知就會從「每天練習身體覺察的時間」擴展到「與身體同在的每一個時刻」，這時我們對「無形無相的情緒、意念、潛意識運作」就會培養出更敏銳的覺察能力。我們在身體覺察中的情緒釋放、自我看見、內在洞見也都會隨著事後的文字整理愈加清晰，對我們從原生家庭的兒時印記去梳理成年後的命運模式會有極大的幫助，這往往會超越原先的覺察體驗、挖掘出更深層的覺察脈絡。

5.身體覺察進行的時間：

每天的身體覺察至少進行十五到二十分鐘，**不限部位、不限次數、不限增加的時間**。

但是無論再忙再累都**不要輕易跳過每天身體覺察的時刻**，因為身體就是潛意識，身體的印記就是身體的記憶，記憶就是慣性，慣性主導著我們的命運，它們是同一件事。

當我們過去一直對身體保持著無知無明，身體的記憶慣性也就自然以無知無明在主導我們的思言行，我們就對自己的人生、際遇、命運同樣維持著無知無明……以上是將命運成為宿命的原因；而既然我們可以將自己的無知無明成為身體的記憶慣性、並讓身體反過來主導我們更加陷入無明的惡性循環……那麼我們當然也能夠反其道而行：開始練習覺察身體、覺知身體、讓身體因為我們的新的選擇而開始有了新的記憶。

當我們對身體從無知轉為覺知、從無明進入清明，身體會再用這份新記憶繼續帶動我們的覺知與清明、以此成為新的良性循環；但是這個過程不可用頭腦計算「需做多少天、要做多少次、它才會發生」，就像我們絕不可能數得清「自己對身體保持無知狀態到底有多少個日子」一樣；所以我們無論再忙再累都不要放棄每天至少十五分鐘的身體覺察，謹記「持續不墜、傻傻的做」，你將會見證自己逐漸活出「身心覺察系列」中的身心轉化！

◎「身心覺察常見問題」

1.【如果在身體覺察的過程中都沒有任何感覺怎麼辦？】

如果你在過程中都認為自己的身體毫無感覺、也沒有任何的情緒感受升起，**【請千萬不要放棄】**！不需因此懷疑自己是否做錯了、也不要因此懷疑身體覺察是否對你沒有效果。

如前面步驟 2. 所述，這些是「潛意識的自動保護機制」：『潛意識當初為了生存、選擇將我們過往難以承受的創傷感受冰封起來，日後也會持續避免我們觸碰這些凍結印記的機會，因此很多人對自己的身體與情緒感受都較麻木無感，也不少人在練習身體覺察時會感到無法解釋的不耐與輕視，其實都是潛意識的機制在作祟，好讓我們繼續遠離紀錄所有一切的身體、不讓我們透過身體這把鑰匙去解鎖潛意識。』（建議重溫第二章之一：「療癒內在小孩是改寫命運的關鍵」）。

當我們因為過往的創傷經驗而在無意識中切斷與身心的感知，因為潛意識選擇「鈍化感知＝失去連結＝沒有感受＝沒事＝安全」，這時身體的神經系統也會是麻痺麻木的，通常都是要有「極端的發生」才會「有所感受」，例如重大的生命事件、意外的撞擊、不容忽視的內在情緒或身體症狀等，否則我們對內在的情緒感受會難以深度連結並重新流動、也很難發自內心地去體驗生命與生活，在關係中也較難深入人與人之間的交流互動，對金錢也常常會有「隱性的不安全感」，之所以說是「隱性」，是因為潛意識會連對金錢（愛）的真實感受都「一併切斷鈍化」，我們可能會對身體、關係、金錢、生命都表現出一種「可有可無、不甚重視」的默然感，使自己對所有的感受都像隔了一層屏幕、不讓自己輕易覺察到內心的真實狀態。而當我們潛意識切斷感知時，五感也會一併被鈍化，所以可能會不由自主地追尋更多的刺激，這時會容易在飲食習慣上偏向「重口味」（如辛辣、重鹹、重油、重甜），也會容易出現各種各樣的「上癮」，例如抽煙、喝酒、藥物、購物、食物、工作狂、戀愛飢渴、性沉迷、長時間上網、沉溺線上遊戲、過度學習、靈性追逐／逃避……等等；而很多希望自己能持續有劇烈情緒釋放或意識擴展的體驗的人們屬「療癒上癮、靈性上癮」。

這是為何有些人在作身心覺察的過程中會是「痲木無感」，然而這並不會影響身體覺察的效益，反之更要好好連結身體、以逐漸化解潛意識的保護機制。

冰凍三尺非一日之寒，我們只需保持謙卑的心、持續傻傻的做身體覺察的練習，並在每天進行的時候，在心中溫柔的問自己：『我是從什麼時候開始，選擇對自己（身體）不要有感覺？』、『我是從什麼時候開始，希望自己不要有感受？』、『我是從什麼時候，寧願切斷和自己、別人、生命的連結？』

在心中問完後持續回到身體覺察，一點也不需要立刻找出確切的答案，或是馬上就想將切斷的感知連結回來，你只管專注身體的覺察，放下對自己及身體覺察的懷疑（懷疑自己做得不對或方法沒效），每天老實遵循以上步驟：持續不墜、傻傻的做。我能保證只要願意老實重複，我們的身體、潛意識、生命將會透過各種方式回應自己，原本被潛意識冰封的凍結會在我們知道或不知道之間被消融，那時無論我們的頭腦是否已經明白、或者相不相信，療癒轉化的力量都會經由你被帶入到你的生活中、改變你原本的命運模式。

2.【如果在身體覺察的過程中連結到前世記憶、祖先記憶、或發生太強烈的情緒釋放怎麼辦？】

身體印記包含的信息量是非常廣大完整的，我們從小到大的每一時每一刻、我們出生以前在母體內的所有感知、父母細胞基因記憶、祖輩家族印記、我們個體意識的累生累世……全部都儲存在身體中、散布在全身每個部位，形成屬於我們的習氣、慣性、思行言、個人氣場……締造出我們的命運模式。

有不少個案與學員在課程中進入身體覺察的環節時，確實會連結到自己早已遺忘的兒時記憶、從未出現過的胎內記憶、以及父母不曾分享過的個人經歷、或浮現自己某些前世或某代祖輩們的記憶畫面及情緒感受。然而那些都只是身體印記的釋放過程，身體會藉由情緒讓你知道它曾經的故事，有些人在這當中連結的是兒時過往記憶，甚至是祖輩的記憶、或是某些前世也都只是身體釋放的過程，有發生的話不需罣礙、沒發生也千萬不用執著。

我通常會這麼形容來解除過往印記的迷思：

「當身體在釋放印記的過程中，就像我們排出宿便的過程，有些宿便是你小時候的，有些是你祖輩就有的，有些則是你前世累積的，但重點不在「宿便的年分」，重點在你「排出宿便」這件事」。有時我們對身體的連結更敏銳一些，確實可以更了解被釋放的內容及成分，但重點仍是「釋放」，就算我們搞不清楚釋放了什麼，也完全無礙我們正在清理轉化的事實，就如前面我舉例釋放今生以前的印記就像排出的宿便：有些是你小時候的、有些是你祖先時代就有的、有些是你前世累積的……但重點並不在「宿便的年分與成分」（來自何人何方何時何地），重點是在你「排出宿便」（釋放印記）的這個過程。有時我們對身體覺察鍛鍊得更敏銳，確實會更了解被釋放的內容（與何人有關、發生於何時何地）。但是重點仍然是「此刻印記被釋放了」的發生！因此即便你不知道自己所浮現的畫面、情緒、感受到底是屬於自己哪個時空片段，都也完全不阻礙我們釋放印記的過程以及所帶來的療癒轉化的事實。

因此若發生了超越時空背景的印記釋放，不需害怕也不用抗拒，**更不必去追尋探究那是哪一**

世的印記或哪一個祖輩的凍結，我們只需將注意力回到身體覺察步驟1與步驟3，身體會如「定海神針」般的穩定我們。

而若有人從來沒有發生以上歷程，也是很正常的，千萬不要因此懷疑自己的覺察做得不對或沒有效果、不要刻意追求別人發生的療癒體驗、不要認為哪些特定過程才是代表身體覺察是否有效的指標！就如我在上上一段所提醒的：『即便我們因為潛意識機制而對身體情緒麻木無感，都完全無礙我們在練習身體覺察時清理印記的事實。』我們只要放下自己對身心覺察及療癒轉化的定義，好好腳踏實地的落實身心覺察，專屬於每個人的療癒的過程與進程都會自然發生。

3.【害怕自己會因為釋放太劇烈的情緒而出不來、或陷在過去的悲苦記憶中難以自拔……該怎麼辦？】

這其實也是很多人在進行自我療癒時常會發生的問題，當我們不是基於對身體的連結為出發點而貿然去釋放創傷能量時，有些底氣原就不足的人反而會被自己閉鎖已久而積累龐大的情緒能量給淹沒；也有人會在自我療癒的過程中，陷入頭腦所記憶的創傷故事裡，變成「心腦分離」地著重在故事細節而非內在小孩的感受，又或者是太著重頭腦的記憶而加深自己的「受害立場」，導致無法對情緒凍結有更進一步地經驗；上述是自我療癒的過程中很常見的問題，也是為何強調身體覺察必須立基在所有的療癒方法上，當我們是基於對身體的連結而去釋放創傷能量，會使身心安住一切，有能力不陷落在情緒之中，並且能深入釋放深層的情緒印記，而身體「存在於當下」的事實也會幫助我們不隨意陷入在「頭腦所執著的過去」，所以我們最簡單、也不容易迷路偏差的療癒方式就是從身體覺察進入！練習使注意力放在身體的感受上，除了能平息頭腦因情緒起伏而即將或正在產生的胡思亂想（過往的記憶聯想或創傷性的外在投射），更能有效地導引我們回到當下陪伴自己經驗正在發生的療癒過程。

4.【為什麼不是每一次的身體覺察都有明顯劇烈的釋放過程或記憶畫面的浮現？】

這幾乎是很多練習身心覺察一段時間的夥伴會有的問題，我們在初學時，因為身心印記較厚重，身心的好轉反應也會比較明顯強烈。

然而隨著我們持續不墜的進行身體覺察、清理印記，我們的身心會愈來愈輕盈，好轉反應自然不需要如此強烈。

只是小我頭腦的慣性容易將「激烈的身體反應、強烈的情緒釋放」視為「有效的療癒指標」，這個指標背後的真實目的「不是真正的療癒」，相反是「對創傷的執著」，才會「只求有感覺的過程、而忽略最終的結果」。

於是有些實踐者在一段時間後，會本末倒置的在意自己愈來愈少發生大鳴大放的身心釋放過程，忽略觀察自己對身體是否已經更有覺知？意念上是否更不受困過去？更有活在當下的能力、在情緒起伏時能夠作出新的選擇？

覺察療癒的目的不是在「釋放的過程」，而是「轉化的發生」，轉化的指標是我們愈來愈能不在過去印記中上演現在的人生及未來的命運，因此無論你的身體反應是屬於強烈的釋放，或是潛意識機制的麻木無感都完全不要緊，你只需持續練習對身體的覺察、不要擔心自己做對做錯、並放下

「預期中的療癒感受」，交托身體的智慧帶領你、身體會以超越頭腦預期以外的方式回饋你。

5.【為什麼一直提醒要放下對覺察療癒與轉化的設定與想像？】

有些人對【療癒轉化應該要是什麼樣子】有既定的想法，例如必須要有劇烈的情緒釋放、明顯的內在喜悅、外在要有符合自我期待的奇蹟發生……；或是在做身體覺察時，應該要有什麼樣的體驗才叫「有做到位」，例如連結身體時要有「某個聲音」在心中浮現、或認為自己應該要有哪些情緒感受、或是要求原有的身心症狀或外在情境就要立刻被改變；又或是認為療癒後的轉化是要以自己預設的方式發生才算數。

以上都是我們在創傷意識中的不實想像，會阻擋我們感受覺察療癒的真正內涵，因為我們所有對療癒的過程、轉化的結果的「原始期待」幾乎都是以內在創傷為出發點的。

舉例：為了想挽回婚姻伴侶而來學習覺察療癒的人，這時對轉化所抱持的期待可能是「挽回婚姻」，但當我們遵循身心靈的步驟進行身心覺察療癒，我們會從外在的故事回到自己的內在真相，這時會從伴侶關係中揭開自己內在小孩對父母的愛的渴求，在這樣的意識質變中，我們改變的會是看待自己的眼光及對生命的信念，我們會有能力停止以抓取伴侶填充內在匱乏的執著，放掉原先以「挽回伴侶」作為療癒轉化的設定；此時便有可能因為我們改變了心靈底片、穿越了當初導致關係幾近破裂的創傷執念，反而使得伴侶關係重修舊好並更甚從前；又或是能以全新的意識真心祝福對方的選擇與去向，彼此都能在伴侶身分以外允許生命的流動。

以上舉例的兩種結果都是穿越創傷後的療癒轉化，真正的療癒無關外在的人事物境如何走向，而是我們的內在心靈能否越過外在發生的表相、回到自己明晰的覺察，不再基於內在小孩的匱乏需求去設定療癒轉化的方式，這是為何一再建議**放下對覺察療癒與轉化的設定與想像**，真正的療癒是心靈層次的轉化、也會是外在實相的改變，在這樣自我負責的意識中，無論人生境遇如何變化，都無損我們認出生命之愛、慈悲、智慧無二的真相，真正「改變命運」的契機也將從此開始。

6.【為什麼在療癒發生後，會有很正向的轉化感受、情緒信念也有改變，外在關係也有變好，但之後還會再感覺到低落、情緒起伏呢？就像是進進退退或打回原形……。】

這不只是一個常見的問題，我可以說這是走在覺察路上的必經風景；如果我們同意真正的生命是無盡量、無限的，那麼療癒轉化就會是一條持續「螺旋向上」的旅程；舉例：若我們一開始是從一樓的創傷面出發，在療癒的過程中就會逐漸從一樓的創傷面邁向其正對面的轉化面，這時我們會從一樓的創傷感受（如匱乏、憤怒、恐懼、傷痛）來到一樓的轉化體驗（如寬恕、美好、愛、感恩），若我們持續落實著覺察療癒、意識也會持續揚昇，我們會從一樓的層次不斷螺旋向上攀升到更高的樓層，我們釋放的創傷印記會更多，但所知所學的療癒招數在那時會彷彿派不上用場，是因為正在發生的並非新增的創傷也非真正的退步，而是螺旋向上的轉化之旅正在持續進行著；我們療癒轉化的體悟也會隨著向上的層次而加深，被心靈顯化的外在世界也必定會有更顯著的變化！

但是如果我們還不夠了解「意識轉化」與「無限生命」的真實內涵，就會在螺旋向上到下個樓層的過程裡以為自己是「退步了」或「被打回原形」，這時會有極大的挫敗感，更甚者會因自我懷疑而放棄覺察之路。

生命是無止境的，我們過去無明的時刻與創傷的印記是數不清的，所以我們進行的覺察療癒也不會是作完幾次個案、上完幾次課程、或學習了多少個年頭就可完畢的事情；我們透過覺察療癒展開的轉化之旅，是像火車一樣不斷地前進、穿越一個又一個黑暗的山洞，每當穿越一個山洞，我們的意識層次就會愈加擴展，但當我們對自己的生命進程沒有覺知，就會在「火車因不斷前駛而再度穿越黑暗山洞」時，誤以為自己是「又回到初出發的第一個山洞」而產生不必要的不安動盪。

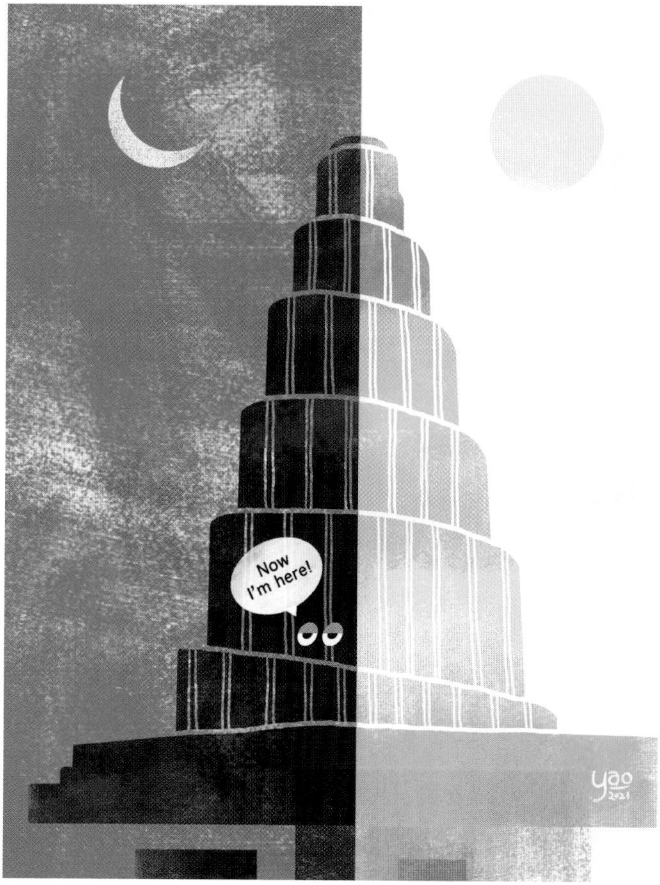

如果遵循著【身心靈】的階梯，就會明白療癒是「剝洋蔥」的過程，我們並不知道生命這顆洋蔥有多少層小我幻象的外皮，但是那一點也不重要，我們只管帶著謙卑的心、「傻傻的做」就對了！謙卑的心會幫助我們在螺旋向上的過程中減少不必要的恐慌。

再用更深的層次來說明：小我短視的傲慢才是造成我們在螺旋向上時、產生內在衝突與分裂的根源，內在小我認為「生命是有限的」，所以當小我從一樓來到二樓時，會以為「一切就是二樓了」，或是「生命大概了不起五樓」、「那我再爬個三樓就能到達生命的頂端了！」傲慢又無知的小我很難接受原先以為「已經了悟生命／就要征服生命」的自己「原來還在路上／一切只是過程而已」，於是對自己的傲慢產生了羞愧與罪疚，便惱羞成怒地轉為對無限生命的憤怒與不服，畢竟『我以為自己差點就要了悟祢／成為祢了』，但『原來我對真相仍一無所知』；這讓小我傲慢背後的自我羞愧顯露無遺，這也才是所謂「靈魂暗夜」的源頭（靈魂沒有暗夜，小我才有暗夜）。

以上所述都只是必經的風景，覺察療癒的不二心法就是「持續不墜、傻傻的做」，正知正見的身體覺察會讓我們保有覺知，在螺旋向上的光明面中較不會落入小我的自以為是，也會幫助我們進入螺旋向上的另一面時較不易陷於小我的分裂批判中；好好覺察身體就會讓我們無論身在何處都有能力回歸內在的中心。

◎**「身心覺察與自我療癒的不二訣竅：持續不墜，傻傻的做」**

學習能夠讓我們「知道」，但只有「知道」卻「不練習」就永遠「不能做到」；學習只是一個開始，只是【正在學習】的過程，持續不墜的落實課中所學才是【學習的關鍵】，我們在學習的過程中很常發生將「學過」當成「學會」，這是一種【人人共有的小我傲慢】，以為「看過、聽過、學過」就等於「學會了」，忽略真正的學習是需要腳踏實地的積累。

很多人之所以會略過身體、想直入內在心靈或追尋靈性，都是因為不了解「身體的真相」，以為身體只是「一具平凡無奇的肉體」、覺得「它一點也不靈性、不神奇、不偉大」，才會不小心「看不起身體、屏棄了身體」；這也是為何學習各種療癒的人很多、實質轉化的人卻很少，原因再簡單不過：就只是忽略了身體。

小我頭腦表意識總是急功近利、難以腳踏實地，我們很容易在身體覺察的過程中、因為潛意識保護機制而感受不到身體的真正感知，這時容易產生「懷疑自己做得不對」、或「懷疑這個方法沒用」，這些都是小我頭腦的聲音（其實也是反映我們的潛意識迴避機制，以此阻擋我們繼續連結身體、避免冰封凍結的印記被釋放）。

◎身心覺察具有「絕對純粹性」

身體絕不隱瞞、毫無懸念，是帶我們「離開過去、回到當下」的最快方法，是讓我們在當下就能釋放所有時空印記的總和一體；然而正因為這樣的絕對純粹性，身心覺察也是最不容易被持之以恆的修行之一，因為小我頭腦不輕易信服「簡單的、純粹的、絕對的」，小我頭腦追求自我證明的優越感、它偏愛「操作複雜、感覺高深奧祕難懂的」，所以有些人難以深入身體覺察，是他們還沒有真正連結過身體，就先以為「身體只有這樣」，於是還來不及領略身心覺察的精髓，便又將焦點轉向身體以外的地方，但事實是「身體遠遠不止小我以為的那樣」！所以我總會反覆提醒「持續不墜、傻傻的做」是覺察的唯一訣竅。

「持續不墜」是自我負責的願心，因為我們在無明中積累的業力不是頭腦可知可數的，若我們真想透過覺察療癒去化解，那麼覺察的實踐次數自然也是不可被知、不可被數的，我們完全只管「做就對了」！

我們或許計算得出自己學習身體覺察的日子有多久，但我們無法想像身體所紀錄的訊息是多麼的龐大，當我們沒有持續的靠近身體，身體隨時可以反客為主的主導我們的意識，回復過往慣性僅僅只是一念之差的事情。

這是為何需要「傻傻的做」，這個「傻」是「大智若愚」的精神，能讓我們在小我自以為是的傲慢中生出謙卑的願心，使我們不易落入頭腦自作聰明的陷阱中，減少以狹隘的小我視野去看待象徵一體總和的身體（生命）。

透過身心覺察所發生的療癒轉化並不玄奇神祕，而是有如科學一般放諸四海皆準、並經得起每人親自實證！

因此謹記「身心覺察」的唯一訣竅就是：【持續不墜、傻傻的做！】

◎務必以空杯謙卑的心、持之以恆的練習深體覺查

（更多關於身體覺察的相關釋疑，請上學院官網點入「學員分享」，有學員們與療癒助教群和導師的精彩問答分享。）

二 身心好轉反應與相關釋疑

身體是有記憶的，當我們落實身體覺察時，我們會釋放身體細胞儲存的創傷印記，這時就像在清掃家中（身體）長年積累的髒污灰塵（印記）、反而會使家裡短暫出現更凌亂的現象（身體印記釋放的過程），這也是很多人在身心覺察療癒中常會發生的「好轉反應」。

很多人對「好轉反應」一詞都不陌生，但對它的了解大多是「身體的不適感受」，然而身體每一個部位都有對應的潛意識訊息，於是身體所發生的好轉反應自然也有著潛意識的線索。

◎以下舉例各身體部位常見的好轉反應：

1. 有些人的好轉反應好發在皮膚，用看似過敏的方式排出，代表平時對「憤怒」的情緒能量難以正確疏通、表達，內在有長期被壓抑的「怒氣」積累在第三脈輪右邊肝膽的區域，使身體的肝膽與淋巴系統的排毒機制弱化，讓體內容易堆積較多毒素廢物、造成身體慢性發炎，致使需要透過「人體最大的排洩器官：皮膚系統」排出；因此在身體覺察的過程中容易出現「看似皮膚過敏（紅腫熱痛癢或任一處起疹）」的症狀。

皮膚發生好轉反應的人，內在有著極深的脆弱感，習慣以防禦性的外在盔甲自我武裝，容易因「過度自我保護」而產生對他人的疏離感、甚至形成先入為主的攻擊性敵意。

透過持續練習身體覺察，允許皮膚的好轉反應發生，將會使我們能夠聆聽內在小孩深層的脆弱與悲傷、逐漸為自己帶來前所未有的安全感，在和自己這份深度的連結中，我們會自動卸除盔甲、從關係中的自我防禦、攻擊他人的輪迴中解脫（建議利用第一脈輪與三脈輪的身心覺察療癒加強自我覺察的練習）。

2. 有些人會在第五脈輪的喉嚨出現好轉反應，如咳嗽、乾咳或咳痰／口苦／口臭／口破／口乾舌燥……；通常也會伴隨第三脈輪腸胃消化系統的好轉反應，如胃漲／悶／痛、乾嘔／真嘔／腹瀉……。

第五脈輪的好轉反應代表過去【有口難言、有苦說不出、被迫吞忍哽咽的心酸苦水】，來自兒時在第一脈輪的原生家庭中被父母烙印在第三脈輪的情緒模式，直接影響我們成年後第五脈輪對外在的自我表達是否帶有篤定的內在力量。

透過持續練習身體覺察，帶著信任與耐心允許喉嚨及消化系統的好轉反應，將使我們聆聽自己過去未曾勇敢表達的話語、被迫吞忍的情緒，我們會停止對自己再說違心的話，願意發自內心的忠於自己的真實感受（建議利用第五脈輪身心覺察療癒加強自我覺察的練習）。

3. 有些人的好轉反應是莫名的疲累感，那是第一脈輪失衡的生存恐懼所產生「不事生產的自己就沒有價值」的兒時創傷信念，成年後一直有著極大的焦慮不安、不允許自己「停下腳步、好好休息」，在長期身心的透支下便累積出「能量負債」，於是好轉反應便會以身體的疲累感呈現。

透過持續練習身體覺察，在身心的疲累感浮現時好好允許身體進入早該補足的休息，若在過程中浮現焦慮與不安的感受也請好好地陪伴，這會使我們一一經驗原生家庭生存恐懼的兒時印記，幫助我們的行動力回歸到良好的平衡，我們將從「求生存的模式」提升為「享受生活的狀態」，該行動時能夠把握每個機會全然創造、不需行動的時刻能夠允許自己享受放鬆自在的生活（建議利用第一脈輪身心覺察療癒加強自我覺察的練習）。

4.有些人的好轉反應是女性的生理週期重新調整，或會發生經血量增加或減少、提前或延後的情形，有時也會伴隨腰酸、腹悶、腹脹等身體感受，這和內在與母親關係的深層療癒及釋放個人的女性創傷意識有關。

透過持續練習身體覺察，連結內在對母親的情緒感受、及對自己的女性身分是否有著相關制約：如社會施加的標準、他人賦予的期待、傳統輸入的責任、自我認知的條件……等等，以上有哪些是自己「照單全收」了？其中又有多少「彷彿不得不順從」而潛藏於心的憤怒感？並生起不服與抗爭？這些覺察會從母親課題及女性自我價值連動到伴侶關係與婚姻家庭的平衡（建議利用第二脈輪身心覺察療癒加強自我覺察的練習）。

每一個好轉反應都是身心印記釋放的療癒轉化過程，我們可以利用身心覺察系列的章節內容為自己對照身體與情緒、信念、外在際遇的變化；由於好轉反應的過程並不舒適，有些呈現的樣子也和「生病症狀」相似，導致很多人在不了解的情況下對好轉反應是「害怕、恐懼、不耐煩、急欲停止或快速治癒……」，這是因為不了解身體與心靈的互相作用，同時也反映出每個人自我負責的願心，在身體覺察的過程中去經驗每一個好轉反應的發生，正是「自我負責」的宣示、也是「自我療癒」的核心過程。

「好轉反應」必然和「好轉」有關，我們陪伴好轉反應的品質直接決定自我療癒的深度及轉化的程度，因此當好轉反應發生時，正是我們最佳的自我負責時機，此時無論你的身體有著什麼樣的反應、內在浮現了哪些情緒感受，都請對自己誠實、並盡可能的允許，不逃避也不執著、不壓抑也不批判，療癒轉化的奇蹟會在這個過程中自動發生，它將會呈現在你的身體感受上、也會顯示在你的情緒信念裡、然後一併顯化在你現實生活中的改變。

以下是好轉反應常見問題與相關釋疑：

◎【在落實身體覺察之後，有很多療癒的過程，但也有很多好轉反應，應該怎麼辦？】

如果我們足夠了解身體的真相、以及身心覺察的核心，就不難明白好轉反應並不是一個我們需要去擔心甚至去解決的問題。

如果我們在落實身體覺察的過程中，對所發生的好轉反應感到害怕、想要逃避與否定、或是陷入「急於治好」的迫切感……那麼這些情緒及心態才是真正值得我們深入自我覺察的線索，它們反映出我們一直以來對待自己的真實品質，早在所謂的好轉反應出現前，我們就一直是「害怕面對自己、對自己的真實感受不耐、逃避面對身體的真實狀態、急於治癒自己（搞定自己）而非真心的自我陪伴……」，以上才是我們「為何會有好轉反應」的【根本原因】！

因此若你對某個身心上的好轉反應感到困擾不耐或因害怕想逃避，務必重溫此部位所對應的身心覺察線索，持續利用身體覺察將內在潛意識機制轉移在好轉反應上的投射一一收回，那麼我們隱藏在好轉反應之下的內在真相便有機會逐一浮現，這就是真正自我療癒的過程。

◎**【在做身體覺察時，沒有特別的情緒感受，身體也沒有感覺到所說的好轉反應，是不是做得不對或是沒有效果？】**

這個問題非常常見，然而這和我們在做身體覺察一樣：『沒有感覺不代表療癒沒有發生』。

當我們對身心覺察的能力還不夠敏銳，就會容易用「有沒有感覺」去評定所做的事情「有沒有效果」，這容易在療癒的道路上本末倒置：以追求自我定義的療癒感受為目的、而非真實的療癒過程與結果。（建議重溫身體覺察釋疑：**【為什麼不是每一次的身體覺察都有明顯劇烈的釋放過程？】**）

◎**【我們要如何分辨自己是在發生「療癒中的好轉反應」或是「被累積的身體症狀」呢？】**

首先在你進行身心覺察療癒的清理後才出現

- **課中及課後會發生療癒反應（好轉反應）**

● 原本：

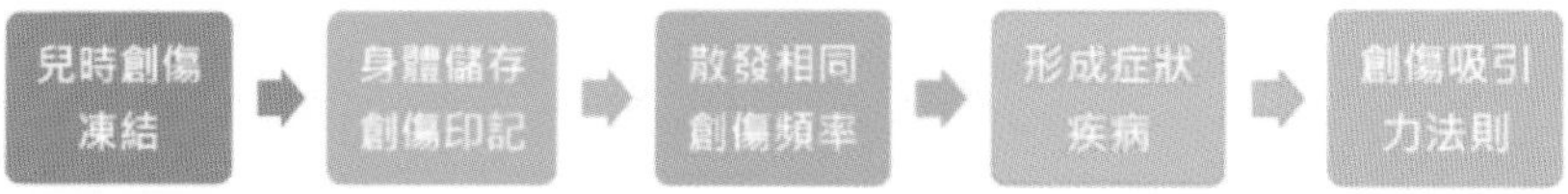
兒時創傷凍結
身體儲存創傷印記
散發相同創傷頻率
形成症狀疾病
創傷吸引力法則

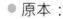

● 覺察療癒的過程：

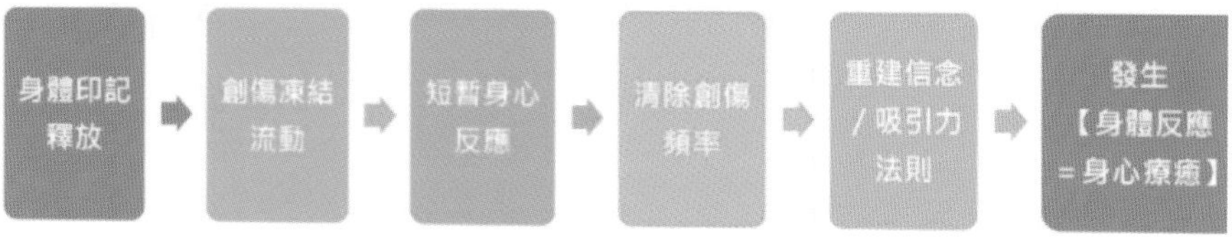

的身心反應，肯定比原先就存在的身體症狀更高機率是好轉反應。

◎症狀疾病是身體堆積的情緒印記超出肉體負荷所產生的身心訊號。

◎好轉反應是身體主動清除堆積的情緒印記所產生的身心狀態。

◎兩者最好辯識的關鍵點是：症狀疾病是在沒有覺知的情況下的結果，【過程中及過程後都不會有正向的身心改變】；而「好轉反應」必然和「好轉」有關，通常發生好轉反應的身體部位所對應的內在狀態、潛意識信念、舊有的情緒模式也會同步改變，【過程中及過程後都會有明顯正向的身心轉化與外境變化】。

◎當我們「無形無相的情緒印記」不停被累積，最終堆積成為身體中極為厚重的能量印記，便成為了「有形有相的症狀與疾病」，我們的身體就像是一個裝載的容器，當身體這個容器裝滿了情緒印記，就不得不先流瀉而出，於是形成了各種症狀與疾病；而身心覺察帶來的好轉反應是我們與身體產生連結、讓凍結的情緒印記回歸流動釋放的過程。

因此在進行身心覺察後，務必關注自己過程中的身心反應以及隨之而來的內外變化，這將非常幫助我們自我覺察的鍛鍊。

（更多關於好轉反應的相關釋疑與案例，請上學院官網點入「學員問答」。）

三 第一脈輪身心覺察療癒：下半身關節與腎臟、全身的骨骼、外在行動力、原生家庭療癒、性與性能量

第一脈輪是我們至關重要的物質能量中心，也是我們的意識能否順利開展到靈性層次的關鍵基礎。

第一脈輪與第七脈輪（頂輪）是相互對應，使我們在物質面有真正效率的「作為」、如此才能進入靈性層次的「無為」；若能在第一脈輪穩固紮根身心覺察的基礎，不僅能開啟物質生命的最高實踐能力、實現自我夢想、願景、藍圖的行動，更能進

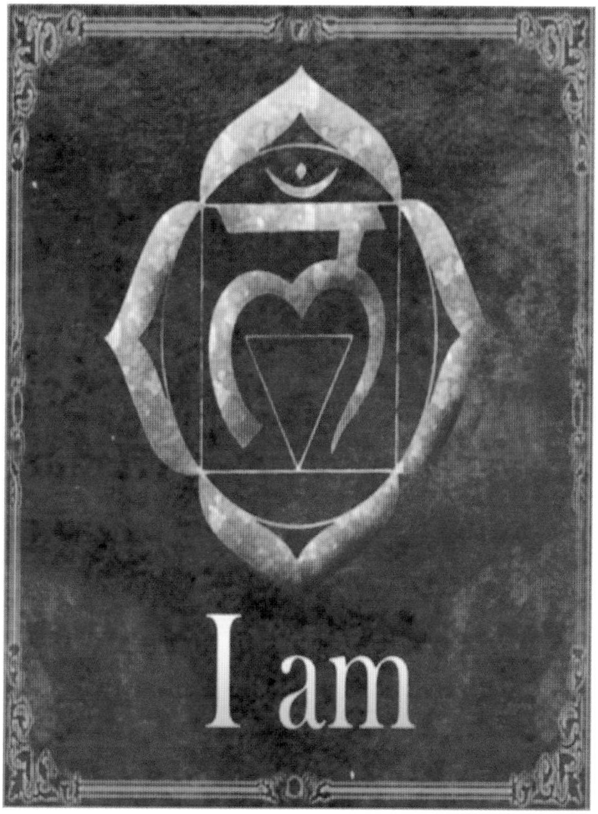

一步超越故事背景、在內在心靈重建自己的原生家庭、親手穩固物質生命的根基；行動力將更少受到過去的創傷經驗綑綁、更加擁有主導生命方向的能力，可以「身處當下」創造未來的全新道路＝改寫命運。

◎「第一脈輪的身體對應」

人體下半身全區（雙腿所有關節處、下體性器官）。

含腰椎、血液、全身骨骼。對應腎臟（腎氣）、心臟（血脈）的流動，此為傳說中的**【氣血循環】**。

◎「第一脈輪各身體部位所對應的內在狀態」

1. 腳底板、腳趾頭：象徵我們是否能安穩的站立、信任自己可以立足大地。

足底筋膜炎、腳底有死皮硬繭或明顯的粗糙感：都和第一脈輪的腎臟有關（以下將詳述），直接連結我們兒時在原生家庭中的創傷感受、因此深信自己無所依靠。

腳趾變形、腳趾外翻：走路踏步時習慣重心前傾用力，於是擠壓到腳掌骨頭、導致變型。源於潛意識「害怕自己無法站穩」、並且不信任「自己是有所依靠的」，對應兒時在原生家庭中的生存不安全感、內在小孩感到自己沒有獲得父母足夠的支持，於是呈現在我們走路踏步時重心習慣前傾用力，身體印記反映的是『我不能倒，倒了不會有人幫我，我必須靠自己用力的站著。』

腳前跟死皮：兒時承接父母較多的否定與貶低，導致個性較懦弱畏縮，因內在的羞愧感較強、不喜被關注，走路習慣躡腳前傾、作事小心翼翼，符合內在生存信念：『我倒了不會有人來幫我、所以我必須小心、不能倒下。』

腳後跟死皮：原生家庭較多生存壓力的氛圍、導致個性必須強勢彰顯，兒時曾有不受重視、冷落、疏離、排擠等創傷感受，因此想「加重自我存在感」、走路習慣用力踏步在後、行事較強勢，符合內在生存信念：『我要靠我自己、並且我要成為家人的依靠、證明我的價值。』

腳趾會不自覺的抓地：不相信自己能安然平穩的立足點於天地，始於原生家庭的支持感薄弱。

2.腳踝：

對應我們在面對生命中的選擇時，是否能有彈性的適時切換。

例如：能否適時選擇更好的去向、或是當機立斷的離開不適合的關係或位置。

腳踝若有受過傷或舊疾，通常代表當時深陷「進退兩難」的生命情境、或是「極度不願意面對改變」的內在拉扯。這也對應到兒時在原生家庭的成長過程中、或許有過劇烈的變動，於是對「生活、關係、環境的改變」有著自動化的抗拒及受傷感。

3.小腿、大腿：

對應我們內在是否有足夠的力量支持自己的「站立」，對應我們兒時在原生家庭中是否有「有所依靠」的安全感。

有些人的兒時成長過程深信「只能依靠自己」般咬緊牙根的執念、大小腿肌便會過度緊繃僵硬。

有些人成長過程深信「自己是無所依靠的」的消極信念、大小腿肌便會是鬆弛鬆軟的。

以上兩個兒時信念看似一樣，但內含的情緒主項不同，脈輪是1-3-5對應，前者信念傾向「第三脈輪右肝膽能量」、後者信念傾向「第三脈輪左脾胃能量」（詳情可翻閱「第三脈輪身心覺察療癒」）。

4.膝蓋、腰椎：

腰椎非常重要，是整條脊椎核心關鍵的支撐底盤，也象徵原生家庭（生命根基）在童年時期的支持力量；腰椎往上影響著胸椎、並延伸到手部關節及頭骨(腺體)，腰椎往下影響著下半身的關節骨骼是否有足夠彈性力量、反之容易骨骼骨盆變形與關節筋膜移位。

膝蓋、腰椎、頸椎是一體的，若以上任一處有症狀，都是反映兒時在原生家庭的被支持感薄弱，內在也會缺乏對自己的支持力量、只能被迫自我透支，對生存感到極不安全、無法輕易信任成年後的生命發展，這樣的兒時印記會使我們在過度透支使用膝蓋、腰椎、頸椎的身體能量，因而產生這些部位的相關症狀。

5.大腿鼠膝淋巴（腹股溝）：

這些部位對應我們走路時是否能夠輕鬆的邁大步伐，反映的是我們外在的行動力、實踐能力是否有效率？對應兒時在原生家庭的經驗是自我肯定或自我否定（下列「第一脈輪心靈對應將詳述」）。

◎身體左半邊屬陰性能量、對應左脾胃、內在感性、與母親的關係；身體右半邊屬陽性能

量、對應右肝膽、外在理性、與父親的關係；我們左右下肢的症狀往往也會是輕重不一，因此第一脈輪左腿症狀較重的人可深入與母親的關係覺察、並檢視自己的行動力與母親有多少相似或相反之處？身為孩子的自己對母親的行動力的模式又有哪些情緒感受？第一脈輪右腿症狀較重的人可深入與父親的關係覺察、並檢視自己自己的行動力與父親有多少相似或相反之處？身為孩子的自己對父親的行動力的模式又有哪些情緒感受？

6.下體、性器官、肛門：

反映第一脈輪的行動力是否平衡、是屬於正向的創造動力或負向的自我毀滅動力。

屁股：屬於自我保護機制，屁股的任何症狀都是在原生家庭中就升起的內在防備。

便祕：當身體長期發生囤積廢物、產生慣性便祕，是象徵內在心靈對陳年舊創的執著，長期便祕的人總能彷彿「如昨日一般」地重提陳年舊往，讓自己總是受困於「過去的發生」，就會容易有「囤物癖、購物症」等內在匱乏的貪著現象，於是家中會累積許多不必要的雜物、也會經常無意識的購入不需要的多餘物品，意圖以「物質的數量」填充自己、失去了「生命的質量」。

痔瘡：當我們的內在小孩太害怕失去的感受、連必須放手的過往都仍然緊緊抓著陳舊記憶不放，這樣的內在心理，勢必造成身體排洩廢物的出口血液堵塞，當肛門口血液循環受到阻礙，便會形成痔瘡。痔瘡是第一脈輪對應的血液受阻、象徵內在小孩對原生家庭兒時記憶的執著。

女性下體發炎：對性、母親、及身為女性的自己的羞愧批判與憤怒。每個女性對「身為一個女人的價值認同」都是來自母親給予的印象及灌輸，若女性的內在小女孩對母親有著未化解的憤怒、悲傷等創傷感受，會在潛意識也同樣批判與母親相同性別的自己，對母親的情緒凍結會連帶投射到自己身上，便容易在下體產生發炎症狀。

◎女性下體發炎是內在小孩不得不承接母親對自我陰性的貶低、及閹割女性力量的憤怒，既無聲又極具毀滅性，而這份對自我的毀滅也會同步貫穿到生命之源：「性」的羞愧感。下體發炎是對性、母親、生命、自己的深層憤怒，反覆發炎者會有明顯慢性自我毀滅的人生循環，在健康、金錢、關係中不自覺地自我傷害（將在「第二脈輪身心覺察療癒」中詳述）。

◎因此每個女性所有的婦科、乳房、下體症狀皆毫無例外地與內在心靈對母親真實的情緒感受有關。

◎身體覺察VS.性

「性」是每一個人生命的來源，「性」是神聖、美麗、偉大，「性」不僅僅是一個性器的交合，也不只是一個情色慾望的行為，每一個人的下體都等於自己臉上的嘴，這個形容有點故意，但請容許我的故意，因為「性」就是如此無所不在、如此輕鬆、如此沒有局限的存在狀態。

食色性也

「性」就和「吃」一樣，你是否有過明明不餓卻還是很嘴饞的經驗？有過明明一吃再吃卻仍然感到飢餓難耐？以上不斷想用食物填補自己的狀態和我們對性的渴求是一樣的：皆來自內在對愛的空虛感，這也是為何我會這樣形容：「下體（第一脈輪）等於臉上的嘴（第五脈輪）」，我們對愛的空虛匱乏極易轉移到是由上面的口器填補、或是經由下面的性器填塞，背後的原因都一樣是對愛的渴求。

性，是無所不在、無時無刻都在發生，當我們呼吸，若融入自己的呼吸裡，此刻在我們的一呼一吸間就正在發生美好的性，透過有品質的一呼一吸間所帶來的內在寧靜正是性高潮的誕生，「僅僅是呼吸，都是性行為，就能性高潮」，而當我們吃飯，若我們融入每一次咀嚼，我們能感知每口食物的味道，此時口中的一咬一合間，我們正在跟食物發生美好的性，帶有感知的品嘗食物、為我們的感官及細胞所輸送的滋養、每一次的吞嚥等同一場又一場性高潮的綻放，「僅僅是吃飯，都在發生性，就能享受性的歡愉」，甚至當我在講課，若我融入每一句話的傳遞，我全然呈現了內裡想要散播的共振，並且被完整的接收了，那一刻，我正在跟每個聆聽者發生集體的性能量共振。當我享受著在課程中的散播、課程中的參與者們也從中受到深刻的共鳴，我們就都在課程中共創了集體的性高潮。

以上是刻意擴大的顯示，因為很多人對「性」依然停留在較局限的認知，性並不只發生於性行為，而是無所不在的性能量，我們每一個人之所以能夠擁有一個物質身體、可以存在於這個物質世界，根源正是父母之間「性」的發生，然而很多人對「性」卻很羞於啟齒，大多只以隱晦或迴避的態度在面對（甚至是不面對），隱隱認為性是不好的、是令人害羞的、或者是醜陋的、令人感覺羞愧罪疚的、或是不能被公開談論的、覺得這是容易引人犯罪的；而另一失衡的狀態則是對性過於追求、太過渴望，全部都是失衡的象徵，有些人，在性方面有較多的需求，彷彿怎樣都填不滿，以「各式各樣的理由」混亂了感情的狀態、及關係的步調。

「性」就是生命的能量，若將包含著一切萬有根源的「性」降低成物質化的慾望，生命各面向的創造力會很難真正發揮、容易呈現華而不實的生命結構、沒有內在核心力量的支撐，而一個面向代表了所有面向，如果我們對生命的源頭無法在一個平衡的狀態……

「我們又會是以一個什麼樣的眼光在看待自己呢？」

「我們在與他人互動中又會將自己放在一個什麼樣的位置呢？」

「我們能夠自在的面對自己及他人嗎？」

「我們可以大方接受生命的美好嗎？」

「我們有足夠的信心去展現自己嗎？」

「我們有正向的信念去經營關係嗎？」

「我們相信自己有能力創造想要的一切嗎？」

性能量就是生命能量，父母有了「性」於是才有了我們，所以「性」對我們等同父母根源的愛，當一個人對性有過多的渴求，真正渴求的都不是性本身，而是對「愛」的呼喚，但這個「愛」絕對不是愛情的愛，很多人非常容易因此陷入在愛情假象的追尋、周而復始創造同樣的劇情、上演相同的戲碼，但是真正的根源是在小時候未被父母滿足的自己，我們想要的是「父母的愛」、而核心真相是「自己的愛」。

每個人的心靈，都有一個未被滿足的「內在小孩」，過往我們的父母、有許多因素沒有滿足到我們的需求，現在的我們，有百分之百的責任成為自己的「內在父母」，負起全責，去照顧那個「內在小孩」、滿足那個孩子所有未被滿足的需求。一切的穿越，只有自己可以為自己做到，父母不可能，伴侶不可能，孩子更不可能，將一切投射收回、專注在自己，療癒才會真正發生，未被滿足的，會立刻轉為失落的創傷，每個創傷都會形成印記，而身體正是裝載這一切印記的載體。

有些人則是對性無法愉悅的融入、會下意識的迴避性，甚至很少觸碰自己的身體、即便僅僅是肌膚表層的撫摸，性對我們就是生命之源，如果對性有這樣的排斥感，內在對父母、對自己的存在、對這個世界、自然也會有一種距離感，在所有的狀態中都會陷入「自己永遠不夠好」的羞愧感受，經常會是隔了一層玻璃在和周遭互動。

所有療癒都要從身體的連結開始，帶著呵護的品質觸碰自己的全身上下每一個部位、每一吋肌膚，呵護溫柔地輕撫與愛撫，每一次的撫摸都要提醒自己：「我會用什麼樣的觸碰品質、去對待一個baby？」，並真心把每一個身體部位都當成自己的baby。

如果此刻，我在觸碰自己的腳趾，那麼腳趾就是我的baby，我會全然的憐愛我的腳趾頭，去呵護腳趾、疼惜腳趾、憐惜腳趾，要以這樣的內在品質，去觸碰身體的每一吋肌膚、每一個部位，以上，是每一個人的根源時期、都最最渴望的親密連結！

因此透過「性」而反映的創傷，身體也是全然的承接，所以不二法門：依舊是回到身體的覺察，連結身體、感知身體，我們真的不用再往外追尋的無條件的愛，把覺知拉回當下的身體及情緒感受，好好落實「身心覺察」，真正的療癒會發生、創傷模式會一一被化解，請盡情用生命去實證，這絕對是有賺無賠的實驗，僅以此分享敬每一個因為「偉大神聖的性」而誕生的美麗生命。

7. 腎臟、心臟、血液、全身骨骼：

腎臟主氣，是對應原生家庭的生存安全感；心臟主血，血脈是「物質化的氣脈」；下半身對應第一脈輪、同時也是人稱「人體第二個心臟」；全身骨骼象徵個人信念系統、也是原生家庭傳承的家族印記，通常第一脈輪的覺察療癒會帶來「身體骨骼的正位」，這是反映出對生命信念的轉變、物質命運的改寫。

腎臟疾病：通常兒時在原生家庭的成長結構便支離破碎，從小生命根基極不穩固、長期遭受極度的不安全感，便容易造成腎臟器官的問題。

下肢容易瘀青、產生不明瘀血：原生家庭的兒時印記使腎臟儲存許多生存恐懼，導致腎氣不足、影響心臟血液循環弱化，使「人體第二個心臟：下肢」血液流動緩慢／停滯、堆積毒素雜質，當血管因此彈性疲乏而產生破裂、讓因流動不良而腐敗的瘀血浮出，便會經常出現「不明的瘀青瘀血」。

骨骼歪斜：人體的皮血肉臟皆在骨骼之上，骨骼是象徵一個人身體（生命）的底座（信念），當底座（信念＝骨骼）不正，往上的建築（命運／肌肉架構）也會歪斜。

腎氣足才能帶動心臟對應的血脈、使全身血循系統暢通，只有當血液循環良好、血液行遍全身，才能滋養全身骨骼、使骨骼強健穩固；很多人骨質疏鬆或相關問題並非缺鈣，而是腎臟被太多原生家庭對生存匱乏的兒時印記弱化↓導致腎氣不足（氣虛）↓心臟無力、血脈不通↓血液流動不良、難以正常含氧輸養↓骨骼無法獲取足夠養分＝以上反映出一個人在原生家庭中的兒時印記、成年後的情緒印記、潛意識信念系統。

這是為何很多人**喬骨無用，原因有二：**

1.長期被歪斜的骨骼所形塑的肌肉筋膜已非正位，就已如同一件早已變型的緊繃塑身衣，即便整骨之後也仍會被已經「不對位」的肌筋膜給拉到移位。

2.身體本身沒有問題，骨架也不會自動歪斜，骨架歪斜的外在問題是內在因素引起，若只針對解決「外在問題」（整骨），沒有一併化解「內在原因」（信念），我們仍會周而復始的被內在心靈形塑身體症狀。即使有人相信骨骼／脊椎錯位是因姿勢不良，但是身體就是潛意識，我們在無意識中產生的【姿勢不良】仍然出自【內在狀態】。當「內在信念」屬於【創傷＝無力＝匱乏】，那「外在身體」必然【沒有力量＝只能姿勢不良＝骨骼必須歪斜】。

通常落實第一脈輪的身心覺察所發生的深度療癒，會帶來「身體骨骼的正位」，是內在對生存信念的轉變、直接反映在身體骨骼的改變。

◎「第一脈輪的心靈對應：行動力」

當第一脈輪的身體能量平衡時，會富有效率與正向的行動力：該做的事會自發完成、想做的事能勇於實踐、允許自己活出豐盛（金錢／工作／關係／成就感）的動力、務實又有效率為自我實踐心中想望的能力（海底輪「腳踏實地」的能力與頂輪的狀態直接相關）、在適當的時候會讓身心獲得充分的休息（適時補充能量決定行動力的平衡＝信念系統＝對應全身骨骼）。

1. 第一脈輪的失衡一：【拖延、懶散、慢性自我毀滅（失敗受辱的創傷）】

在兒時的成長過程中，若不斷遭遇到「帶有被羞辱感的否定」，就會導致成年後不斷用失敗的眼光看待自己，並且因為內在小孩的羞愧感而起的自我憤怒，會產生帶有自我毀滅性質的「消極、懶散、拖延、不行動」的外在模式，是避免面對「即使付諸行動卻仍然失敗」的自己，於是「寧願放棄成長成功的可能」、讓自己的生命動力遭受停滯。

◎長期處在第一種失衡的【身體狀態】：

下半身容易鬆軟水腫（腎臟積存恐懼影響泌尿排水），循環代謝較一般人慢（長期失去效率動力、拖慢身體循環系統），肌肉系統疲軟無力（反映內在習慣自我打擊的無力感），膚色通常偏白（腎氣不足影響心行血氣、心肺功能弱），脾胃功能不佳（不由自主抓取的受害感使自己吞忍心酸苦水感受）。

◎此失衡的療癒核心：

利用文中的身心覺察內容、以及文末的身心覺察引導，練習從身體的感知連結內在小孩的感知，去深入自己內在深層的羞愧感，誠實揭開內心一直以來投射在外的【藉口】，例如覺察自己總在心中假想別人看待自己的眼光、於是對號入座的對自己諸多批判，深入聆聽內心不斷自我打擊的聲音、一次又一次釋放內在小孩被反覆羞辱的厚重心痛……便能啟動「第三脈輪的陽剛意志」、發動「第一脈輪的正向行動」、連結「第五脈輪的生命主導」。

2.第一脈輪的失衡二：【瞎忙／焦慮不安的亂行動（兒時的驚恐內疚）】

處於這個面向的人們通常「很忙、事情很多、時間總是不夠」，然而即使那麼忙碌的行動著，他們卻很少有「正向的創造」、「成功的展現」，因為他們所有的行動都只是為了掩埋「深層的焦慮」，底下是【相信自己幫不上忙、沒有貢獻】的內疚感。

通常在兒時的成長過程中，對父母有著非常辛苦忙碌的印象，或父母習慣對孩子抱怨自己的付出或犧牲，例如：『要不是因為你我也不會這麼辛苦、爸媽辛苦全是為了你！』等等；使得幼年無力付出回報的孩子在心中產生了巨大的內疚與自責，內在小孩的聲音是『我沒有貢獻、我沒有用、我幫不上忙、我拖累了父母……』，形成【沒用的自己會連累至愛的人／沒有用的自己不值得被愛】的創傷信念，於是成年後會不允許自己「閒下來、沒事做」，因為他們的兒時印記儲存著『無能行動＝沒有貢獻＝幫不上忙＝拖累父母＝自己是沒有被愛資格的孩子』，於是成年後會不斷以消耗身心能量的「靜不下來、焦慮瞎忙、胡亂行動」去彌補（懲罰）兒時深感內疚的內在小孩。

◎長期處在第二種失衡的【身體狀態】：

消化系統不良（長期的焦慮感凍結了腸胃功能）、睡眠品質不良（日常思緒過亂造成神經系統失衡、腦神經衰弱）、身型通常較瘦（內在焦慮的自主刺激易使腎上腺素與甲狀腺亢進）。

◎此失衡的療癒核心：

利用文中的身心覺察內容、以及文末的身心覺察引導，練習從身體的感知連結內在小孩的感知，在沉靜中直面自己長期以外在的胡亂瞎忙而掩蓋的【害怕沒事做＝沒價值＝不配被愛的內疚感】，釋放深埋底層的委屈、不安、與心碎，將能開始允許自己「以飽滿的自信展開有效率的行動力」。

3.第一脈輪的失衡三：【分輸贏優劣的快狠準行動（無法鬆懈的求生）】

這個失衡面向的人，較容易基於「競爭心、怕輸、怕不夠優秀」的生存恐懼而產生積極性的創造行為，於是經常被人誤認成是第一脈輪的平衡狀態，

然而行動力的真正平衡，是基於正向的生命動力（正向信念）而呈現出的創造行為，是具有對生命的信任、因此會有共好、共有、共贏的豐盛意識。

但處於「快狠準的行動力」的人，背後有著競爭輸贏的狠勁，難以兼顧關係中的和諧。

他們通常在兒時常受到來自父母極為嚴苛的要求、形成【有能力（贏）的人才值得被愛（活著）】的「創傷信念」，成年後容易物化自我的生命價值，視「外在成就」為「能否被愛」的標

準、資格，使他們非常看重物質化的成功並盡力爭取，很害怕萬一行動不夠有效率、沒有辦法持續保持正向的優越的感覺，就等於「輸了」，並常以「自我優越感」去掩蓋底層的生存恐懼，在與他人的關係中容易產生「你死我活的較勁」、極易產生嫉妒較勁的心、與人發生矛盾衝突。

◎長期處在第三種失衡的【身體狀態】：

和上一個失衡有相似處（消化系統不良、睡眠品質不佳），「輸贏死活」的競爭意識容易刺激腎上腺素與甲狀腺亢進，膚色易暗沉、體內慢性發炎（長期對生存恐懼引發的怒火、導致肝膽解毒功能失調、毒素堆積），全身肌肉（尤其下半身）易如盔甲般堅硬厚實（競爭心理使身心長期緊繃、啟動腎上腺素「戰與逃」的【戰】）。

◎此失衡的療癒核心：

利用文中的身心覺察內容、及文末的身心覺察引導，練習從身體的感知連結內在小孩的感知，允許脆弱的情緒能量浮現，讓長期不敢鬆懈的傷痛感流動、深入內心更為真實的【自卑感、怕被人看不起的脆弱】，將會開始放下造成關係緊張與衝突的「自我優越感」，原有的高行動力將注入「輕鬆、彈性、共好」的生命力，對自己與他人都會有更柔軟的包容及真心的理解，將原本「充滿競爭性的快狠準動力」進化為「創造群體一同豐盛的行動力」。

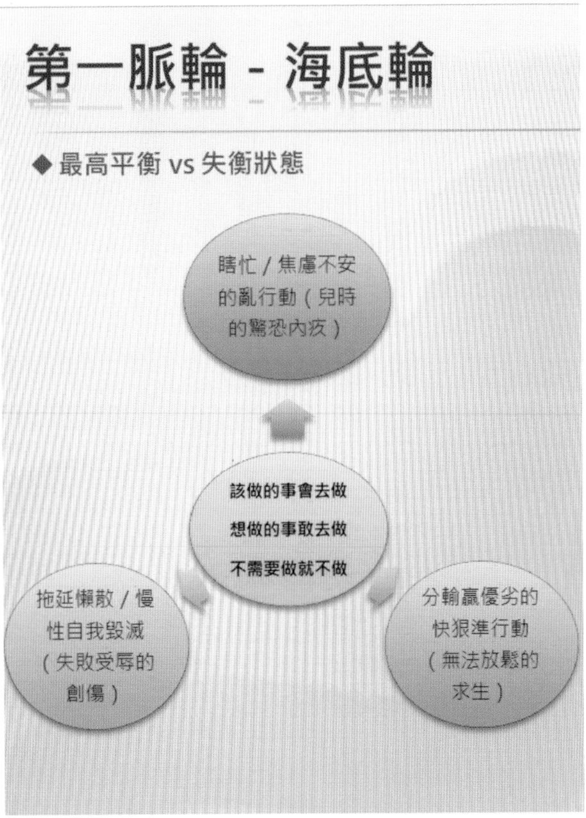
第一脈輪 - 海底輪
◆ 最高平衡 vs 失衡狀態
瞎忙／焦慮不安的亂行動（兒時的驚恐內疚）
該做的事會去做
想做的事敢去做
不需要做就不做
拖延懶散／慢性自我毀滅（失敗受辱的創傷）
分輸贏優劣的快狠準行動（無法放鬆的求生）

以上都是第一脈輪的失衡，都有著共同一個等待被看見、聆聽、被允許表達的內在小孩。無論我們經歷過什麼樣的故事情節、各自的身分背景有多麼不同，每人潛意識內在小孩的兒時印記都是一模一樣，沒有任何人的印記會因為原生家庭的背景不同而有更重或較輕的區別、我們所能收獲的療癒轉化也是絲毫沒有分別的：這就是來自生命慈悲的「全然平等性」，也是真正的覺察療癒所必然具備的「絕對純粹性」。我們在透過身心覺察將每一個面向的自己都一一認領回來以前，都極有可能是【所有失衡面向都同時並存】，差別只在內隱或是外顯：例如有人也許外在是失衡一的消極不行動、內在也有著失衡二的焦慮與自責；或有人外在是失衡三的快狠準競爭型行動，內裡也有失衡一的羞愧脆弱、及失衡二的害怕沒有貢獻的內疚自責；因此在利用本章內容進行身心對應時、請盡可能詳盡的檢視自己，並且務必每天進行，你將會在熟練身心覺察的技巧後、挖掘出不同層次的內在信念、活出不可限量的轉化奇蹟。

再次提醒：

身體就是潛意識、身體就是內在小孩、身體就是命運模式，若想改變毫無邏輯的潛意識信念、想療癒原生家庭內在小孩的兒時印記、想透過「知」（覺察）先天命盤（身體）改寫後天的運（轉化）……就需要腳踏實地透過身體的覺察進入內在心靈的療癒，便能與本所具有的靈性意識連結、自然發生超乎預期的生命蛻變。

◎「第一脈輪靈性對應：生命的根基、原生家庭」

第一脈輪下半身記錄了每個人對原生家庭最原始的真實感受，同步形成了每人生命的底基（命運模式），因此第一脈輪的靈性對應是「原生家庭」。

我們在原生家庭中發生的兒時經驗及被形塑的原始信念，決定了往後的命運發展，然而當我們不斷透過身體覺察釋放兒時印記、以內在父母之姿去撫養內在孩子長大，就等於是在重建自己的原生家庭。

於是原生家庭的成員們不需要改變、我們頭腦對原生家庭的記憶也不會因此消失或被篡改：但你就是你的原生家庭、你就是你的內在父母、你就是你的內在孩子。

我們可以透過覺察療癒讓自己不再受困於物質生命的兒時體驗中，停止將「早已過去」的潛意識創傷反覆複製在我們的人生裡、也不必再傳承給下一代。

身心覺察所發生的療癒轉化，可以證明「創傷不曾發生過」。

◎「第一脈輪」身心覺察療癒練習：

每天利用第一脈輪的身體對應、為自己落實身體覺察（詳見「身體覺察的步驟」）。

◎請在落實第一脈輪身體覺察時：

全程保持深呼吸，將氣從胸腔吸至下腹部到最極限，並緩緩吐氣，每一次的吐氣都不斷的放鬆身體……以上請在整個身體覺察的過程中重複。

◎在落實身體覺察時，請同步觀察身體上的好轉反應：

頻尿（腎臟儲存過多的恐懼透過水分外排）

疲累（釋放因生存恐懼而長期過度自我透支的模式）

下身關節不適（平衡第一脈輪的失衡行動力）

骨骼酸、麻、痛、冷、熱（平衡原生家庭原始信念）

下身瘀青瘀血（過去堆積的身體印記、有害物質&毒素透過腐敗的血液浮現）

腳底乾燥脫皮（身體透過物質性的角質剝落在釋放「原生家庭生命根基極不安全」的兒時印記）

任一處起疹：癢、熱、痛、或無感（釋放體內因恐懼及悲傷而積累的防禦性憤怒／發炎因子

／自我毀滅模式）

◎當你有身體上的好轉反應，請同步觀察隨之而來的「好轉感受」：

身體消水輕盈並鬆動有力、下身肌膚彈性光澤、骨骼開始正位、腎氣帶動下身血循（如有水腫會改善）、心臟呼吸更順暢有力、帶動身體及臉部的肌膚保水度上升……。

內在對生命的根基（原生家庭）開始重新建構、對生命的安全感／自我歸屬感提升、更少因焦慮瞎忙的行動（只為了頭腦定義的生存條件而做）、該做的事情會去做／想做的事情敢去做、開始願意持續落實會讓自己「活得好」的正向行動、能夠創造及積累人生的正面成果……。

【每人的身心印記與療癒進程皆不相同、勿抗拒或執著好轉反應的發生與否】（建議反覆重溫「身體覺察步驟與相關釋疑」）。

◎請利用第一脈輪的心靈對應，覺察自己更偏向哪一種失衡的行動力：

不想行動或不敢行動？

焦慮瞎忙的亂行動？

快狠準的侵略型行動？

（提醒：大多數人很有可能是每個失衡都有，差別只在各種失衡的比例不同，建議同步利用所有已被對比到的失衡面向（也許不止一種）、成為綜合性又全面向的自我覺察線索。）

◎第一脈輪延伸的內在覺察：

你兒時印象中的父母的行動力屬於上述何者？

你又與誰的行動力模式最為相似？

從小父母是如何灌輸自己對生存的信念？（例如：一定要有好的工作才會有好的人生；一定要靠自己、沒人會真正幫你；生存就是艱辛不易……等等）

兒時印象中的父母是否較弱勢，讓年幼的自己想反過來保護父母？

回答完以上的覺察問題後，你有什麼樣的身體反應、情緒狀態？

以上請以本章內容深入覺察自己第一脈輪的身心對應，並連結自己在過程中的情緒感受、再一一對應背後的潛意識信念、延伸觀察外在際遇是否與之相符。

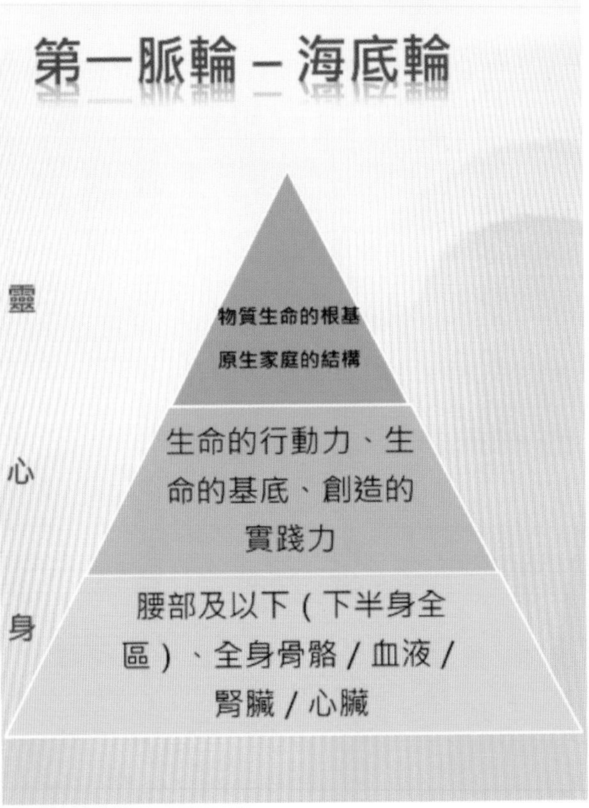

第一脈輪 – 海底輪
靈
心
身
物質生命的根基
原生家庭的結構
生命的行動力、生命的基底、創造的實踐力
腰部及以下（下半身全區）、全身骨骼／血液／腎臟／心臟

並將你在身心覺察的過程中所發生的身體反應及情緒釋放紀錄下來、再利用本章的身心對應與好轉反應對比進行更深度的自我覺察，這將會大幅增加我們身心覺察療癒的進程。

【第一脈輪重點整理】

1. 身體對應：人體下半身全區（雙腿所有關節處、下體性器官）、腰椎、血液、全身骨骼、腎臟、心臟……。
2. 心靈對應：行動力、實踐力、顯化現實的能力
3. 靈性對應：原生家庭

【第一脈輪身體覺察部位】：

腳底、腳趾頭、腳踝、膝蓋、大腿鼠蹊、整片腰椎、下體全區……。

【第一脈輪身心好轉反應】：

頻尿、疲累、下身關節不適／骨骼酸、麻、痛、冷、熱、下身瘀青瘀血、腳底乾燥脫皮、任一處起疹：癢、熱、痛、或無感……。

【第一脈輪身心好轉感受】：

身體消水輕盈並鬆動有力、下身肌膚彈性光澤、骨骼開始正位、腎氣帶動下身血循（如有水

腫會改善）、心臟呼吸更順暢有力、帶動身體及臉部的肌膚保水度上升……。

內在對生命的根基（原生家庭）開始重新建構、對生命的安全感／自我歸屬感提升、更少因焦慮瞎忙的行動（只為了頭腦定義的生存條件而做）、該做的事情會去做／想做的事情敢去做、開始願意持續落實會讓自己「活得好」的正向行動、能夠創造及積累人生的正面成果……。

「內外永遠一致、身體永遠誠實」

通常落實第一脈輪的身心覺察所發生的療癒轉化，不僅會明顯提升一個人發揮正向的行動力、擁有更豐盛的物質創造力，同時也會使身體的【骨骼型態】呈現「富有力量的挺立／回復應有的正位」。

以上就是深入「第一脈輪」的身心覺察後、會確實帶來的身心轉化、生命蛻變。

【身心覺察的內涵非常精深，我嚐試用文字在書中詳盡分享，你不需要擔心自己無法深入、不用害怕做對做錯，只要稟持「持續不墜、傻傻的做」的願心、好好利用以上初步但完整的身心覺察資料庫去一遍一遍再一遍的練習，每天老實操練的夥伴必為自己帶來身體的釋放、內在的療癒、外境的轉化。】

（關於第一脈輪身心覺察療癒的轉化真實分享，請上學院官網點入「學員分享」。）

四 第二脈輪身心覺察療癒：下腹部與腰椎、生殖與泌尿系統、物質創造能力、母親關係療癒、女性集體創傷、重男輕女的印記、性羞愧與性罪疚

第二脈輪是我們創造所有物質的能力，記錄了我們每個人對「生命中的第一道關係：與母親的關係」，若帶著覺知對這個部位進行身心覺察，將能夠化解內在小孩和母親之間的凍結、親自拉近在心中與母親的距離，不僅能夠開啟物質生命的無限創造能力、更能將「第二脈輪」的物質創造能力、提升到「第四脈輪」的心靈創造能力、擴展到「第六脈

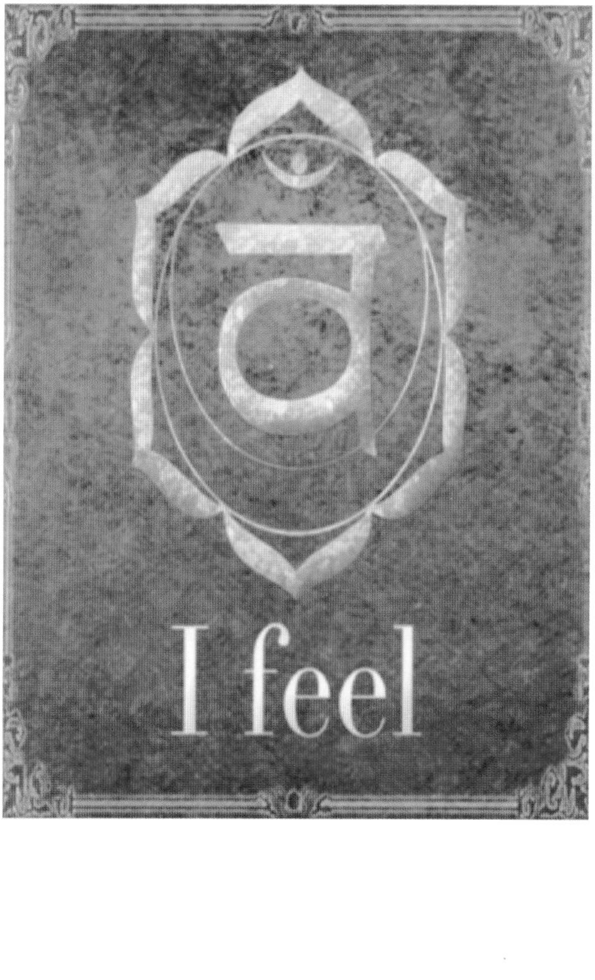

輪」的靈性創意連結。

◎「第二脈輪的身體對應」：

恥骨到肚臍的高度、整個下腹部環繞一整圈。

內含腰椎、骨盆腔、腸道、女性生殖系統（子宮／卵巢／輸卵管）、泌尿系統（膀胱、腎臟）、賀爾蒙系統、性腺……。

◎「第二脈輪各身體部位所對應的內在狀態」

1.生殖系統（女性骨盆腔／子宮／卵巢／輸卵管／賀爾蒙性腺）：

每位女性的子宮都直接**【對應母親的子宮】**，任何與婦科生殖相關的大小症狀或疾病都是反映出自己內在深處對母親的情緒凍結，這將導致女性在潛意識對自我陰性能量的屏棄、切割、抵制，難以真實融入身為女人、女兒、妻子、母親的身分，並會同步干擾所有親密關係（性、伴侶、婚姻、親子）的幸福和諧。

◎任何生殖系統問題：婦科症狀與病症、經量過多／過少、生理期疼痛、子宮肌瘤、巧克力囊腫……皆是與母親的內在疏離及對自我女性身份的否定（也是對母親的否定），潛意識不認同女性身份、揚陽貶陰。

◎女性的子宮婦科是否健康，是決定親密關係屬於「相愛」或「相殺」的關鍵（在本章後面將詳述）。

2.泌尿系統（男女腎臟（腎氣）／膀胱／尿道／全身排水功能）：

腎臟主腎氣，氣行血、血為水，因此腎臟主導身體的水元素系統。水為陰（母親）、陰生陽（父親），人的生命初始在「羊水」（母親）中孕育完成、並且人體百分之七十是由水分（陰性能量）構成，因此身體的腎臟與泌尿系統的狀態、完全反映出我們潛意識的母親課題以及陰性能量是否平衡的指標。

3.下腹腸道：

◎第二脈輪的下腹腸道有「腹腦、人體第二大腦」之稱，是思言行的「思」的根源、也就是「情緒腦」，它直接影響第六脈輪的大腦中樞，也是決定第四脈輪免疫系統能否平衡的身體區域。

◎**身體脈輪能量是2-4-6對應**，建議每位女性讀者利用書中的身心覺察資料庫為自己加強2-4-6脈輪的身心覺察，將會明顯重啟內在的陰性能量、發揮2-4-6脈輪的生命轉化。

◎**身體左半邊屬陰性能量、對應左脾胃、內在感性、與母親的關係；身體右半邊屬陽性能量、對應右肝膽、外在理性、與父親的關係；第二脈輪左半邊的生殖系統症狀較重的人可深入與母親的關係覺察、並檢視自己通常是以何種方式面對「自我女性身分、陰性之姿、脆弱的情緒感受（如悲傷、膽怯、害怕）」；第二脈輪右半邊的生殖系統症狀較重的人可深入與父親的關係覺察、並檢視自己通常是以何種方式對應「男性角色、陽性力量、剛硬的情緒感受（如暴躁、憤慨、怨懟）」。**

◎「第二脈輪心靈對應：無限物質的創造能力」

我們的物質生命都是由母親以第二脈輪的子宮孕育而出的，媽媽的子宮象徵著物質宇宙。

宇宙大爆炸並無限分裂後誕生出萬物存有

↓↓

父親射精（如宇宙大爆炸）

↓↓

精子與卵子結合成為受精卵（人體第一個細胞）

↓↓

受精卵在子宮中無限分裂成為胚胎↓胎兒↓嬰兒

↓↓

父母在合一（性愛）中分裂（受精卵無限分裂）

母親子宮生出萬有（孕育胎兒成為現在的我們）

↓↓

女人的子宮等於空生萬有的宇宙

對母親而言，在孕育孩子時是所有一切都是未知的可能性：懷孕期間是否能平安？**無法確定**。生產的過程是否可以順利？**無法確定**。出生之後會發生什麼？**無法確定**。孩子會是什麼樣子？**無法確定**。孩子聰不聰明、善不善良？是好是壞？聽話叛逆？優不優秀？**一切無法確定**。

母親這位「生命之神」就是在這樣**【一切無法確定、什麼都有可能】**的情況下以「第二脈輪」完成我們物質肉體的孕育，使身為胎兒的我們得以誕生、讓我們擁有物質肉體、獲取物質身分、展開物質生命、擁有物質人生……等同母親以她的未知賦予我們同等的無限可能性：「物質生命的無限可能、毫無所限的創造能力」。

母親在「一切未知」中仍以第二脈輪孕育我們

↓↓

等於賦予我們生命毫無限制的可能性

↓↓

我們可以創造【毫無上限的豐盛成功】

也有可能創造【沒有下限的自我毀滅】

↓↓

第二脈輪的心靈對應：無限可能的創造力

◎母親對孩子等同生命中的神，母親也是我們每人最難以直面揭開的療癒課題，當我們的潛意識對母親有著尚未化解的創傷凍結，第二脈輪的身心能量便會有以下失衡：

第二脈輪失衡一：【匱乏消極／沒有創造的動力】

當孩子潛意識有著「來自生命之神的創傷感受」，就會不敢、不願、不想在物質生命中有所展現，和第一脈輪的第一種失衡一樣是「自我毀滅」的意圖，潛意識內在小孩毫無邏輯的創傷信念：『是我不夠好，才沒被母親全然的愛著。不夠好的我不可能輕易創造。這樣的我不可能成功，我寧願消極、不爭取、不展現。』所以我們會不由自主的將外在現實形塑成內在信念的模樣，不會主動邁向成長成功的機會，經常呈現消極、無能、猶豫不決。

脈輪能量是從底層螺旋向上，第一脈輪心靈對應的行動力會直接影響第二脈輪心靈對應的創造力，因此第二脈輪的失衡一與第一脈輪的失衡一是相互重疊的。

◎長期處在第一種失衡的【身體狀態】：

易有婦科冰寒、手腳冰冷，子宮經血易不順，易產生內膜經血積累的相關症狀（如囊腫）。下半身易鬆軟水腫（腎臟積存恐懼影響泌尿排水）、循環代謝較一般人慢（長期失去效率動力、拖慢身體循環系統），肌肉系統疲軟無力（反映內在習慣自我打擊的無力感）、膚色通常偏白（腎氣不足影響心行血氣、心肺功能弱），脾胃功能不佳（不由自主抓取的受害感使自己吞忍心酸苦水感受）、情緒容易陷入憂鬱。

◎在此失衡的療癒核心：

利用文中的身心覺察內容、以及文末的身心覺察引導，練習從身體的感知連結內在小孩的感知，深入內在小孩對母親最真實的情緒感受及女性自我價值的深層信念，允許自己對女性身分的羞愧、批判、以及深層的憤怒情緒釋放，將能激活正向的物質創造力量、及使關係幸福美滿的品質。

第二脈輪失衡二：【反向的創造力／自我毀滅的創造】

當潛意識有著「被生命之神的母親傷害」的創傷凍結，就會以此信念阻礙自己在物質生命中的正向創造，更甚會以【毀滅性的創造力】去【懲罰不夠好到被母親愛著的自己】，外在對母親／自己有著巨大的憤怒感受、內裡是難以面對生命之神（母親）的恐懼（不被愛）與自責（不夠好）。

以上錯綜複雜的創傷凍結導致【外在的創造行動】（想成為更好的自己／可以被母親所愛的孩子），都是基於【內在的自我毀滅】（不相信自己配得母親的愛愛／必須自我懲罰）。

因此即便有想達成的目標、也願意發出行動，但仍可能做出對自己沒有幫助甚至有害的選擇，所創造出來的結果很可能事倍功半甚至事與願違，為自己帶來身體、金錢、關係中的損失。

◎長期處在第二種失衡的【身體狀態】：

下體易發炎、內分泌失調、婦科系統（子宮卵巢輸卵管）易有堵塞（更甚會有囊腫肌瘤或其他相關症狀）、肝膽功能易失衡（承接過多的憤怒能量）、皮膚易暗沉（自我羞愧引起的憤怒導致體內慢性發炎）肌肉組織及關節筋膜僵硬緊繃（肝膽失衡導致毒素容易堆積在關節處）、情緒易躁鬱。

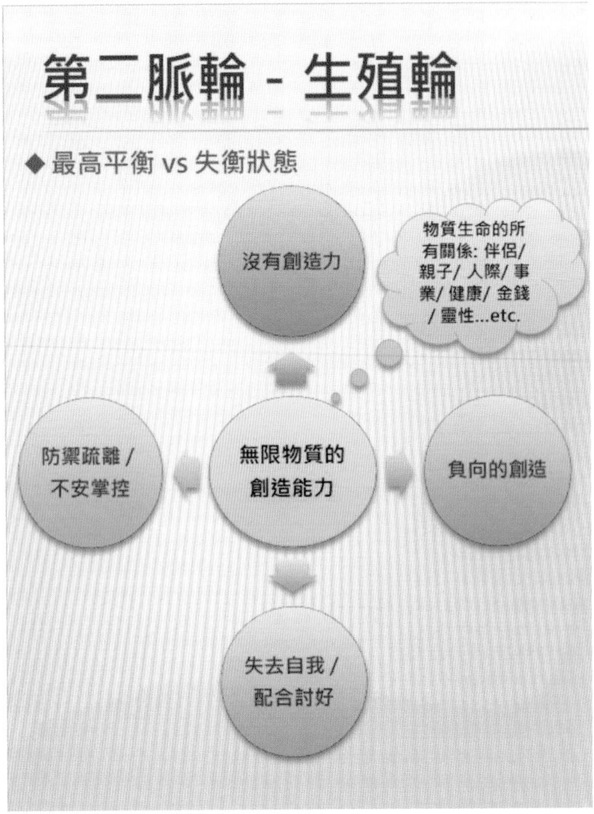
第二脈輪 - 生殖輪
◆最高平衡 vs 失衡狀態
沒有創造力
物質生命的所有關係: 伴侶/親子/ 人際/ 事業/ 健康/ 金錢/ 靈性...etc.
防禦疏離 / 不安掌控
無限物質的創造能力
負向的創造
失去自我 / 配合討好

◎在此失衡的療癒核心：

利用文中的身心覺察內容、以及文末的身心覺察引導，練習從身體的感知連結內在小孩的感知，深入自己一直以來想透過努力而掩蓋的「羞愧感／失敗感」，以此連結「永遠不夠好／不值得被愛」的兒時印記，讓內在小孩的創傷凍結得以釋放、停止以自我毀滅的信念、創造真實豐盛的外在實相。

【延伸第二脈輪常見失衡】

◎「暴飲暴食、購物症、戀愛與性上癮」

脈輪2-4-6對應，當母親以第二脈輪孕育生命後，會再以第四脈輪喂養母乳給孩子，【母乳就是物質性的母愛】（詳情請見「第四脈輪身心覺察療癒」）。

因此在每人的潛意識中：「食物等於愛」，如果兒時對母親有很多的疏離感、受傷感，成年後就會容易以食物填補對愛的空虛，這也是為何很多人在心情低落、失戀、遭遇生存壓力時容易用食物塞滿自己，我們真正想填補的其實是內在小孩對母愛的飢餓感。

暴飲暴食、嘴饞是內在對母愛的飢餓，很多人都有（暴食、嘴饞）的困擾，一般正常的【生理性飢餓】是在上腹部（第三脈輪＝消化系統），然而暴飲暴食、吃了還想再吃、明明不餓卻一直嘴饞的狀態，是屬於【心理性飢餓】，它發生在「下腹部＝第二脈輪＝對母愛的長期失落」。

這是為何「暴飲暴食」的人都很難戒口，即使經常在事後有強烈的罪惡感，也無法控制的【繼續維持使自己感到羞愧的飲食習慣與身材體態】，來自內在小孩感覺自己不被母親全然關愛時的潛意識信念：『一定是我不夠好，妳才不愛我』。

每人出生前都和母親經歷過「與神合一」般的「一體境界」，因此母親在每位孩子的潛意識中就是物質世界的神，當時母親是以「第二脈輪：肚臍」輸送她的「生理性養分＝內在生命力＝母愛」給我們，我們也是以「第二脈輪：臍帶」去接收母親這份生命滋養；然而出生時我們又體驗到【與神分裂】的【第一道傷痛】，這時母親會改以「第四脈輪：愛的容器＝乳房」灌溉「母乳＝物質性母愛」給我們，我們也改以「第五脈輪：口腔」去接收這份生命滋養。

以上過程，頭腦或許沒有記憶，但是身體都如實紀錄著，因此我們在往後的人生中，只要感覺到【自己缺愛了】，就會從這份「身體的記憶」自動由「下腹部＝第二脈輪」發出【心理性飢餓】、然後再【無法自制】的以「第五脈輪：口腔」進食填補自己，因為那是我們出生後接收「生命之神＝母親」以「第四脈輪：愛的容器＝乳房」灌溉「母乳＝物質性母愛」的接收入口。

有些人若以強迫性克制地忌口來戒斷「暴飲暴食、嘴饞」，通常結果有二：

1. 更兇猛、更飢餓的心理性飢渴

會不斷在「暴躁、自我憤怒、自我怨恨」中以失敗收場、發生更失控的暴飲暴食，過後的內在狀態都將是【極度低落、罪惡、自我鄙視、自我羞辱、嚴重地自我批判】，以上的心理感受和兒時記憶中的母親所給予的受傷感會有極高的相似，而「食（第五脈輪）色（第一脈輪）性也」，兩者皆是物質生命的延續，在這極失衡的人對性會既渴望又不敢承認、批判自己的慾求、再對「慾求不滿」的自己憤怒，對應內在對「母愛」有著「慾求不滿」的羞憤，「生殖／婦科／泌尿系統」也很容易發炎。

2. 以意志力強力阻斷心理性飢餓

有些人第三脈輪的能量偏向右肝膽，個人意志力較堅強，能以自我抑制切斷內在的心理性飢餓，但這也代表徹底拒絕承認自己對愛的渴望，因此在與人的互動中經常是「過度自我保護的疏離／不敢真實坦露自己／害怕真正的親密靠近」；而「食（第五脈輪）色（第一脈輪）性也」，兩者皆是物質生命的延續，在這極失衡的人在親密關係中會主動創造隔閡、以否定自己對愛的需求，對性能量的流動常會是「疏離／封閉／抗拒」，也因為徹底否定對愛的渴求，婦科系統容易受寒、手腳冰冷、易有血塊肌瘤與內膜增生或異位的症狀發生。

有些人則是以【性上癮】來填補對母愛的飢渴，和暴飲暴食如出一轍：都是童年未被母親滿足的受傷孩子、在成年之後試圖「另尋出路」，於是轉移到「性器的交合」，也易發展使自己備感羞愧／罪惡感的關係，例如：成為第三者或多重複雜的情感關係／性關係。

「性」是物質生命之源，物質生命必有「分」與「合」，男女無數次的性器交合、分離＝「性行為」，性行為後的精子卵子結合為受精卵、又無數次分裂細胞形成胎兒，胎兒在母體內結合為一體之境，然而出生又再次形成分離（分裂），物質生命就是不斷經驗著結合與分裂，而我們經驗得最多的分裂經驗是與「母親」有關。

◎**【戀愛飢渴、購物上癮】也是一樣的成因**，前者和「以性填補對愛的空虛感」一樣，是想藉由兩性親密的戀愛感受找尋渴望的親密母愛；後者則和「暴飲暴食、用食物塞滿自己」一樣是想用有形有相的物質來填塞內在小孩對母愛的匱乏感受。

無論我們經歷過什麼樣的故事情節、各自的身分背景有多麼不同，每人潛意識內在小孩的兒時印記都是一模一樣，沒有任何人的印記會因為原生家庭的背景不同而有更重或較輕的區別、我們所能收獲的療癒轉化也是絲毫沒有分別的：這就是來自生命慈悲的「全然平等性」，也是真正的覺察療癒所必然具備的「絕對純粹性」。

第二脈輪的身心靈主題所包含的層面非常廣泛，從性能量到物質的創造能力、從與母親的關係延伸到女性集體意識，底層都有著共同一個等待被看見、聆聽、被允許表達的內在孩子，我們在透過身心覺察將每一個面向的自己都一一認領回來以前，都極有可能是【所有失衡面向都同時並存】，差別只在內隱或是外顯，因此在利用本章內容進行身心對應時、請盡可能詳盡的檢視自己，並且務必每天進行，你將會在熟練身心覺察的技巧後、挖掘出不同層次的內在信念、活出不可限量的轉化奇蹟。

再次提醒：

身體就是潛意識、身體就是內在小孩、身體就是命運模式，若想改變毫無邏輯的潛意識信念、想療癒原生家庭內在小孩的兒時印記、想透過「知」（覺察）先天命盤（身體）改寫後天的運（轉化）……就需要腳踏實地透過身體的覺察進入內在心靈的療癒，便能與本所具有的靈性意識連結、自然發生超乎預期的生命蛻變。

◎第二脈輪靈性對應：母親、陰性能量的根源

母親孕育出我們的物質肉身，是讓我們得以擁有物質肉體的生命之神，因此我們和母親的關係就是與「生命、世界、神的關係」。母親是我們每人生命中第一個人際關係的對象，因此我們和母親的關係直接影響我們和所有人的關係；母親也是我們生命豐盛的源頭，因為我們都是基於

母親賦予的肉體才能擁有身分、締結關係、創造所有的事情，因此我們和母親的關係就是我們與豐盛的關係。

我們與母親的關係直接反映在第二脈輪的身體部位，當我們落實第二脈輪的身心覺察將為我們帶來超乎想像的物質創造能力，就如同母親在一切未知的情況下、以第二脈輪孕育出我們的生命。

◎每人生命中第一道背叛：母親課題

我們生命中的第一道關係就是和母親的關係，我們和母親都有過「一體之境」的合一體驗，無論我們的性別、個性、未來是個什麼樣的人，我們都被全然包裹在母親的子宮中被滋養孕育，我們共感著母親所有的信念、遭遇、喜怒哀樂，母親所有的潛意識紀錄，也都直接烙印在我們的身心記憶，這是父親無論如何都無法取代與複製的生命經驗。

因此孩子在潛意識中是視「母親」為「神」的投射，孩子對母親（神）有著天生的忠誠、最深的愛、最大的渴望，無論一個孩子的外在行為是否早熟，是否懂事，潛意識對母親都有最深切又不講道理的愛的渴求，會期待母親如神一般無條件的愛著我們，就如當初我們被無條件包裹在母親的子宮裡一樣：「妳生我就應該愛我、無論我好不好妳都必須愛我」，這是每一個孩子原始的潛意識聲音。

然而每個母親都是愛孩子的（即便有時母親的言行看似與愛相反），但沒有一個母親能如神一般給出孩子無條件的愛，也許母親會基於自己的創傷經驗、希望孩子是另一個性別，如此便不需承受與她相同的遭遇；也許母親希望孩子更符合某些生存條件（外表／智力／個性），又或者母親有時會將自己無法面對的情緒轉移給孩子、造成無理的牽怒／無故的懲罰；當孩子面對的是「對自己有條件、有批判、有傷害的母親」時，內心視母親為「無條件的神」的期待就遭到幻滅。

這也是我們每人在生命中經驗到的「第一道背叛」，成年後就容易釀成我們生命中最大的背叛：「自我背叛」；在真正的覺察與療癒發生以前，「自我背叛」的模式會在一生中周而復始的上演，當我們缺乏自我覺察的實際鍛練，就很難在細小的日常中覺知到自己細微的情緒感受……。

例如：

當你悲傷脆弱，卻故作堅強的時候；
當你想要被愛，卻羞於承認不敢開口的時候；
當你顫抖害怕，卻強裝勇敢無懼的時候；
當你小氣計較，卻裝作大方不在意的時候；
當你生氣憤怒，卻強迫自己理性冷靜的時候；
當你難過委屈，卻說服自己吞忍當作沒事的時候；
當你心酸嫉妒，卻責備自己不應該如此的時候；
當你需要幫助，卻仍然硬撐逞強的時候；
當你面對不夠愛你的人，卻犧牲卑微的時候；

當你進入不快樂的關係，卻堅持留下的時候；

當你遭遇不公平的對待，卻說服自己不要計較的時候。

「自我背叛」的傷痛並不會隨著「時間」淡化，相反只會隨著【物質時間】增加【複製貼上】的次數（印記的強化），我們會將「生命中的第一道背叛」延展成「無數次的自我背叛」，然後在外在創造出各種「背叛的故事」，容易將內在小孩對父母的被背叛感複製到伴侶關係中，就會顯化出外在實質的「背叛事件」，例如欺騙、劈腿、出軌等【情感背叛】。

因為我們和母親都有過身心合一的體驗，那是我們此生最接近「無條件被愛」的時刻，而在我們出生之後就無法再得到這樣的體驗，於是我們的表意識會試圖以「身體的性」重溫當時和母親的「一體境界」，所以【親密伴侶】通常是我們心中對【母親】的「替代品」，我們會渴望在伴侶身上尋獲對母親失落的愛，於是「戀愛、愛情、熱戀」往往令人期待又沉迷，就是因為那是我們重溫與物質生命之神的合一體驗的投射。

這也是為何有些人習慣在情感中追求「羅曼蒂克、浪漫、激情、心動」等感覺，甚至會以此來評定「愛的質量」，他們往往也會視「虐、痛、傷」為「愛的深度或證明」，只要關係趨於穩定平淡就會陷入「沒有愛了」的焦慮感，常常會不自覺地製造「奇異曲折的情感故事」；容易被小說、電影、電視劇中的「虐心式愛情」所吸引的人也是來自這些狀態的投射，那是因為當我們對生命源頭（父母）積壓太多潛意識的受傷感，就無法細微的允許內在小孩真實的情緒感受流動，表意識對「愛」的定義就會傾向魯鈍且粗糙，甚至會以「傷、恨、痛」的感受作為「感情關係的深度」，就會無意識地在關係中創造出傷痛的故事來讓自己持續產生「愛的幻覺」。

◎女性集體創傷意識：重男輕女、性的創傷

現在的世代愈來愈少重男輕女的現象，但並不代表這些歷史性的集體創傷意識就此消失，即使我們已經減少創造重男輕女的外在故事，但女性曾因自我性別而在歷史中受到的被迫害感仍在集體意識層面被傳承至今。

男女的生理條件天生不同，男性的體況、骨骼、肌肉、力度天生優於女性，男性的生殖器官（陰莖）是外顯的、具侵略性，男性的肌肉強而有力、肌肉組織也多於女性，男性的生理條件都是符合原始人類需要獵食、勞動、成為保護者的求生存模式；女性的體況則天生比男性嬌小、力量較弱，女性的生殖器官（子宮）是隱藏的、具有包容力，女性的脂肪軟並有彈性、脂肪組織也多於男性，女性的生理條件天生符合孕育繁殖、柔性滋養、成為照顧者的求生存模式。

當我們的意識層次處於第一脈輪生存恐懼的求生階段時，『你的身體根本不聽從你的心』，完全就是身體主導著我們的命運；而【身體】天生就是【求生存的載具】，它會「生老病死」、「成住壞空」，因此當我們的意識狀態是被求生存的身體掌控時：我們就會不由自主以「生理／外在條件」去決定一個人的【生存價值】，這也是【重男輕女】的關鍵之一。

當男女的「意識層次」處於【求生階段】，男女的生命模式都會以求生存為基底，求生存的一大重點就是交配繁殖，這是為何男性較容易在肉體及情感上不專一：因為當男性意識處於「求生狀態」時，生理機能會不由自主地被生存恐懼驅使，這時男性就會發生所謂的「下半身思考」，在生理與心理上都會想與「更多女性」發生關係，背後的潛意識動機是以「繁殖為生存目的」，於是古代有三妻四妾、現代則是外遇出軌；當男性的意識層次處於生存恐懼中時，表意識

不會想談及婚嫁，大部分會以「發生關係、完成射精」為目的，這時很難顧及「是非對錯、道德標準」，也就會產生被女性認為是「情感辜負」、「射後不理」等態度與事件。

而以「求生繁殖」的層面而言，因為孩子都是來自女性的子宮孕育，因此女性可以百分之百確保孩子是自己的親生血脈，但是男性則無能百分百確定孩子必定是自己的親生血脈，尤其處於生存恐懼的個人意識是毫無信任可言的、必定有著質疑、猜忌、與掌控，於是處於生存恐懼的男性會藉由貶低女性價值、打壓女性力量，讓女性相信自己綻放原有的女性魅力是羞愧罪惡的……；這是為何以前年代有「三吋金蓮」、歐洲古代則發明了「鐵貞操帶」，前者透過限制女性行動、減少接觸外界的機會，後者透過讓女性穿戴並上鎖，確保女性在自己離開的期間沒有與他人交配的機會，兩者都是為了確保自己會是唯一的男性伴侶、孩子的生父、家中血脈相傳的主人。

所有人類的生命源頭都是女性，因此在男人的潛意識裡：女人是賦予全人類生命的源頭＝掌管人類生殺大權的強大存在，只有母親（女人）可以決定一個孩子（自己）的生死（是否完成懷孕生產的過程），當孩子出生後，母親對孩子的影響也遠遠勝於父親，這讓男人集體潛意識底層對女人有著極深的恐懼，如同人類（小我）真實底層對神性的懼怕，因此早期才會有那麼多貶低女性、物化女性的歷史（沙文主義）。

但令男性真正恐懼的不是因為女人擁有浩瀚無垠的陰性能量，而是處在創傷意識中的女性，會錯看錯用自己如同「大地之母」般無所比擬的力量去自傷與傷人，這有如一個擁有國家生殺大權的暴君／昏君，男人的集體意識才會企圖扼殺並操控（如此危險的）女性。

因此求生階段的男性會透過扼殺女性力量來確保自己的生存安全，以貶低／踐踏女性來剝奪／扼殺女性的自主力，使女人喪失活出自我的能力、也杜絕女人有離開自己／擁有其他對象的機會，以上是早期社會重男輕女的基層意識，男性以生理上的生存優勢（體力／擁有不受女性生理週期影響及孕期限制的勞動能力）來牽制女生的自我獨立性，將女性塑造為只能依賴男性的形象，因為以前的「社會集體意識」是以「無數個體意識」的【生存恐懼】所成立的，使女性不得不以家庭為中心，也以此牽制女性擁有「主宰人類（孩子／自己）生死」的能力。

生存恐懼的意識會視「陽性能量」為「強」、視「陰性能量」為「弱」，因此低頻意識的社會形態會「揚陽貶陰」；當一個人的意識層次再進一步退化，就會開始出現低於人性的獸性，這時「性騷擾、性侵害、性暴力、近親亂倫……」等等事件就會開始發生，無論對象是否願意、是否同脈的血親，只要自己的生理條件「足以征服」，就會強行完成想要的交配，他們就如大自然的動物般沒有是非對錯、道德觀念；但是自然界的動物沒有「潛意識創傷」、是純然的天生獸性，即便是動物間的強行交配也沒有「惡意傷害」的小我成分；可是當人類從人性退化至獸性的意識層次，都是因為累積了非常深厚的「創傷印記」，導致個人的意識層次嚴重退化，成為包裹著受害者之心的加害者、將自己無法消化的傷害轉嫁給他人。

【虐待事件、殺害事件】也都是相同的原因，孩子被父母虐待甚至致死、或是孩子殺害父母導致傷亡，都是人類潛意識創傷的積累，使個人意識退化成到獸性的層次，這也是為何現代女性的個體意識中仍然有著千古至今的集體創傷印記。

即便現在「重男輕女」的現象已減少，但是集體意識的創傷傳承並沒有消失，當女性的意識狀態處於生存恐懼，甚至會包庇甚至助長外界對女性的侵害行為、成為女性創傷的最大加害者，於是很多女性在遭遇到「性騷擾、性侵犯」後常常會有『自己做錯事了』的自責與羞愧感，也容易被身邊的長輩或社會「勸說息事寧人」或「檢討被害者」，就是社會集體意識為了牽制女性、塑造出『女性散發魅力是不對的（這會吸引伴侶以外的男人、違反血脈傳承）、女人性感是危險的（容易遭致求生意識低下到獸性的男性侵犯）』。

女性從前至今的「集體性創傷」仍在運作著，早期被社會與家庭牽制的女性意識讓她們只能以受害之姿來保護自己、犧牲忍吞去迎合社會框架以避免招致更大的威脅，她們潛意識根深蒂固的被植入：「女人就是弱者，女人就是會被欺負，女人想要生存就要安守（男性所賦予的）本分！」，這是她們終其一生的求生之道，因此對她們而言「獨立、聲討、反擊」本就「不該是身為弱者女性應該做（能夠做）的事」，對她們而言「獨立自主」是很危險的思想言行，這都是為了符合陽性社會意識對女性的牽制所灌輸的生存概念，到這裡就不難理解為何有些女性被性騷擾、性侵害後很容易被身邊的人反過來檢討，或是陷入自責的感受，這也是為何現代很多女人仍會不自覺的隱藏自己的性特徵、並對展露出性感魅力的自己感到極不自在（甚至不安）。

在某次的深度療癒課程中，現場將近四十位的女性學員一同有著多數女性的創傷經驗，她們很多人都經歷過被重男輕女的對待、程度不一的性侵犯事件，很多人從小受到家中男性成員的侵害、被女性長輩禁聲；有人藉由割捨女性身分來反抗集體命運的傳承、卻引發女性生殖器官病變；不少人從小就被剝奪獨立思考的權益，成年持續將類似的女性受害情節複製在工作、人際、婚姻、家庭中……；然而讓她們最凍結的內在創傷卻是『被家中女性長者（尤其母親）的重男輕女與默許侵犯』，當時現場有著相同議題、重疊性的創傷頻率，課中集體的互相共振非常強大、療癒釋放的力道非常深刻，大部分的學員在深度釋放的過程都經驗到「重男輕女」的背後有著無法被頭腦理解的「愛的傳承」。

早期集體意識的洪流，讓女性難以從重男輕女的意識中脫困，身在其中被殘暴的犧牲及扼殺的女性們，既無力反抗、也無能改變，不得不成為集體意識的成員之一，她們在這樣的女性創傷印記中：從一個女兒長成一個女性、再到成為一個妻子與一位母親；每個母親都只能給予孩子自己僅有的一切，她們的潛意識因為不捨將自己遭受到且無法避免的女性創傷讓與自己相同性別的孩子也一起承受，這樣的情感到了表意識會變成難以理解的方式來保護自己的孩子：就是「比誰都更重男輕女」，因為『我無力阻擋與改變生為女性所遭遇到的不公及傷害，只能期許我的孩子和我不是相同性別，就不必承擔和我相同的女性創傷』；身為母親對自己所遭受的女性創傷既無力改變也無能停止，當自己也生下一個即將遭受和自己相同創傷的女兒，對一個母親而言是難以承受的「不捨與罪疚」，這份難以面對的潛意識狀態會化為一個「看似相反」的「外在劇情」，使她們比任何人都「重男輕女」，這是連母親本人終其一生都不見得會覺察得到的「被扭曲的母性」，是「對孩子的愛」、也是「對自己（集體）的恨」，這份難以被理解也無從訴說的內在痛苦往往讓女兒感受到的是「媽媽比誰都更重男輕女、更不愛我、更不公平」，便化為「女性集體創傷」的能量之一、成為了延續【重男輕女】的結構。

所以許多女性在成長的過程中，會因為性別或是家中成員排行的順序、遭到父母的過度要求或忽略，造成大多數的女性對自我女性的價值有相當錯誤的概念，這個部分通常會延伸出兩個層面：

1.女人必須犧牲奉獻、過度付出、不可享受、不能放鬆、不許表達、過多背負、扛起「一個女性應該要做」的所有事情……深深壓抑了陰性能量的正確流動，使自己處於掏空的付出軟弱。

2.女人太強調「女性主義」，背後真相是自己深深抓取了【重男輕女】的信念，內在的某個層面正正處於「揚陽貶陰」，不停在跟自己的「女性價值」抗爭。如果真的接納身為女性的身份，就不需強化、不需競爭、不需刻意展現、不需過度爭論是否平等。

由此可見無論是外顯的強勢，或隱微的犧牲奉獻，很多女性都在變相否定了身為女性的價值，這一份與自己的誤會使很多女人由內而外的否定了身為女性的身體象徵，導致許多女性第二脈輪的能量受阻，引發出**【所有子宮婦科相關的疾病症狀】**。

身體本身沒有問題，所有的疾病、都只是身體承接了我們內在創傷的印記，我們跟身體的關係、就是我們與自己的關係、也直接反映我們與世界的關係，包括：金錢關係、工作關係、朋友關係、人際關係、環境關係、甚至與神的關係（母親就是我們物質生命的神）……。

◎女人是能使男性成長為男人的大地之母

一個女人的子宮就如孕育萬物的宇宙，擁有無與倫比的創造力，同時也是物質業力輪迴的黑洞，承載了所有集體意識的生存恐懼（集體歷史性的扼殺陰性能量）。

因此當女性的意識處於生存階段時，對男性而言就是生命中最大的威脅者了，因為女性既是生命的給予者（肉體子宮），同時也能是生命的毀滅者（內在黑洞），同為低頻意識的男女在發生衝突時，女性潛意識的謀殺之意往往狠於男性；所以幾乎所有的男性都深受生命中「第一個子宮＝母親」的影響，因為在女性覺醒於自己、真正成長為「女人」前，通常會歷經被集體意識的黑洞吞噬：踐踏自我女性身分、委屈求全自我犧牲；或以自我的心靈黑洞去併吞他人：高度掌控占有、對外強勢與攻擊；若女性自身尚未穿越集體投射於陰性存在的課題，那麼除了會在伴侶關係中上演相愛相殺的劇情，更會以母親的身分在親子之間上演相同的傷害，大多在這種狀態下的母親會特別容易影響兒子。

因為心智不成熟的女性會在伴侶關係中尋找心中渴望的父性，當在伴侶身上尋求失敗（十之八九是失敗的）便會將這份對父性的渴求、在無意識中轉嫁給自己的異性孩子，而當一位男性從小接收到生命根源（母親：第一個子宮）不正常的期望值時，會因此被扼殺原有的陽性力量、造成長大後內心持續軟弱無力，或是在自己尚未成熟時便被迫進入陽性之姿、成年後會呈現過度陽剛／極端的理智。

也由於很多男性都沒有被生命中「第一個子宮：母親」完整的滋養成長，心智年齡會停留在孩童時期的畏懼、仇視、渴求母愛卻又慾求不滿的階段，他們在面對往後所遇到的女性、都會有著與面對母親時相同的潛意識反應，因為每位女性對男性而言都是母親的投射，男性會自動將兒時被母親扼壓／貶抑／沒被滿足的愛及支持的劇情複製上演，這些看似集體性的無限輪迴，只能在女人的內在意識覺醒後終止。

通常在兩性關係中無法忠實的男性，都是內在小孩想透過不同的異性找尋「心中想要的母親」，因此當他們與不同的女性發生性關係時，就等於是透過她們的子宮「回到母親的子宮」、也就彷彿是「找到母親」，這源於兒時沒被母愛完整滋養，心靈深處才會渴望回到母體再次被孕育，若男性的伴侶也尚未蛻變為「女人」，他們便無法在其身上找到母親，潛意識就會驅使他們不斷往外找尋「母親」。因此女人的自我覺醒會滋養男性伴侶的心智成熟，被「大地之母」孕育重生的男性已不在生存階段，他們毋須再向外找尋，會自發性的忠誠於關係／生命／自己。

「重男輕女」對男性的傷害並不亞於女人，集體意識對女性不正常的打壓、在無形中也將這份重量加諸在男人的身上，男性所承受的苦很多只能是「無法言喻的痛」，而這份「無法言喻的痛」有時會以「性」的方式呈現：正常的男女交合中，男人的陽具屬「進攻」、女人的陰道是「受體」，當兩性伴侶中的女性屬**【強勢陽剛】**、男人的陽性力量**【被迫退位】**，輕則對伴侶沒有性能量的進攻慾望、重則男性的內在陽性會遭到閹割，導致「陰盛陽衰」、性功能失衡衰退，身體更易有泌尿系統與攝護腺的隱疾，還會延伸到消化系統胃與肝膽的疾病。

有些男性喜歡口交、肛交、顏射、SM等性愛方式，都是「讓女性較難真心享受、而男性卻擁有絕對支配感」的性愛模式。**口交**：是透過女性「女下男上」的為男性服務（服從），把無法坦然正視的**【陽性創傷】**，得到適當的「征服感」；**肛交**：很少女性會從肛交感到愉悅，大部分是配合男性伴侶的嘗試，而也正因肛交是女性會感到痛苦的性愛方式，這對男人而言滿足了「妳即便痛苦也要順從我」的**【支配權】**；**SM**：任何喜歡有點粗暴的性愛、或喜歡SM的男女，都有著童年被虐待的傷痛，因此潛意識將「痛」錯認為是「愛」，包含傷害、虐待、甚至虐心，裡面有仇恨著當初這麼對待自己的大人、也有仇恨當初只能被這麼對待的脆弱的自己，如此交織重疊的愛恨感受，有時會讓人以「性虐待」的方式尋求抒解；男人一方面以這些方式向伴侶（母親）證明自己【是個男人】（向母親證明自己是個有能力的兒子），同時也享受伴侶（母親）在那些性愛過程中被壓制在自己底下、就是如他們幼年被壓制的陽性力量的憤怒宣洩，裡面是一個小小的兒子對母親的無言吶喊。

女人也會容易因潛意識的創傷凍結，形成不自覺的防衛感、抗拒被侵略，做愛時下體肌肉可能緊繃甚至痙攣，輕則沒有性愉悅、重則有性交疼痛，這是因為潛意識仍視男性為需要防範的敵人，心理便不願被男性伴侶進入＝親近＝兩性相斥。

◎女人大地之母的力量能滋養男性成為男人

女人往往需要以尚待成熟的男性為對鏡、進而發生自我蛻變，在歷經這些過程後的女人，會帶著感恩的心境面對仍然處於脆弱意識的男性，只有當個體女性穿越集體意識的創傷印記，便會在內在心靈重新孕育自己、生出自己，會從自身的陰性能量中覺醒蛻變，必然柔和又堅強、自信又謙卑，既能勇往直前、又甘於退居而後，這份力量也將滋養身邊所有的人，被其影響的人們也會散發相同的頻率、開枝散葉地共振集體意識提升，這就是經常被提到的「大地之母」一詞真正的內涵！

當一個女人活出天生內建的大地之母的力量，必然會以足夠成熟的愛與空間陪伴孩子成長，此時的女性能真正看到男性心靈底下最深處的脆弱與委屈，女人有能力發自內心的包容、允許、接納、滋養男性，就如同一位母親在孕育孩子一般、讓男性內心遭到閹割的陽性力量再度重生，就如同是男性伴侶的【第二個子宮】、使生命中的男性們得以在自己內在的女性力量中孕育成長為「男人」。

◎母親VS.女性意識

陰性能量是生命之源，陰生長陽、陽滋養陰，陰陽要平衡需從陰性能量的凍結釋放開始；這將從外層【每人與母親的關係】、來到內層的【我們與自己的關係】。

但是很多母親的「內在小孩」還來不及長大成為「一個女人」就要「為人妻、為人媳、為人母」，很多母親都還來不及「做自己」就要不斷因應各種女性角色去供給、並且不同的角色還會有不同的標準，也很多母親根本來不及知道什麼是「愛自己」、就得「給出自己、貢獻自己」……；很多母親在如此困難重重的處境下：如何不在其中「揚陽貶陰」？如何不在其中「軟弱無力」？又如何不在其中「過份自強」？

於是母親別無選擇，只能將自己的一切（無論是母愛或是傷痛）都毫無保留的複製給孩子，這無關媽媽的意志與意願，是從母體懷胎就必然發生的事情，母親與孩子都沒有選擇的餘地，這是為何每個人都有父母關係課題，並且兩者中最重要的會是母親課題。然而我們跟母親的關係仍然只是外層，真正要回到的是內在與自己的關係，我們是利用母親課題超越母親課題，深入到自我女性價值：女性集體創傷的療癒。

這是為何每位女性的覺察療癒如此重要，以上所有狀態都和女性集體的創傷意識有關，當潛意識在求生時只有【你死我亡】，而在女性的創傷意識中，敵人【就是男性】，我們【真的不可能】在【面對敵人】時還能建構：和諧的關係、有愛的婚姻、美滿的家庭……；於是必定在兩性關係中有所廝殺，而我們的下一代會無可避免承接並延續這個模式，這就是造就集體創傷不斷傳承下去的原因！

沒什麼比遠離身體更能讓我們遠離傳說中的合一、無條件的愛、一體的神性，也沒什麼比連結身體更能讓我們遵循階梯性的回到靈性之境，身體會以它的方式提醒我們認出【小我無傷之傷】，我們在這過程中必須經驗【重生與死亡的交替】，經過懷胎自己（覺察）、然後陣痛自己（療癒）、最後生出自己（轉化），這些自我重生的過程就像「被懷著的胎兒」一樣有著與世隔絕的孤獨，但是看似獨自的胎兒實際上是被生命之神／母親全然包覆孕育著（無論胎兒知或不知），而彷彿獨自經驗一切的我們也同時是被一體相連的生命層層包圍著、支持著、愛著（無論我們知或不知）。

因此女人必須從第四脈輪的乳房（愛的容器）的覺察進入自我療癒，這將會釋放一個女人過往所有有關愛的心痛與創傷，這時乳房（愛的容器）才會開始被灌注愛的能量、女人才開始有能力「愛自己」；一個能從心輪愛自己的女人才有力量真正支持她生命中的男人、停止利用心輪所延伸出的「雙手」犧牲奉獻自己（相愛）或企圖掌控抓取男性（相殺）的兩性戰爭。

而女人也要必須能正視自己的下體（孕育生命的性愛入口／生育生命的出口），很多女人基於女性的集體創傷意識，對偉大的女性下體（陰性能量象徵）感到極深的排拒，女人的陰性器官便容易發生各種病變（子宮、卵巢、乳房）。

因此每位女性都應在每天溫柔觸摸自己的身體至少十五分鐘，去釋放集體意識對女性的扼殺、對性的羞愧／罪惡感，當中至少要有兩到三分鐘溫柔緩慢的撫觸自己的下體：

1. 好好觸碰恥骨的形狀及大小陰唇的皺摺
2. 放慢指尖去感受陰蒂的敏感
3. 感受尿道口、陰道口黏膜邊緣的觸感
4. 輕柔撫觸會陰的肌膚及肛門口與股縫的每個皺摺

以上是看似簡單卻非常滲透的女性身體覺察，請每天帶著對自己的敬重在五分鐘內專注的進行，這將釋放女性集體意識的厚重印記，我們天生內建又浩瀚無窮的陰性力量也會同時甦醒。

身體永遠誠實，有些女性因為潛意識中的創傷凍結（尤其曾遭重男輕女、性傷害的女性），在生理上會出現各種女性症狀或疾病（子宮卵巢乳房的發炎／堵塞／沾黏／囊腫肌瘤腫瘤／癌症），嚴重者更會讓自己【失去女性器官】，因為潛意識相信：不當女人就不會再被傷害了。

因此有婦科症狀的女性都建議深入下列的自我覺察：

1. 我認為怎樣才是值得愛與被愛的女人？
2. 我對自己身為女人設下了哪些條件？（身體外表、個性特質、關係模式）
3. 那些條件有多少能讓我在達成之後、是由內而外的喜悅、滿足？
4. 又或是在達成之後：隨即出現的會是更高層次的目標、設定？

5.如果我所設定的條件一直都沒有達到呢？

6.我在心中是怎麼看待這樣的自己（我這樣的女人）？

7.或我認為別人是怎麼看待這樣的自己（我這種女人）？

8.我有真心在意【僅僅身為一個女人】的自己的內在自信和身體愉悅嗎？

9.我若以內在母親對待自己的方式、回應內在小孩的品質又是什麼樣子？

10.我是否會將以上種種投射到伴侶對象的條件設定中？

11.或總是在兩性關係裡歸咎為是伴侶應負的責任？

12.如果我身為一個母親，我又將如何為孩子定義【身為一個兒子／女兒的樣子】？

當我們願意每天從上述的身心覺察進入女性的自我覺察，會非常幫助女性集體潛意識的療癒，因內在凍結而產生的身體症狀也會一併減輕、解除；有不少學員夥伴分享自己在透過身體覺察，釋放對女性身分享的創痛後，原本的婦科問題就不藥而癒。而身體反映心靈，當我們身體對應陰性能量的區域回歸健康平衡，我們的兩性關係、親子關係、婚姻家庭也會恢復和諧親密美滿。

◎「第二脈輪」身心覺察療癒練習：

每天利用第二脈輪的身體對應、為自己落實身體覺察（詳見「身體覺察的步驟」）。

◎請在落實第二脈輪身體覺察時：

全程保持深呼吸，將氣從胸腔吸至下腹部到最極限，並緩緩吐氣，每一次的吐氣都不斷的放鬆身體……以上請在整個身體覺察的過程中重複。

◎在落實身體覺察時，請同步觀察身體上的好轉反應：

腰痠／痛（釋放過去堅信「只能依靠自己」的生存恐懼）

腹漲／悶／痛（釋放對女性自我身分及對母親的悲傷與憤怒）

生理月經的提前或延後／血量增多或量少或有血塊（身體第二脈輪的賀爾蒙性腺在自動調節恢復平衡、以3-6個月為期）

下體分泌物增多（排生理婦科的寒氣及腎臟泌尿的恐懼能量：凍結的恐懼能量是寒氣之源）

任一處起疹：癢、熱、痛、或無感（釋放體內因恐懼及悲傷而積累的防禦性憤怒／發炎因子／自我毀滅模式）

◎當你有身體上的好轉反應，請同步觀察隨之而來的「好轉感受」：

腹腔鬆開、呼吸下沉、腰椎彈性有力、骨盆正位、婦科健康平衡……。

內在心靈對母親能真實靠近、物質創造能力提升、與人的關係自然流動敞開、能真正融入與伴侶的親密互動及享受性的交融……。

【每人的身心印記與療癒進程皆不相同、勿抗拒或執著好轉反應的發生與否】（**建議反覆重溫「身體覺察步驟與相關釋疑」**）。

◎請利用第二脈輪的心靈對應進行自我覺察：

1. 你能夠自主創造豐盛（金錢／工作／關係）的能力如何？

你與人的互動相處是否能夠自然敞開、自在連結嗎？

你更偏向哪一種失衡的創造力：

匱乏消極／沒有創造的動力？

反向創造／自我毀滅的創造？

（提醒：大多數人很有可能是每個失衡都有，差別只在各種失衡的比例不同，建議同步利用所有已被對比到的失衡面向（也許不止一種）、成為綜合性又全面向的自我覺察線索。）

1. 妳是否有婦科症狀的問題？
2. 妳欣賞自己的性別、身材、滿意自己的體態嗎？
3. 妳有沒有認為一個女人「應該」具備什麼條件呢？（如外型、言行、工作或關係的模式）
4. 妳有暴飲暴食／性／戀愛／購物上癮的傾向嗎？
5. 兒時對母親的印象是什麼？
6. 兒時的你對母親有何種期待的失落、不諒解、挑剔？
7. 妳內心一直以來是以什麼樣的眼光看待母親？
8. 你成年後多大程度的活出和母親相同的樣子？或哪些面向極力與她相反？
9. 你與伴侶的距離是否能既親密也有空間、不依賴也不疏離、相生相等的互動你目前覺察到自己有伴侶關係、婚姻家庭、親子關係中，和兒時的你印象中父母之間的互動模式及你對他們的感受……有哪些相似或相反的地方？（以上請盡可能詳細列舉）

以上請以本章內容深入覺察自己第二脈輪的身心對應，並連結心中兒時對母親的情緒感受、再一一對應背後的潛意識信念、延伸觀察外在際遇是否與之相符。

並將你在身心覺察的過程中所發生的身體反應及情緒釋放紀錄下來、再利用本章的身心對應與好轉反應對比進行更深度的自我覺察，這將會大幅增加我們身心覺察療癒的進程。

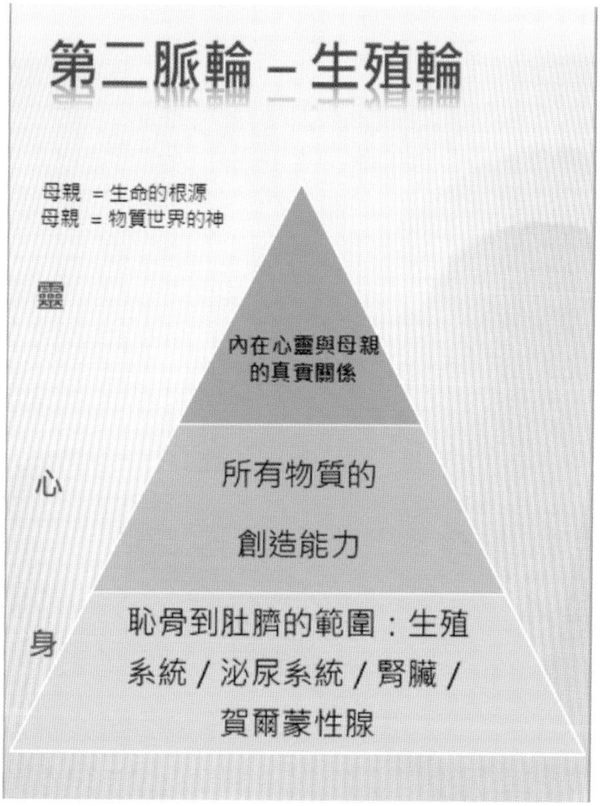

【第二脈輪重點整理】

1.身體對應：整個下腹部：骨盆／生殖泌尿系統／腎臟／賀爾蒙性腺

2.心靈對應：無限物質的創造力

3.靈性對應：與母親的真實關係

【第二脈輪身體覺察部位】

恥骨到肚臍的高度、整個下腹部環繞一整圈。

【第二脈輪身心好轉反應】

腰痠／痛

腹漲／悶／痛

生理月經的提前或延後／血量增多量少或有血塊

下體分泌物增多

任一處起疹（癢／熱／痛／或無感）

【第二脈輪身心好轉感受】

腹腔鬆開、呼吸下沉、腰椎彈性有力、骨盆正位、婦科健康平衡……。

內在心靈對母親能真實靠近、物質創造能力提升、與人的關係自然流動敞開、能真正融入與伴侶的親密互動及享受性的交融……。

「內外永遠一致、身體永遠誠實」

當我們落實第二脈輪的身心覺察，會為我們帶來與母親的真實靠近、與伴侶的親密和諧、與孩子共同發生療癒轉變，並會提升創造外在物質的能力、享有自己本然豐盛的生命品質。

以上是深入「第二脈輪」的身心覺察後，會確實帶來的身心轉化、生命蛻變。

【身心覺察的內涵非常精深，我嚐試用文字在書中詳盡分享，你不需要擔心自己無法深入、不用害怕做對做錯，只要秉持「持續不墜、傻傻的做」的願心、好好利用以上初步但完整的身心覺察資料庫去一遍一遍再一遍的練習，每天老實操練的夥伴必為自己帶來身體的釋放、內在的療癒、外境的轉化。】

（關於第二脈輪身心覺察療癒的轉化真實分享，請上學院官網點入「學員分享」。）

五

第三脈輪身心覺察療癒：上腹部、身心靈消化系統、皮膚過敏的源頭、真正的自信、學習與吸收內化的能力、成功與成就的自我展現力

第三脈輪也名「太陽神經叢」，能讓我們活出真正信任生命的能力，讓我們可以謙卑卻不自貶、真正自信而不自大；基於對生命的信任感，我們也能不分條件的信任自己的當下所是，可以超越外在條件、自在放鬆的向世界展現自己，發揮在物質世界中正向有力的權威特質，將心中的夢想、藍圖、願景在現實中創造出個人的成就。

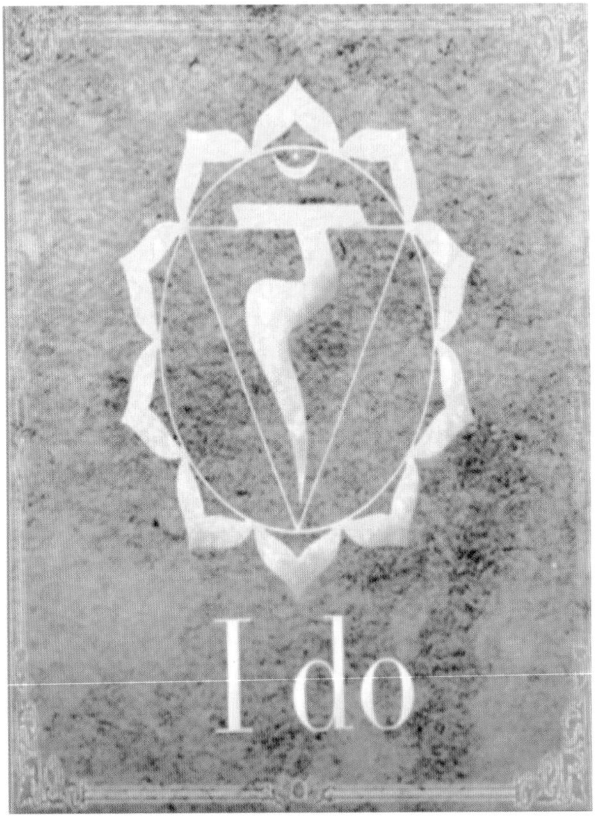

◎第三脈輪身體對應

從肚臍至肋骨環繞一整圈，包含整個上腹腔至中段脊椎的部位。

對應整個消化系統：右肝膽、左胃脾胰、小腸、淋巴系統、腎上腺素。

◎第三脈輪各身體部位所對應的內在狀態

1.第三脈輪的左胃脾胰對應陰性能量（與母親的關係）：

當內在陰性能量長期失衡，便會產生犧牲委屈、隱忍心酸苦水、自卑憂鬱的情緒印記，將導致各種腸胃症狀與疾病：消化不良、胃酸、胃潰瘍、胃出血、胃食道逆流、小腸吸收問題、腸躁症……等各種腸胃症狀。

2.第三脈輪的右肝膽對應陽性力量（與父親的關係）：

當內在陽性力量長期失衡，便會產生侵略強勢、急躁易怒、自大、躁鬱的情緒印記，將導致各種肝膽症狀與疾病：解毒功能失調、肝炎、肝硬化、膽結石、淋巴系統污染、慢性發炎體質、所有皮膚過敏問題（後面內容將詳述身體皮膚的覺察）……等各種與肝膽相關的症狀。

3.小腸消化系統：

當第三脈輪能量失衡，容易過度緊張、焦慮、神經質反應，使小腸吸收不良，一則讓食物還來不及分解吸收就被消化、並透過第一脈輪排出，於是生理上可能會發生「吃不胖」的體質；二則食物難以被分解消化，在消化系統中過度停留，造成腐敗、引發胃部胃酸與脹氣，在生理上造成「易胖體質」；前者心理上會容易因為驚弓之鳥的神經性反應，讓所知所學還來不及被第三脈輪真正吸收、就要快速的以第一脈輪去行動（第一脈輪失衡二），容易流於膚淺的理解與踐行、難以參透事物的真實內涵；後者則會因身心的消化不良，易使所知所學無法被第三脈輪真正吸收、也難以被第一脈輪實踐行動，常常會感覺自己有「讀不懂、學不會、背不進」的情況。（本文中「真正的學習」將會詳述）。

4. 淋巴系統：

當情緒印記導致肝膽解毒功能失衡，便會使淋巴系統受到污染，體內堆積的毒素廢物也會隨著淋巴系統走遍全身，形成身體各處的淋巴堵塞甚至結節、弱化該部位的循環代謝、使身體慢性發炎。

5. 皮膚系統：

皮膚是人體最大的排泄器官，而我們的血肉骨內臟皆在皮膚底下，因此皮膚也是象徵我們與世界的健康邊界。脈輪1-3對應，當第一與三脈輪失衡時，內在的不安全感會使我們對外在世界不自覺地防禦、自我保護、過度逞強，長期下來便會使皮膚系統潰堤＝與世界的邊界崩盤。

◎皮膚問題反映人我邊界的問題

很多人都有身體皮膚的症狀問題，例如各種皮膚過敏、異位性皮膚炎、皮膚搔癢、紅疹、牛皮癬、紅斑性狼瘡　無論是「臉部 or 身體」、「長期性 or 短期性」、「免疫系統失衡引起 or 來自外在刺激」……；然而皮膚本身沒有問題，皮膚也不會自行過敏，是人們心中對人我邊界的失衡才讓皮膚邊界潰堤。

皮膚系統是身體的邊界、也反映我們內在心靈與外在世界的邊界，代表我們與所有人事物的關係模式；許多人在人際關係、工作職場、感情關係中都容易有「人我邊界失衡」的問題，長期處在人我邊界失衡的人，皮膚系統都易有各種狀況，；也許有人會說「皮膚過敏是體質、外在用品、環境刺激導致」，但請記得**【身體就是潛意識、身體就是吸引力法則、身體反映內在心靈】**，因此即便有些皮膚問題看似是外在因素引起，都仍然是我們的潛意識身體在主導我們的思言行、在無意識中去選擇或創造會令自己發生皮膚問題的外在因素，例如飲食、用品、環境等等；即使是「身體體質引起」都是潛意識信念的創造，畢竟身體狀態都是直接反映出我們的心靈底片，沒有相應的心靈印記就不會形塑出符合的身材體況，包括被後天打造的體質；因此所有的「皮膚過敏症狀」都是來自「內在心靈過敏」（自我攻擊）。

皮膚底下含藏的是我們的「血、肌、筋、肉、骨」，象徵我們「自己」與這個「世界」的「邊界」；皮膚常有過敏症狀的人，心中對外在世界都有極深的不安全感，他們內心深深害怕「不夠好的自己會被這個世界嫌棄」，因此他們對自己非常挑剔、寧願不與人真實親密的靠近，內心與人總是保有距離，他們認為這樣就「不會被人發現我的不夠好、不夠完美，人們也就不會像我嫌棄自己一樣的嫌棄我了……」。

他們的內在脆弱有時會被潛意識以相反的姿態掩蓋，呈現出第三脈輪的失衡之一：「自大自負、對外界充滿批判不滿、時常看不起他人」的表象，有時他們會以為自己與他人的疏離感是因為自己比較優秀、不屑與劣於自己的人往來，其實他們只是把內在看待自己的眼光投射到外界去，這往往也是他們「人我邊界」失衡的原因之一；以上的內在狀態被身體承接的受體就是【身體皮膚系統】，我們都是將「內在心靈的過敏」反映在身體上才會造成「外在皮膚的過敏」**皮膚易有症狀的人在兒時都遭受過父母深深的挑剔及嫌棄、甚至感受過「自尊遭到踐踏」的心靈創傷**，這些兒時記憶令他們對自身的存在有著很大的羞愧感，因此成年後對自己的一切會極度敏感，經常不允許自己犯錯、對自我要求極嚴厲，他們總是會搶先別人一步對自己貶低、踩踏、自我隔絕，然後再將此投射到外界、防禦著別人也會這麼對待他們、甚至會搶先一步地先嫌棄挑剔與踩踏他人，不斷在無意識中創造出符合內在劇情的關係模式，周而復始地複製兒時印記、打造出相應的命運模式。

父母是我們生命中的【第一道關係】、也是我們【第一道人我邊界】，我們每個人在毫無邏輯能力的時期（包括連個人思想都沒有的胚胎／胎兒／嬰兒時期）都是透過【父母】在經驗這個世界，那時我們沒有【是非對錯、好壞喜惡】的概念，我們的善惡標準是以父母的喜好為先、我們的是非對錯是以父母的身教為主，我們完全是以「父母的信念、父母的眼光、父母的感受」在形塑自己的世界（邊界）；我們兒時與父母互動的記憶、對父母產生的情緒感受，都會直接影響我們成年後將以何種方式對待他人、與他人的互動……因此一個人的「人我邊界」是否平衡，反映出內在小孩與父母是否能夠真實靠近。

◎以下舉例：

【皮膚問題VS.人我邊界問題1】

不懂得拒絕他人，經常違背自我心意的被他人主導；不懂得劃清責任歸屬，總勉強背負不屬於自己的責任領域；不懂得遵循自我感受，總是讓人（朋友／伴侶／父母）介入自己的領域、影響自己的選擇；在人際關係中易有吞忍壓抑的失衡現象、在工作職場易遭受不公平的對待或不合理的處境、在感情關係中容易處於配合迎合的弱勢方、在家庭中更易成為失去自我的伴侶或父母。

身心覺察：身體左半能量較易凍結、胃脾胰失衡、消化系統因胃酸（心酸）過多導致運作不良、肌肉疲軟水抛、皮膚易因滯水而發炎、第一脈輪行動力弱。以上身體狀態反映內在邊界容易失去界線、易受他人侵略。

◎【皮膚問題VS.人我邊界問題2】不自覺的過度主導關係、與他人的互動總是強硬

不自覺的身為堅持己見、強勢發言的一方；不由自主讓人難以親近、容易引起關係中的紛爭；自己經常處於挑剔別人、批判他人的不滿感受裡；在人際關係中易產生矛盾與衝突、但仍我行我素，在工作職場容易傾向與人競爭、難以協同合作，在感情關係中易處於掌控、支配的強勢者，在家庭中易成為自我意識過強的父母、使家中成員感到壓迫。

身心覺察：右半能量較易凍結、肝膽失衡、排毒功能不良、肌肉緊繃僵硬、關節易暗沉、皮膚易因火氣而發炎、第一脈輪行動急躁衝動。以上身體狀態反映內在容易為了強大自我而使他人界限受侵。

◎【皮膚問題VS.人我邊界問題3】

刻意疏離外界、以劃清界線建造自我孤立的城牆

過度自我防禦、寧願孤寂也不敢敞開自己；以【隔絕世界】的方式躲在【自我保護】的想像空間；無法真實融入生活中的互動、擴展自我生命；在人際關係中易有「刻意孤獨／被孤獨」的矛盾受傷；在工作職場易因個人的封閉引起人際誤會及影響效率；在感情關係中易因自我樹立的城牆、凍結雙方的情感流動；在家庭中容易呈現無法融入其中的狀態、使家中成員備感疏離陌生。

6. 腎上腺素：

第三脈輪對應的腎上腺素是啟動求生機制「戰與逃」的腺體，當腎上腺素長期分泌失調、將影響第五脈輪的甲狀腺亢進（戰）或低下（逃）、也影響第一脈輪的行動力屬過度激進或放棄消極。

脈輪1-3-5對應：屬「能量向外」的【陽性脈輪】。

若能透過身心覺察釋放第三脈輪的身體印記：

往下會帶動【第一脈輪】的行動力：「能夠信任生命而無懼的以共好互利為行動的願力。」

往上將影響【第五脈輪】的表達能力：「以個人存在對外穿透又有力的表達、進階發展出生命領袖的權威特質。」

◎第三脈輪心靈對應：內在消化系統

第三脈輪的「消化系統」其實不只肉體消化系統，而是「身心靈」三個層次的消化系統。

1.身體消化系統：

脈輪1-3-5對應，我們先由第五脈輪入口食物、由第三脈輪的腸胃負責吸收分解，再將不需要的多餘廢物透過第一脈輪的下體排泄出去。

2.情緒消化系統：

脈輪1-3-5對應，我們每一個沒被自己正確表達的情緒，都會先由第五脈輪錯誤吞忍、再由第三脈輪的消化系統承接情緒印記，創造自我受害。

所有【肝、膽、胃、脾、胰、腸】的相關症狀疾病，全是我們錯誤否定、吞忍的情緒印記：**委屈、辛酸、苦水、壓抑……等軟弱的情緒感受影響左胃脾胰，生氣、憤怒、不平、暴躁的情緒能量則影響右邊肝膽。**

當肝膽失調使解毒排毒功能下降、淋巴系統就會受到汙染，關節易堆積廢棄物質、導致體內慢性發炎。關節部位暗沉及各種皮膚症狀都和慢性發炎有關，根源是肝膽儲存過多怒火情緒印記。

當左胃脾胰錯誤的吞忍委屈心酸、不平苦水……必會帶來右肝膽的爆發，我們會在某些時刻將第三脈輪失衡的情緒印記，藉由第五脈輪發出具有破壞性的言語、傷害身邊的人與關係，從左胃脾胰的受害姿態轉為右肝膽的加害者身分。

脈輪1-3對應，我們會用第一脈輪的行動力將第三脈輪的真實狀態活出完全相符的現實人生：

若第三脈輪平衡，將使第一脈輪有無懼的行動力；若第三脈輪失衡於左胃脾胰的自卑逃避，第一脈輪也將是逃跑式的不敢行動或消耗自己的瞎忙行動（第一脈輪失衡一與二）；若第三脈輪失衡於右肝膽的自大強勢，第一脈輪將是經常處於生死競爭般的輸贏之鬥（第一脈輪失衡三）。

以上請務必利用本章節的身心覺察療癒系列：為自己練習各脈輪的身心對應、並為己一一串聯，將會大幅增加身心覺察與自我療癒的能力。

3. 靈性消化系統：

脈輪1-3-5對應，我們所有的理念願景、夢想藍圖願景、企圖心……都是經由第三脈輪的第三道消化系統：「靈性消化系統」，去吸收、分解、內化，再往下透過第一脈輪產生相對應的行動力、實踐力、將夢想藍圖活成實相。

但很多人對自己的夢想願景不知從何開始、或是在執行上沒有方向，這是第三脈輪的能量凍結，讓靈性消化系統無法發揮、使心中理想無法被吸收整合；很多人的生命藍圖就卡在這裡，導致第一脈輪無法正確實行，也無法明確的散發個人生命的影響力（第五脈輪無法輸出）。

因此第三脈輪的平衡，將帶動第三道消化系統－靈性消化系統的力量：使我們的生命志向被吸收內化、從第一脈輪平衡又踏實地活成實相。

◎當第三脈輪的身心能量失衡時，會有以下狀態：

第三脈輪的失衡一：【自卑、軟弱、自我打擊與退縮】

在這一極的人腎上腺素失衡於「逃跑模式」，習慣退縮、先行示弱，身體左邊陰性能量較失衡，第一脈輪傾向失衡一及二；個性外軟內硬，經常選擇吞忍、壓抑、委屈自己，不敢為自己適當發聲或爭取，常因自我否定而無法展現自己的機會，即使受到委屈不平的對待也會選擇吞忍、甚至會自動犧牲自己的權益；古話「好人不長命」，這裡的「好人」只是外在看似溫順柔和，實則是內在因兒時印記才無法展現自我力量的「濫好人」，導致長期習慣吞忍壓抑情緒、造成體內毒素堆積，自然就「不長命」；所以「濫好人」只是內在軟弱、並不見得是真正的良善，也因為內在對自己的不敬重、導致外在表達（第五脈輪）經常不被聆聽，造成自己更加退縮的惡性循環。

◎長期處在第一種失衡的【身體狀態】：

胃脾胰消化功能不良（承接過多的情緒印記）、尤其胃酸易失衡（過多及逆流）；左肋骨可能較凸、淋巴循環較慢、體內易滯水（儲存生存恐懼）；皮膚偏白、肌肉組織疲軟無力、易腹瀉（第三脈輪的意志力薄弱）。

◎此失衡的療癒核心：

利用文中的身心覺察內容、以及文末的身心覺察引導，練習從身體的感知連結內在小孩的感知，深入兒時被父母嚴重貶低甚至羞辱的創傷感受，並要在過程中練習讓「生氣」的情緒感受流動，將能提升第三脈輪的陽性力量、平衡長期被弱化的陰性能量（受害受苦之姿），開始能以陽剛意志大方的自我展現、以此創造相應的外在成果。

第三脈輪的失衡二：【自大、強勢、批判與競爭】

在這一極的人腎上腺素失衡於「戰鬥模式」，喜歡競爭、較勁、帶有侵略性的敵意，身體右邊陽性能量較失衡，第一脈輪傾向失衡二及三；個性外硬內軟，表面跟第三脈輪的失衡一相反，看似很容易有自我優越感及較自信的展現，但是和「第一脈輪失衡三」一樣都是基於內裡極度的自我貶低、批判、憤怒；源於兒時不被父母認同、讚賞、肯定的兒時印記、在成年後習慣過度使用意志力去表現自大、自信、自我優越，容易對別人散發富有敵意的競爭性，並會不時表現對他人的苛求、貶低、批判，易令別人心生畏懼而主動疏離，他們內裡對自己極度脆弱的自尊心、導致人際關係上難以真正的和諧；所有我們與人的關係都是映射出我們與自己的真實關係。

◎長期處在第二種失衡的【身體狀態】：

肝膽失衡，易暴躁、不滿、生氣，積蓄內火燃燒、影響腎上腺素常處於戰鬥模式，右肋骨可能較凸、皮膚易暗沉過敏（內火過多所引起的體內發炎）、肌肉組織緊繃僵硬（身體慢性發炎）、口苦口乾口臭（第三脈輪肝火導致第五脈輪的口氣）、易便祕（第三脈輪情緒消化系統導致第一脈輪的排泄狀況）。

◎此失衡的療癒核心：

利用文中的身心覺察內容、以及文末的身心覺察引導，練習從身體的感知連結內在小孩的感知，深入自己總是強勢、批判、憤怒底層的脆弱、悲傷、與無助……尤其是被埋藏至深的「無能為力的自己」，那將會釋放童年的生存恐懼、卸下成年後因兒時印記而築起的防禦性高牆，停止將原生家庭的創傷模式複製到現在及未來的人我關係中，使周遭的所有關係都能開始綻放和諧幸福、相處愉悅的能量頻率及生活實相。

以上都是第三脈輪的失衡，都有著共同一個等待被看見、聆聽、被允許表達的內在小孩。

無論我們經歷過什麼樣的故事情節、各自的身分背景有多麼不同，每人潛意識內在小孩的兒時印記都是一模一樣，沒有任何人的印記會因為原生家庭的背景不同而有更重或較輕的區別、我們所能收獲的療癒轉化也是絲毫沒有分別的：這就是來自生命慈悲的「全然平等性」，也是真正的覺察療癒所必然具備的「絕對純粹性」。

我們在透過身心覺察將每一個面向的自己都一一認領回來以前，都極有可能是【所有失衡面向都同時並存】，差別只在內隱或是外顯：例如有人也許外在是失衡一的軟弱畏縮、內在也有著失衡二的自大與批判性；或有人外在是失衡二的強勢自負，內裡卻是失衡一的自卑脆弱；因此在利用本章內容進行身心對應時、請盡可能詳盡的檢視自己，並且務必每天進行，你將會在熟練身心覺察的技巧後、挖掘出不同層次的內在信念、活出不可限量的轉化奇蹟。

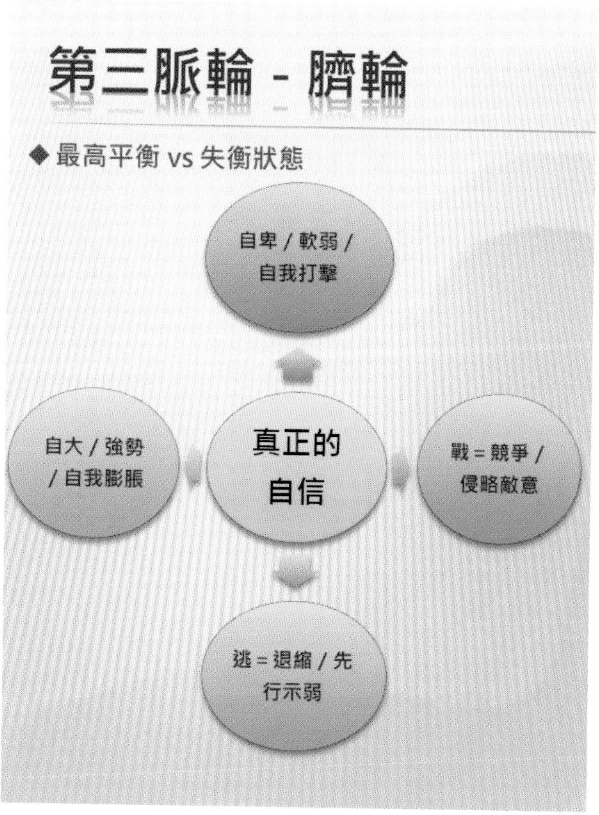
第三脈輪 - 臍輪
◆最高平衡 vs 失衡狀態
自卑 / 軟弱 / 自我打擊
自大 / 強勢 / 自我膨脹
真正的自信
戰 = 競爭 / 侵略敵意
逃 = 退縮 / 先行示弱

再次提醒：

身體就是潛意識、身體就是內在小孩、身體就是命運模式，若想改變毫無邏輯的潛意識信念、想療癒原生家庭內在小孩的兒時印記、想透過「知」（覺察）先天命盤（身體）改寫後天的運（轉化）……就需要腳踏實地透過身體的覺察進入內在心靈的療癒，便能與本所具有的靈性意識連結、自然發生超乎預期的生命蛻變。

◎第三脈輪靈性對應：真正的自信、信任生命的能力

很多人對自信的定義在「我擅長什麼」、「我擁有什麼」、「我會做什麼」、「我可以做什麼」，認為必須具備某些條件才會有自信。

Ex：帥美胖瘦、聰明智慧、金錢富裕能力、工作位階、事業成就、關係狀態……。

然而所有因為「條件」產生的自信都是非常短暫又極其脆弱的，只要外在有所變動，也許我們反應慢了一點、體態變了一點、錢少了一點、工作稍有不順、關係偶有衝突……原本自信的感受可以瞬間變【自疑】、甚至被粉碎。

脈輪是1-3-5對應的，第一脈輪原生家庭是我們的物質生命，我們必須好好落實第一脈輪的身心覺察、持續練習釋放內在小孩對父母的兒時印記、深入化解與物質生命的凍結，**才能展現「第一脈輪的自信：信任物質生命」**、**進而開展「第三脈輪的自信：信任自己的生命」**、**最後進入「第五脈輪的自信：臣服於靈性生命」**。

「真正的自信」是「信任生命的能力」，它無法建立在「外在條件」上，每一個人都不可能

十全十美，如果只針對自己的優勢、所擁有的外在條件而產生自信感受，往往都是不堪一擊的。

「身體」就是「你」，「你」就是「生命」，當我們願意對自己的身體有所連結、也願意練習在釋放身體印記時成為內在小孩最真心的聆聽者與照顧者，我們的心才會對自己開始產生真實的信任，對自己的存在（生命）也會有著同樣的信任。

我們會停止以自我懷疑去面對生命情境、不會以「我還沒準備好」或「我還可以更好」去推拖自我展現的機會；也不會因著對生命的傲慢去刻意表現、強求自我展示，這時無論我們擅不擅長什麼、身在什麼樣的處境、外在發生什麼事情、面臨到何種際遇……我們都能憑藉這份信任自己、信任生命的力量而從容自在、不卑不亢的活在當下。這就是第三脈輪的靈性對應「真正的自信」、同時往上對應第五脈輪「臣服的能力」。

◎真正的自信將帶來「真正的學習」：

真正的學習是每一時每一刻將日常生活中的點滴吸收內化、成為滋養生命的內在智慧，超越了上課讀書背誦等外在形式，而這考驗我們「活在當下的能力」。只有信任生命、才能活在當下，活在當下、才能打開覺知，而覺知帶來覺察、才能讓我們細微深入的觀察自己：從覺察外在的身體感受、言行舉止、關係模式，到覺察內在的情緒起伏、潛意識的信念模式……。

這是為何「第三脈輪」又名「太陽神經叢」：當我們可以對自己與生命是堅定又柔軟、無畏又謙卑，就能自在從容的實踐心中的夢想藍圖、專注創造自我的成功成就，並且願意與人共享榮耀，就如「太陽」般既不執著優越、也不在意高低，散發出不容忽視的閃耀，自動透出溫暖的光茫不分彼此的照耀眾人，成為使他人仰望、尊敬、而不心生畏懼的權威存在。

唯有自己願意放下過度的自尊、武裝、防備、與攻擊，去細細聆聽底下每個過去不被承認的面向（自卑、軟弱、無助、愚笨、無能、遲鈍……），並能將之與「優秀、強大、能幹、聰明、靈巧……」的自己一視同仁，才能超越是非、對錯、好壞的外在條件去看待自己，這時無論自己擁有什麼或是沒有什麼，都完全不阻礙我們展現個人的品質、發揮自我的能力、創造屬於自己的成功與成就。

◎「第三脈輪」身心覺察療癒練習：每天利用第三脈輪的身體對應、為自己落實身體覺察（詳見「身體覺察的步驟」）。

◎延伸第三脈輪身體覺察：

請深呼吸放鬆身體，將雙手輕放在左右肋骨的上腹部區域，以手的觸感放鬆地感受左右兩邊的上腹部：哪邊肋骨比較凸出？哪邊的肌肉比較緊繃？並利用已覺察到的身體狀態去對比文中所述的「左脾胃、右肝膽、陰陽能量」、及其所對應的「兒時父母關係、父母的情緒慣性、自己的情緒模式……」。

◎請在落實第三脈輪身體覺察時：

全程保持深呼吸，將氣從胸腔吸至下腹部到最極限，並緩緩吐氣，每一次的吐氣都不斷的放鬆身體……以上請在整個身體覺察的過程中重複。

◎在落實身體覺察時，請同步觀察身體上的好轉反應：

胃漲／悶／痛（釋放過去吞忍壓抑的委屈情緒）

口臭／口酸／口破（開始正向表達自己的真實感受）

乾嘔／真嘔／腹瀉（釋放習於隱忍自我的身體印記）

食量改變（如增多）／身體自動擇食（第三脈輪消化系統隨著印記釋放自動調整身體所需）

任一處起疹：癢、熱、痛、或無感（釋放體內因恐懼及悲傷而積累的防禦性憤怒／發炎因子／自我毀滅模式）。

◎當你有身體上的好轉反應，請同步觀察隨之而來的「好轉感受」：

消化改善、臟器指數正常、呼吸順暢、皮膚白皙、過敏消除……。

真正的自信感提升、正確表達情緒感受、增強自我膽識魄力、勇於展現自我創造成功……。

【每人的身心印記與療癒進程皆不相同、勿抗拒或執著好轉反應的發生與否】（建議反覆重溫「身體覺察步驟與相關釋疑」）。

◎請利用第三脈輪的心靈對應，延伸以下覺察：

1. 你在什麼時候及情況會發生【有條件性的自卑或自大】？

2. 你特別抗拒承認、以及討厭否定、或習慣吞忍的情緒感受總是些什麼？（例如憤怒、委屈、悲傷、自卑感……）

你通常又會如何處理它們？

3. 你壓抑這些情緒或表達這些情緒的模式……與兒時印象中的父母有哪些相同或相反的地方？而兒時的你對此有哪些感受呢？（請盡可能以孩子的身分與立場去進行這一道自我覺察）

4. 你所抗拒的情緒以及處理情緒的方式，和兒時對父母親的印象以及他們實際給予你的對待有所相似或相反的地方？

5. 當你連結到兒時記憶中對父母的情緒感受（內在小孩），請允許情緒的流動、並試著連結情緒當中想要訴說的話語總是些什麼……？（請放下成人的是否對錯及親子間的道德感去進行這道自我覺察）

以上請以本章內容深入覺察自己第三脈輪的身心對應，並連結的你在過程中的情緒感受、再一一對應背後的潛意識信念、延伸觀察外在際遇是否與之相符。並將你在身心覺察的過程中所發生的身體反應及情緒釋放紀錄下來、再利用本章的身心對應與好轉反應對比進行更深度的自我覺察，這將會大幅增加我們身心覺察療癒的進程。

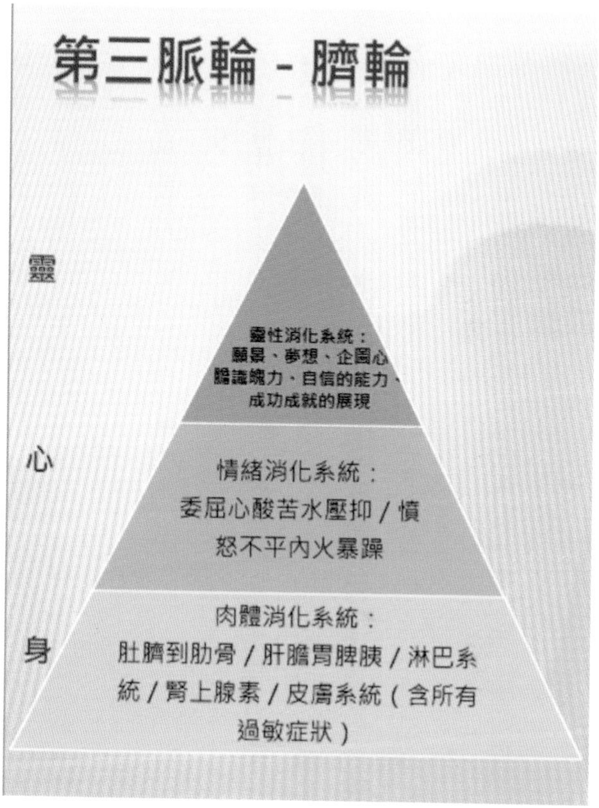
第三脈輪－臍輪
靈
心
身
靈性消化系統：
願景、夢想、企圖心
膽識魄力、自信的能力、
成功成就的展現
情緒消化系統：
委屈心酸苦水壓抑／憤
怒不平內火暴躁
肉體消化系統：
肚臍到肋骨／肝膽胃脾胰／淋巴系
統／腎上腺素／皮膚系統（含所有
過敏症狀）

【第三脈輪重點整理】

1. 身體對應：消化系統：右肝膽、左胃脾胰、小腸、淋巴系統、腎上腺素。
2. 心靈對應：內在消化系統、靈性消化系統。
3. 靈性對應：真正的自信、信任生命的能力。

【第三脈輪身體覺察部位】

肚臍至肋骨，整個上腹腔至中段脊椎的部位環繞一圈的範圍。

【第三脈輪身心好轉反應】

胃漲／悶／痛、口臭／口酸／口破、乾嘔／真嘔／腹瀉、任一處起疹（癢／熱／痛／或無感）、食量改變（增多）／身體自動擇食……。

【第三脈輪身心好轉感受】

消化改善、臟器指數正常、呼吸順暢、皮膚白皙、過敏消除……。

真正的自信感提升、正確表達情緒感受、增強自我膽識魄力、勇於展現自我創造成功……。

「內外永遠一致、身體永遠誠實」

通常落實第三脈輪的身心覺察所發生的療癒轉化，會串聯陽性脈輪1-3-5的連結：將帶動第一脈輪發揮正向的行動力、影響第五脈輪臣服的力量、散發生命領袖的特質、提升我們創造外在成功成就的能力。

以上就是深入「第三脈輪」的身心覺察後、會確實帶來的身心轉化、生命蛻變。

【身心覺察的內涵非常精深，我嚐試用文字在書中詳盡分享，你不需要擔心自己無法深入、不用害怕做對做錯，只要秉持「持續不墜、傻傻的做」的願心、好好利用以上初步但完整的身心覺察資料庫去一遍一遍再一遍的練習，每天老實操練的夥伴必為自己帶來身體的釋放、內在的療癒、外境的轉化。】

（關於第三脈輪身心覺察療癒的轉化真實分享，請上學院官網點入「學員分享」。）

六 第四脈輪身心覺察療癒：上胸腔與上半背、胸腺與免疫系統、心肺呼吸功能、乳房是陰性之愛的容器、自我接納與愛自己的能力

第四脈輪是七大脈輪的中間能量轉換處，介於下三輪的物質能量、與上三輪的靈性能量中心點，是決定我們能否將第二脈輪的陰性能量流入與自己及他人的關係中、使生命豐盈和諧；也是決定我們是否願意以分享和給出的方式、讓自己能更真實的享有豐盛的擁有。

◎第四脈輪的身體對應：

雙手手指、手掌、手腕、手肘、腋下淋巴、左右乳房、中間

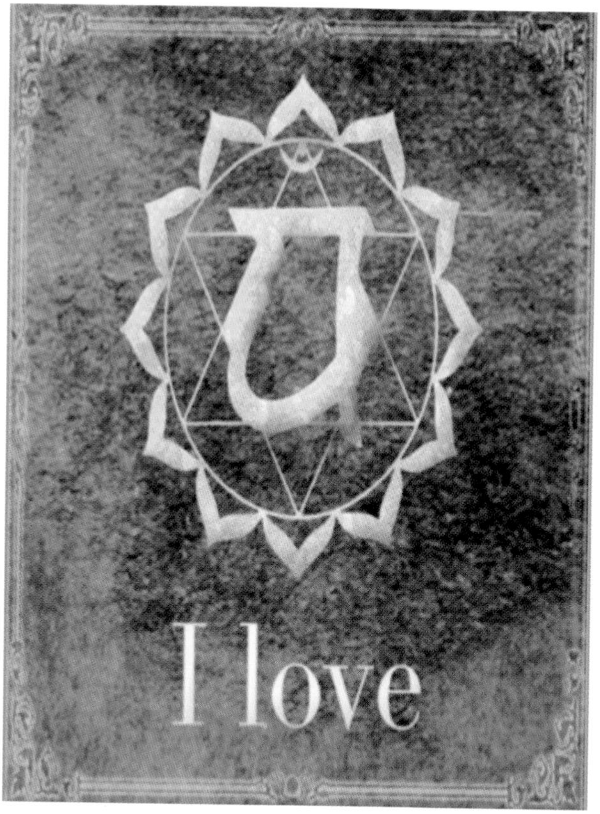

胸口、左右鎖骨……。包含胸腔、上半背、心臟肺部、呼吸系統、免疫系統、胸腺。

身體本身沒有問題，身體就是潛意識，我們內在所有未被療癒的兒時印記，都會如實的被身體紀錄、形成身體印記，當這些印記層層堆疊，就會使身體產生了「物質性的症狀」。身體正是為了承接被我們累積的情緒印記才會釀成症狀、疾病，身體甚至會不惜改變其受體、讓細胞病變、捨棄器官，一切只因我們潛意識的自保模式。

幾乎所有第四脈輪的症狀與疾病，都有著相同的內在課題：【真實的愛與接納自己、真心慈悲善待自己的能力】。

◎第四脈輪各身體部位所對應的內在狀態

1. 腋下淋巴、女性乳房：

每人的生命都是從媽媽第二脈輪的子宮被孕育而生，因此第二脈輪的女性子宮就是「愛的根源」。而母親在孩子出生後會以第四脈輪的乳房餵養母乳，母乳就是物質性的母愛，因此在孩子的潛意識中：「母乳＝愛」（食物＝愛），所以每一位女性乳房都是「愛的容器」。

然而現在很多女性都與「愛的根源（母親）」切斷了愛的連結，也因女性集體創傷意識導致「愛的容器（乳房）」缺乏愛。於是身體第二脈輪「愛的根源：婦科生殖系統」與身體第四脈輪「愛的容器：女性乳房」就容易出現各式各樣的症狀與疾病，或導致對應的女性器官需要動刀、甚至被割捨切除。

◎重點提醒：

脈輪是2-4-6對應，皆屬「能量向內」的「陰性能量」，陰性能量的根源是第二脈輪「我們與母親的關係」，往上對應第四脈輪「我們與自己的關係」。

若有人透過醫療醫學被確診乳房相關的症狀疾病，務必同時回到第二脈輪的主題作身心覺察，因為現代醫學是確診【身體的結果】，然而當女性第四脈輪的【胸腺、乳房】發生任何症狀或疾病，失衡的身體根源其實在第二脈輪的【賀爾蒙、子宮】、背後的內在根源則是第二脈輪【與母親的心靈凍結】，才會向上延展使我們與自己的關係及愛自己的能力同時凍結，於是「愛的容器沒有愛了」、便形成第四脈輪的身體症狀。

2.胸腔、上半背：

第四脈輪「與自己的關係」是第二脈輪「與母親的關係」的延伸，當我們內在心靈有著與母親的情緒凍結，潛意識內在小孩也會對【仍然無法原諒母親的「自己」感到自責與內疚】，便會從第二脈輪下腹腔的能量堵塞、直接影響第四脈輪上胸腔的能量流動，這時上半背就會出現各種難以解除的不適或疼痛，當能量堆積愈久、上身會開始變厚、肩胛骨僵硬疼痛（尤其膏肓穴）。

3.雙手（手指、手掌、手腕、手肘、腋下淋巴）：

雙手象徵「給出及擁有的能力」，當我們在第二脈輪有著相關的身心凍結，我們與自己的關係以及愛自己的能力也會遭到凍結，就會無意識的推開所有能夠輕易豐盛以及讓自己可以愛與被愛的機會，或者是反向的抓取、強求、索討他人的付出與關愛（情緒上或物質上的勒索），以上會透過第四脈輪的雙手呈現（各種手部的不適或疼痛、雙手關節或皮膚問題）。

◎身體左半邊屬陰性能量，對應左脾胃、內在感性、與母親的關係；身體右半邊屬陽性能量、對應右肝膽、外在理性、與父親的關係；我們可以利用第四脈輪左半邊的身體狀態深入自己與母親的關係、並檢視自己的自我接納程度、允許自己大方擁有或付出給予共享的能力與母親有多少相似或相反之處？身為孩子的自己對母親的那些模式又有哪些情緒感受？若是第四脈輪右半邊較沉重瘀塞的人可深入與父親的關係覺察、並檢視自己的自我接納程度、允許自己大方擁有或付出給予共享的能力　與父親有多少相似或相反之處？身為孩子的自己對父親的那些模式又有哪些情緒感受？

4.心肺功能、呼吸系統：

第二脈輪對應的是「創造的能力」，第四脈輪對應的是「擁有的能力」。

然而【創造不見得能擁有】，若我們對物質生命的創造源頭（母親）有著相關的創傷印記，我們也會將這份受傷感複製成為我們看待自己的眼光、對待自己的方式，這時便會干擾我們的心肺功能及呼吸系統。

肉體生存的基本條件是「食物、空氣、水」，其中能夠最無條件取得的便是「空氣」。

空氣就是「生命之氣」，我們要能好好享有「無條件的生命之氣」，首先必須能夠「順暢深沉的呼吸」。

然而當我們內在有著前面所述的心靈凍結，我們的潛意識就不會允許自己可以輕易的、無條件的獲取任何東西，即便是「毫無條件的生命之氣」、我們的潛意識也無法允許自己可以「大口享有」。

當這份內在印記不斷被身體承接，便會弱化心肺功能及呼吸系統（這是對應無條件擁有的身體部位），我們勢必也會在現實生活中讓自己難以輕易享受想要的物質生活、及渴望的情感關係。

更甚至會將「第二脈輪的失衡二」延伸到第四脈輪的「擁有的能力」：讓自己在創造物質的過程中，基於自我毀滅的印記，讓自己不斷失去所創化的物質與關係、難以擁有所創造的人事物。

一旦當我們開始深入第二脈輪的覺察療癒、活出第四脈輪的身心平衡，自動讓第二脈輪的「無限創造」與第四脈輪的「輕易擁有」相輔相成，我們會有正向創造並允許自己輕易擁有所創之物的能力。

5.免疫系統、胸腺：

脈輪2-4-6對應，第四脈輪的免疫系統／胸腺、對應第二脈輪的賀爾蒙系統／性腺，也對應第六脈輪的神經系統／松果腺體。

就如第二脈輪的下腹部、對應第四脈輪上胸腔、也對應第六脈輪的腦部區域。因此第二脈輪的下腹部又有「腹腦」（情緒腦）之稱、就如人體第二個大腦，這將直接影響第六脈輪：人體第一個大腦（思考腦）的運作。

而第四脈輪身體的免疫系統失調，就是來自第二脈輪的賀爾蒙系統失衡，根源是內在小孩對母親的情緒創傷、導致我們對自己的內在衝突與自我攻擊。

因此原本保護我們身體機制的免疫系統、使容易發生以下兩種失衡：身體將防衛機制轉向自己、發生免疫系統失調的疾病（如：紅斑性狼瘡就是因內在自我攻擊而產生免疫系統的身體攻擊）；或身體的防衛機制低下，使免疫系統無能保護身體，於是體質虛弱、極易感冒（且難以康復）、細菌感染、病毒入侵、傷口難癒合。

◎第四脈輪心靈對應：愛自己、接納自己、慈悲善待自己（與他人）的能力：

我們很少有人從小到大的成長經驗是被父母無條件的接納與愛著，父母的心往往也受困於自己等待被看見、被聆聽、被釋放的兒時印記中，難以給出超越內在小孩能力所及的愛。於是兒時的我們幾乎不可避免的受到大小不一的忽略、限制、失落、拒絕、批判……這些或許隱微又或許強烈的受傷感，會在孩子的潛意識中毫無邏輯的植入：「一定是我不好」的創傷信念，生出【自責、羞愧、內疚】的情緒感受，這個非邏輯的迴路，會直接產生出另一個內在狀態：【無法寬恕自己】。

◎對孩子而言：

不被父母接納、不被父母愛↓自己不夠好↓不夠好的自己肯定有錯↓有錯的自己不能被原諒↓不能被原諒的自己不配得愛與被愛↓造成成年後深層的「內疚感、羞愧感」。於是成年後的我們會經常陷入以下模式：「自卑跟自大的兩極」、「指責及自責的兩極」、「好還要追求更好」、「永遠都不夠好」、「無法原諒自己居然還不夠好」……。

以上任一項都是陷在「無法自我接納」及「無法自我寬恕」的狀態裡，並會直接影響我們缺乏接受美好事物與關係的能力，因為內在深處相信了：「不夠好的自己是沒有資格輕易接受美好的事物的」，於是我們總會慣性的選擇較艱辛的方式去取得本應輕易獲得的東西、或是主動拒絕與逃避使我們能夠愛與被愛的機會。

有時即使接受也會不安、焦慮、害怕失去，就是來自【第四脈輪兒時印記】：沒被父母善待與疼愛↓是我不夠好↓不夠好的自己是錯的↓有錯的自己就不能被愛與接納及原諒＝羞愧、內疚、自責。這形塑了我們內在深處「看待自己的眼光」、「對待自己的方式」，並延伸到「我們看待別人的眼光」、創造「別人對待我們的方式」。

我們會將兒時記憶中的父母批判自己的方式、轉為我們批判自己的方式，也會在心中以為「別人也會這麼看待我、對待我」的不安，於是會在成年後以創傷信念不斷「壓抑自己、討好別人、努力成為更優秀、更善良、更符合被愛資格的自己」……。那麼被我們認定「不符合被愛資格的自我面向」就勢必會被切割、否定、甚至極力拋棄：【我們在無意識中，不斷對著自己重複兒時所遭遇過的受傷感】。

當我們在潛意識中不斷讓自己重覆經驗「不被愛」的感受，我們不但沒有愛自己的能力、也沒有真心愛他人的能力，更沒有「相信別人會愛我」的能力，那麼第四脈輪就會出現以下的身心失衡……。

◎當第四脈輪的身心能量失衡時，會有以下狀態：

第四脈輪的失衡一：【想要不敢要、羞愧型匱乏】

處於這方的失衡，對任何享受的、美好的、輕鬆擁有的正向事物都會有羞愧與內疚，經常主動拒絕被愛的可能、不敢大方接受他人的善意，不敢擁有豐盛美好的機會、並且常常犧牲退讓妥協……源於兒時在原生家庭中經常感受到物質匱乏，也許是父母讓孩子強烈感受到家中生存的辛苦、及年幼的自己無法分擔父母辛勞的羞愧與內疚；或父母常讓孩子感到情感上的匱乏，也許父母因故缺席成長過程、讓孩子必須隔代教養，或是父母與孩子的互動交流常有疏離感，都會讓孩子的潛意識形成毫無道理的「羞愧、內疚」的印記，形成「自己不配享有、擁有」的信念，在成年後的人生中持續複製貼上。

◎長期處在第一種失衡的【身體狀態】：

身體的左側能量較不流動、第三脈輪左脾胰胃的消化功能較弱（陰性能量傾向弱化失衡）；容易呼吸短淺易喘、上半背部疼痛（內在羞愧自責的情緒凍結）；腋下淋巴堵塞、乳腺易有結節增生問題（反映女性自我身分的認同感）。

◎此失衡的療癒核心：

利用文中的身心覺察內容、以及文末的身心覺察引導，練習從身體的感知連結內在小孩的感知，從自己成年後慣於犧牲退讓、無法不帶負擔地享有輕易豐盛與接受被人關愛付出的模式 對比兒時在原生家庭中面對父母的情緒感受、並以此抽絲剝繭的聆聽潛藏底層的內在小孩聲音，將能釋放潛意識中因自責、內疚而升起的自我批判感，改變因此無法允許自己享受愛與被愛及生命豐盛的創傷模式。

第四脈輪的失衡二：【內在匱乏引起的強求抓取】

此處失衡的人容易產生難以自覺的「向外掠奪」、「越界索取」的情形，因為內裡總是相信自己「得到的不夠」，便會將這份強烈的匱乏、不滿足投射在外，呈現令身邊人感到侵略不適的【任性、貪心、強要】，自己也難真心大方的給出、分享，常常基於內在匱乏過度抓取、無法對人真心付出、易陷入掌控他人的情境，源於兒時在原生家庭中的情感／物質匱乏所引發的深層憤怒：也許認為父母有偏心傾向、或認為父母經常刻意忽視自己的需求，也可能父母其中一方在成長過程中必須缺席、導致兒時有極大的不滿足感……長大後便會將這份兒時沒被重視、在乎、滿足的悲傷而引發的憤怒、投射到與人的相處互動中，容易轉變成情感勒索、物質勒索。

◎長期處在第二種失衡的【身體狀態】：

呼吸容易急促（對應擁有的能力）、手部關節易有不適症狀，身體右側能量較不流動、第三脈輪右肝膽較易失調（積累過多因悲傷而引發的憤怒情緒）、腋下淋巴與胸腺容易堵塞，乳房容易出現硬塊結節（反映自我接納的能力、看待女性身分的眼光、以及與母親的關係）。

◎此失衡的療癒核心：

利用文中的身心覺察內容、以及文末的身心覺察引導，練習從身體的感知連結內在小孩的感知，深入自己總是認為沒被滿足的委屈與憤怒，釋放背後的卑微、悲傷、及脆弱，將開始能夠照見每個感覺受害、受傷、沒被滿足的背後，都只是內在小孩的兒時印記所生出的不滿足感，將能在現實生活中對已擁有的事物接收到愛與感恩、以此能量頻率發揮「給出／共享」的豐盛品質。

以上兩者都是第四脈輪的失衡，都有著共同一個等待被看見、聆聽、被允許表達的內在小孩，我們在透過身心覺察將每一個面向的自己都一一認領回來以前，都極有可能是【所有失衡面向都同時並存】，差別只在內隱或是外顯：例如有人也許外在是失衡一的「不敢擁有」、但內在也有失衡二的「極不滿足感」；或有人外在是失衡二的任性強要、內裡卻也有著失衡一的羞

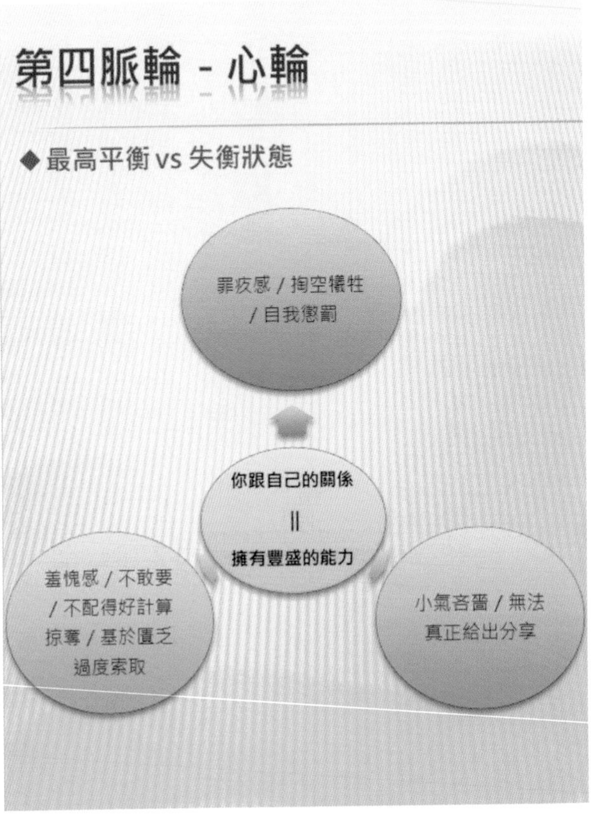
第四脈輪 - 心輪
◆最高平衡 vs 失衡狀態
罪疚感 / 掏空犧牲 / 自我懲罰
你跟自己的關係
||
擁有豐盛的能力
羞愧感 / 不敢要 / 不配得好計算 掠奪 / 基於匱乏 過度索取
小氣吝嗇 / 無法 真正給出分享

愧自責；因此在利用本章內容進行身心對應時、請盡可能詳盡的檢視自己，並且務必每天進行，你將會在熟練身心覺察的技巧後、挖掘出不同層次的內在信念、活出不可限量的轉化奇蹟。

無論我們經歷過什麼樣的故事情節、各自的身分背景有多麼不同，每人潛意識內在小孩的兒時印記都是一模一樣，沒有任何人的印記會因為原生家庭的背景不同而有更重或較輕的區別、我們所能收獲的療癒轉化也是絲毫沒有分別的：這就是來自生命慈悲的「全然平等性」，也是真正的覺察療癒所必然具備的「絕對純粹性」。

再次提醒：

身體就是潛意識、身體就是內在小孩、身體就是命運模式，若想改變毫無邏輯的潛意識信念、想療癒原生家庭內在小孩的兒時印記、想透過「知」（覺察）先天命盤（身體）改寫後天的運（轉化）……就需要腳踏實地透過身體的覺察進入內在心靈的療癒，便能與本所具有的靈性意識連結、自然發生超乎預期的生命蛻變。

◎第四脈輪靈性對應：「自我接納的能力、真正愛的自己、與自己的關係、與生命的關係」

脈輪能量是2-4-6對應，第二脈輪的靈性對應是「與母親的關係」，第四脈輪的靈性對應是「與自己的關係」、也是真實的愛自己的能力。

很多人都會說『要好好愛自己』，但不是每一個人都真的知道「什麼才叫愛作自己」，要真正活出愛自己的能力，我們首先必須透過身體去徹底經驗：【我到底有多不愛自己】。

在我們對自己的身體與心靈有所覺察前，我們總是會對自己高明的掩蓋、用各種方式當作「愛自己」的煙霧彈。

例如：為自己花錢、買東西（失衡時也會投射到「對方是否願為我花錢／我為別人花了多少錢」作為「別人愛不愛我／我有多愛別人」的膚淺依據）。

學習、進修、作各種「讓自己更好更優秀」的事情（背後一定有一個不斷自我嫌棄、狠狠自我鞭策的自己）。

我們在自我療癒或靈性成長的路上也不時會有這樣的意圖：想藉此讓自己更好、更靈性、更智慧、更有愛……。

也就是說：當我年輕、漂亮、健康、身材好的時候我就愛自己，我能幹、有錢、做出了正確的決策，或者事業蒸蒸日上時我就愛自己；那麼反之，當你開始衰老，臉上長出色斑或者皺紋，身材走樣時可能就會開始厭惡自己；遇到事情無能為力、破產負債、或者做錯了決定，被解雇降職或者退休時，可能就會開始否定自己、自我懷疑。

這些都沒有問題、也不是需要被指正的地方，只是它們和「真正的愛自己」沒有關係，只有這一點是需要我們中性的看見並承認的。

我們第一步必須要能夠承認「我其實有多不愛真實的自己」、「我為了成為可以被別人（自己）接受的樣子到底付出了多少的努力」、「我在付出那些努力的過程中又對自己做了多少殘忍的否定與拋棄」……　以上都是值得我們深深潛入挖掘的訊息，而當我們深入問進自己的心，將伴隨內在小孩／兒時印記極深度的釋放，在這過程中：我們就正在一點一滴的愛自己。

當我們透過靠近身體去認領自己、停止自我拋棄，我們在任何關係中就不會再擔心遭遇別人的拋棄與背叛、也不會作出傷害他人的事情；當有輕易豐盛的機會、能夠愛與被愛的善意來到面前，也許是工作、金錢、感情、或任何機會　我們也能帶著感恩、欣然敞開的接受，不會因為內在小孩的匱乏與兒時印記的羞愧而感不安、拒絕。

我們會因為深入面對自己「非愛的真相」而長出真實愛自己的力量：『無論我是誰、我現在是什麼樣子、我好不好看、優不優秀、我擁有什麼或失去什麼……我都打從心底欣賞如實如是的自己、我無條件愛著這樣的自己』。我們也會同時將這份愛的品質帶給他人、自然滋養他人、創造他人以同頻率的愛的能量回流給我們，這就是眾人經常聽聞的「心輪—愛的能量中心、無條件的愛」的品質。

◎第四脈輪自我覺察：討厭別人VS.害怕被討厭

我們幾乎都有過【被人討厭】與【討厭別人】的經驗，對很多人而言，前者在人際關係中，就像是壓下一塊大石般的沉重感（甚至憂鬱感），很多人為了「避免被人討厭」，終日處在「小心翼翼／汲汲營營」的狀態中，甚至「壓抑自己的真實喜好或感受」，只想成為「不被人討厭」或「更被人喜歡」的人。

然而這些狀態都與【自己「是否真的」被人討厭】無關，無論是【被人討厭】或【討厭別人】，看似截然不同的兩種情形，其實都來自相同的內在陰影的【投射】，外在看似是人際關係的事件，裡面隱藏的卻是足以「影響整體命運」的內在信念。（內在陰影＝自己尚未負起責任面對的兒時受傷凍結，外在投射＝將自己尚未化解的受傷拋向給外境。）

以下舉例：

A在兒時經常受到父母的貶低與不滿，當小時候的A感受到來自父母的嫌棄，會在潛意識中「毫無邏輯」的解讀成「我不被愛，一定是我不夠好」（內在小孩的感受毫無道理可言），A產生了「我很差、我沒有被愛的資格」的受傷，同時也有「我很氣自己不夠好到被人愛」的憤怒。

A可能會依循兒時不被父母疼愛的童年經驗，在潛意識升起「我不夠好，所以不被愛」的聲音，並產生以下毫無邏輯的【創傷信念】：「我一定要成為夠好的人／有能力的人／很優秀的人……這樣我才有愛與被愛的資格！」

於是A成年後會被這份創傷信念驅使，為了符合「值得被愛的條件」、努力「成為更好的人」。然而A無論是否成功符合自己認知的「被愛條件」、或是已經取得多大的人生成就，A都很可能難以享受成功所帶來的愛與被愛感（喜悅與滿足），因為當A努力活出和兒時相反的樣子，就已經選擇拋棄內心仍然受傷的自己，這一切的背後都是為了逃避面對「我不夠好，所以不被愛」的【兒時創傷】。

因此只要A還想用外在努力去逃避內在等待被聆聽的兒時哭泣（內在孩子），A就很可能轉而成為當年讓自己感到不被愛的對象的樣子，用兒時父母嫌棄自己的方式去對待他人＝成為【外在加害者】，A也許會在自己「努力成為更好的人」的同時，也去【厭惡、嫌棄、貶低】那些自己覺得【不夠好】的人們，因為他們會勾起A至今仍然不知如何面對，甚至早已切斷了的【兒時傷痛】，於是A看似和【兒時受傷受害】的自己不同，卻成為了【賦予他人同等傷害】的【加害者】。

A基於未被療癒的「不夠好＝不被愛」的兒時創傷

↓

努力成為「成功／積極／優秀＝可以被愛」的人

↓

而「討厭／排斥」和自己「兒時處境相同」的人

＝

從內在的自我受害↓轉為外在他人的加害者

＝

【形成內在陰影的投射】

以上是【經常討厭別人】的【內在陰影投射】，而生命都是相互循環的，能量也只能同頻共振，一段關係要【產生干擾】，需要彼此都【沒有解決】的【內在陰影】相互投射才成立，因此單只有A的投射（討厭別人）並不足以構成「事件」（人際問題）的發生。

以下再舉例：

B也有著和A相似的【兒時經歷／潛意識聲音／創傷信念】，但不同的是，A為了逃避面對內在傷痛，選擇活成與兒時相反的樣子，努力成為更好的自己，並且排斥和兒時無助無能的自己相似的人。A因為內在的受害感成為了【外在加害者】，B則是以相反的狀態去逃避面對內在的傷痛，任由自己深陷在過去的兒時創傷中，過度認同「因為我不夠好，所以不被愛」的潛意識聲音，並在成年後不斷放大自我受害的處境，成為了與A相反的【外在受害者】。

於是當AB相遇：

A所呈現的【強勢／堅毅／積極】會使B富有壓力及內在恐懼，B所呈現的【軟弱／無能／消極】則會不斷刺激A的內在痛感。於是A會對B產生排擠／厭惡／乃至霸凌、成為【加害者】。**（所有校園／職場／人際的排擠與霸凌事件都是基於相同的投射）**。而B也會「順理成章」的成為被排擠／欺負的【受害者】，表面上像是A的問題更明顯，實際上是「兩者的兒時印記互相吸引」。

在A的世界中，他還沒有面對的內在傷痛所形成的創傷信念，透過吸引力法則使B（內在孩子的化身）出現，提醒他內在尚未穿越的部分；在B的世界中，是他一直緊抓受害者意識、不願活出心中的勇敢力量，造成吸引力法則使A（童年父母的形象）出現，讓他擁有勇於面對的機會。

每個人都只有表面的故事看似不同、內在的陰影與光明都是一模一樣的。【害怕被討厭的人】。總是錯信自己不夠完美，將這份信念投射在外、輕易對號入座「我真的不夠完美」的【自我貶低】。

【總是討厭別人的人】，常將內在對「自己再努力也不完美」的悲憤、投射到他人身上，形成對外的批判、排擠、指責。以上舉例ＡＢ，卻也是每個人的內在心靈與外在實相的寫照，在真正的自我療癒中，我們必須先真實化解與父母的關係（內在的情感連結），否則真正的轉化不會發生，即便父母已經離世，也不足以影響我們的自我療癒，因為所有療癒都是發生於內在心靈、才進而影響外在實相的改變。

父母賦予我們身體（生命），可謂「物質世界的神」，我們與父母的關係，就等同與生命（神性）的關係，因此所有父母對孩子而言都是【最摯愛的人】（尤其母親），當孩子接收到來自此生摯愛的父母所給出的受傷感（冷落、貶低、羞辱、隔絕、失望……），對孩子而言就有如【瀕臨死亡的痛楚】，父母甚至不須使用言語行為，僅需要一個失望的眼神，孩子都能感到「失去一切」的恐懼，潛意識為了保護我們，會幫助切斷在當時面臨到的巨痛，就如電器過熱會自動切斷電源、以求安全，於是很多人都有著【對過往兒時記憶產生空白】的現象。

有些人還會因此以為過往的傷痛已經隨著時間被淡化了，事實上卻很可能只是被潛意識切斷、而非真的「過去了」，若成年後仍然有些人生問題（金錢／健康／關係／際遇）周而復始的發生，那就代表「過去從未真正過去」、只是被切斷感知，並且被切斷的感知正潛藏在潛意識後台、形成「創傷信念」、持續主導著我們的命運。而有時被切斷的感知還會連同記憶一併被凍結，於是延伸變成「失去某些童年記憶」的現象。（建議重溫第二章之一：療癒內在小孩就是改寫命運的關鍵）

這讓很多人在化解【兒時創傷信念】時受到阻礙，除了有些人會因為潛意識的切斷，便誤以為【過去已經過去／自己已經療癒／對父母也已能放下與寬恕】，而始終沒能深入面對自我真相以外，也有些人是願意真誠面對被潛意識切斷的內在狀態，卻苦於不知如何重新連結／深入釋放，這時都要回到「身體覺察」。

身體是最誠實正直的心靈媒介、物質工具，所有被潛意識切斷的情緒感知，都會被身體承接，於是每個身體部位都有對應的潛意識訊息，當我們開始練習「身體覺察」時，曾經為求自保而切斷的潛意識感知就會開始被連結回來，被我們不小心拋棄並遺忘的內在孩子（如文中舉例的A），也會開始被真正聆聽與看見（與之和解／療癒）。

身體：顯化實質的潛意識＋承載所有兒時記憶

↓

累生業力紀錄＋父系與母系祖輩業力傳承

＝

「身體覺察」＝化解兒時創傷（業力）

＝

從表面受困的人生問題深入背後的內在信念

↓

讓看似無解受害的宿命「真相大白」

＝

自然生出自我負責的願心＝重新選擇的力量
＝
「覺醒：停止無明＝重新創造＝改寫命運」

身心覺察可謂療癒轉化的不二法門，它會粉碎我們在面對自我真相時【所有的謊言】，我在課中接觸的無數個案與學員，都曾在身體覺察的過程裡浮現各種情緒、記憶、潛意識畫面，甚至超越世代的片段，人們為了「逃離過去」所作的努力都只是將未被療癒的傷痛不斷「複製貼上」到現在與未來、才會在無知中形成宿命。

若我們能足夠清晰覺察自己的狀態、必能釐清他人的投射，這使我們有足夠的力量與智慧將對方的投射歸返，有時還會因此協助到對方的自我覺察。就算對方仍然陷入自我模式，在釐清返還的一刻就都不是我們的事兒了。透過人際間的常見困擾、帶出集體共有的內在信念，唯一的解決之道是【真實面對自我、消融心中的抗拒】。

◎「第四脈輪」身心覺察療癒練習：

每天利用第四脈輪的身體對應、為自己落實身體覺察（詳見「身體覺察的步驟」）。

◎請在落實第四脈輪身體覺察時：

全程保持深呼吸，將氣從胸腔吸至下腹部到最極限，並緩緩吐氣，每一次的吐氣都不斷的放鬆身體……以上請在整個身體覺察的過程中重複。

◎延伸第四脈輪身體覺察：

平時自己呼吸的深度夠嗎？

有沒有哪些時刻，需要刻意的深呼吸呢？

胸腔是緊繃的還是放鬆的？

如果是緊繃，又有多緊繃？

有延伸到肩頸或後背嗎？

上半背有沒有緊繃僵硬的區域？有痛點嗎？

手部曾經受過傷嗎？

手部關節的活動是否順暢呢？左右哪隻手較不靈活？

◎在落實第四脈輪身體覺察時，請同步觀察身體上的好轉反應：

手部酸／麻／熱／寒（釋放過去對「給出／接受」的匱乏失衡）

呼吸深淺變化（呼吸深：真正自我接納的能力提升／呼吸淺或心悶：釋放過去的悲傷心痛）

上半背酸／痛（釋放過去深信「我不夠好」的內疚自責）

任一處起疹：癢、熱、痛、或無感（釋放體內因恐懼及悲傷而積累的防禦性憤怒／發炎因子／自我毀滅模式）。

◎當你發生第四脈輪身體好轉反應，請同步觀察隨之而來的「好轉感受」：

呼吸順暢深沉、心肺功能提升、乳房豐盈膨潤、臉肌飽水透亮、上半背部舒展鬆動……。

自我接納的愛上升、接受與給出的力量平衡、輕鬆擁有豐盛美好、與所有人的關係和諧流動……

【每人的身心印記與療癒進程皆不相同、勿抗拒或執著好轉反應的發生與否】（建議反覆重溫「身體覺察步驟與相關釋疑」）。

◎請利用第四脈輪的心靈對應，延伸以下覺察：

1. 你最常否定的、美化的、偽裝的、意圖切割的個人面向總是些什麼？

（例如否認自己是個會嫉妒的人、美化自己的虛偽做作、假裝自己是個大方不計較的人……）

2. 當你企圖要否定、偽裝、切割的個人面向浮現時，你通常以什麼樣的方式對待這些面向的自己／或是如何面對也有著相同面向的他人？

（例如批判／罪惡／極力否定／想要修正這樣的自己）

3. 撇除世俗的是否對錯、道德標準，你能經常真心祝福他人的幸運順遂嗎？你對身邊的人會否有幸災樂禍、或見不得他人好的心態？（務必放下對錯與評判）

4. 你若接受他人平白無故的好意、或迎來生命中莫名奇妙的幸運……你除了開心與驚喜外、還有什麼樣的感受呢？（例如不安／羞愧／理所當然／不滿足感）

5. 你個人在【付出／給予／承擔】的部分，一直處於什麼樣的狀態？（例如哪些層面即使不平不爽也習慣犧牲付出／哪些層面自己其實不夠擔當負責？）

以上請以本章內容深入覺察自己第四脈輪的身心對應，並連結的你在過程中的情緒感受、再一一對應背後的潛意識信念、延伸觀察外在際遇是否與之相符。

並將你在身心覺察的過程中所發生的身體反應及情緒釋放紀錄下來、再利用本章的身心對應與好轉反應對比進行更深度的自我覺察，這將會大幅增加我們身心覺察療癒的進程。

【第四脈輪重點整理】

1. 身體對應：胸腔、上半背、雙手（手腕、手肘、腋下淋巴）、腋下淋巴、女性乳房、心臟肺部、呼吸系統、免疫系統、胸

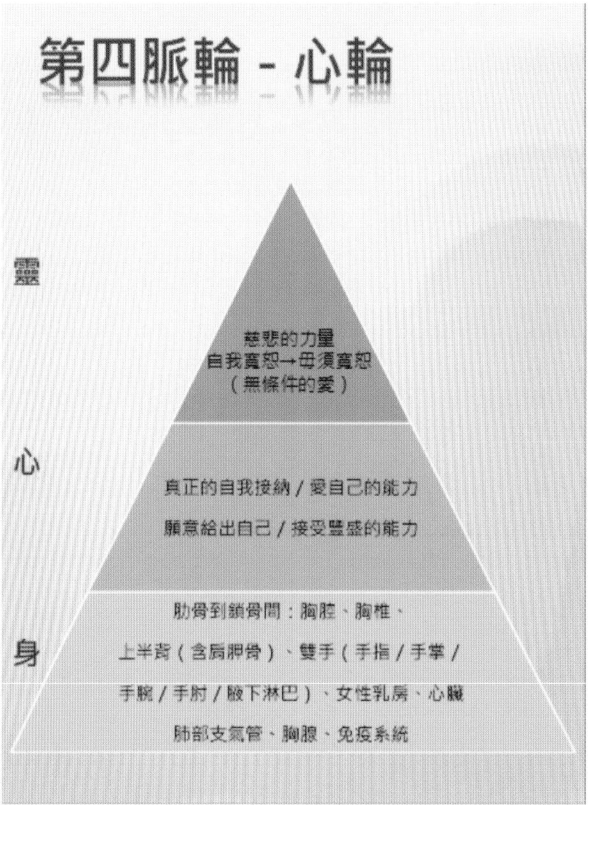

第四脈輪 - 心輪
靈
慈悲的力量
自我寬恕→毋須寬恕
（無條件的愛）
心
真正的自我接納／愛自己的能力
願意給出自己／接受豐盛的能力
身
肋骨到鎖骨間：胸腔、胸椎、
上半背（含肩胛骨）、雙手（手指／手掌／
手腕／手肘／腋下淋巴）、女性乳房、心臟
肺部支氣管、胸腺、免疫系統

腺。

2. 心靈對應：愛自己、接納自己、慈悲善待自己（與他人）的能力。

3. 靈性對應：與自己的關係、與生命的關係。

【第四脈輪身體覺察部位】

雙手手指、手掌、手腕、手肘、腋下淋巴、左右乳房、中間胸口、左右鎖骨……。

【第四脈輪身心好轉反應】

手部酸／麻／熱／寒、呼吸深淺變化、上半背酸／痛、任一處起疹（癢／熱／痛／或無感）……。

【第四脈輪身心好轉感受】

呼吸順暢深沉、心肺功能提升、乳房豐盈膨潤、臉肌飽水透亮、上半背部舒展鬆動……。自我接納的愛上升、接受與給出的力量平衡、輕鬆擁有豐盛美好、與所有人的關係和諧流動……。

【身心覺察的內涵非常精深，我嚐試用文字在書中詳盡分享，你不需要擔心自己無法深入、不用害怕做對做錯，只要稟持「持續不墜、傻傻的做」的願心、好好利用以上初步但完整的身心覺察資料庫去一遍一遍再一遍的練習，每天老實操練的夥伴必為自己帶來身體的釋放、內在的療

癒、外境的轉化。】

（關於第四脈輪身心覺察療癒的轉化真實分享，請上學院官網點入「學員分享」。）

七 第五脈輪身心覺察療癒：肩膀頸椎、支氣管甲狀腺、真實自我的表達能力、權威課題、臣服的力量

從第五脈輪開始，就是屬於上三輪的靈性能量中心，第五脈輪是決定我們能否成為自我平衡權威的關鍵，更是我們能否放下小我、臣服於大我、將個體生命交托給一體生命的身心對應區域。

◎第五脈輪的身體對應：

左右肩膀、鎖骨到下巴、整個脖子／大椎／頸部環繞一圈的範圍（含鎖骨淋巴、腮腺淋巴、支氣管、甲狀腺、口

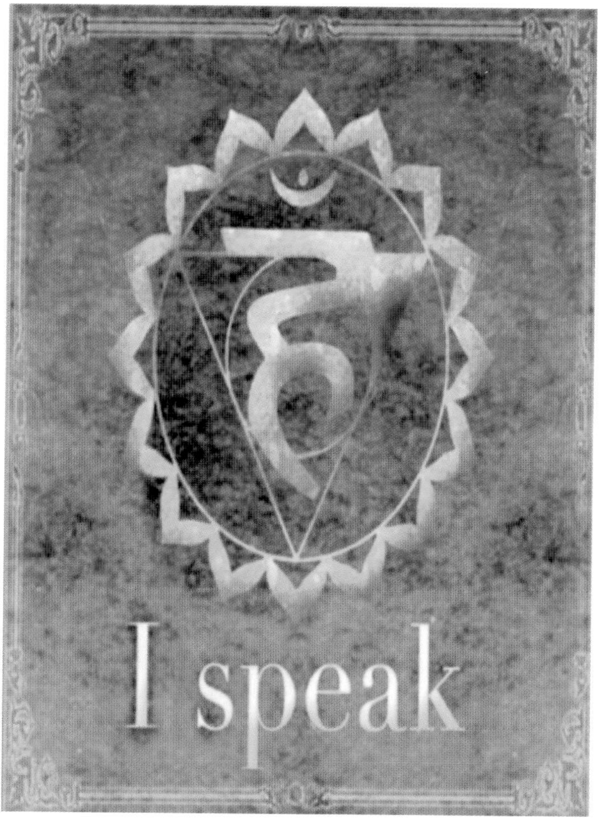

腔、牙齒、牙齦、舌頭、咀嚼肌……）。

脈輪1-3-5對應，各脈輪的身心靈主題也是相互對應。

◎1-3-5脈輪【身體對應】：

我們從第五脈輪的口腔進食、再透過第五脈輪的牙齒咀嚼、經由第五脈輪的喉嚨吞嚥，下到第三脈輪消化系統的胃部分解、到第三脈輪的小腸吸收，最後到第一脈輪的大腸輸送、以第一脈輪的泌尿系統尿道／排洩系統肛門排出。

◎1-3-5脈輪【心靈對應】：

當我們的情緒從第五脈輪的表達開始失衡、便從第五脈輪的喉嚨壓抑吞忍（哽咽），下到第三脈輪的情緒消化系統承接（影響右肝膽的解毒功能／弱化左脾胰胃消化功能），最後影響第一脈輪的泌尿系統腎臟（導致體內滯水）與排洩系統（形成便祕或腹瀉）。

◎1-3-5脈輪【靈性對應】：

第一脈輪對應的「原生家庭：父母」是身為孩子的我們「物質生命中的神」，若我們第一脈輪的身心印記沒有釋放、內在小孩會仍將受傷感投射於身為物質之神的父母關係中，我們就不可能信任物質生命、對自身存在感到被支持的安全感，當我們連物質生命都無法信任、我們就不可能信任自己，往上就會直接限制我們第三脈輪「真正的自信、信任生命的能力」，就更不可能活出第五脈輪「臣服於神性、順服於大我、融入靈性生命」的平衡。

提醒：脈輪1-3-5在失衡時是環環相扣、平衡時也會串聯性的轉化揚昇。

◎第五脈輪各身體部位所對應的內在狀態

1.口腔、牙齒：

第五脈輪的口腔與牙齒是否健康，和第三脈輪的消化系統直接相關。

口腔經常破口、口苦口乾、火氣大：是第三脈輪肝膽的情緒怒火過多，向上影響第五脈輪口腔發炎（上火破口）、肝火過盛導致口苦口乾，反映內在有很多未被正確表達的憤怒。情緒慣性總是不自覺的壓抑對他人的怒、然後會在不適當的時候爆發不滿，此時會產生對自己的怒、於是陷入「壓抑對他人的怒↓爆發不滿↓產生對自己的怒」的循環，使肝膽長期內火燃燒。

牙齒正常清潔卻經常蛀牙：

仍然和第三脈輪的消化系統有關，當情緒從第五脈輪被吞忍壓抑、將由第三脈輪消化系統承接，影響左脾胃的胃酸分泌及右肝膽的解毒功能，讓第五脈輪的唾液酸鹼失衡，使牙齒遭受侵蝕。於是有些人即便正常清潔仍經常蛀牙，幾乎都有隱忍委協、不表達自己真實感受及內心需求的慣性。

2.甲狀腺：

身體所有的腺體都是精微能量，以無形流動的方式貫穿全身機能的運作，我們沒有覺察並不斷複製貼上的情緒印記、才導致原本無形流動的精微能量腺產生凍結、再進一步成為「有形的堵塞」（結節、硬塊、腫瘤）。

與「甲狀腺」相關的問題：通常來自長期壓抑自我脆弱，大多為了家庭因素，勉強自己呈現一個強者的姿態，不允許自己軟弱、不允許自己示弱、不允許自己「不能」、不允許自己「做不到」。以上層面會延伸到頸椎的負荷，肩膀會格外地緊繃、沉重、僵硬，因為內在「強加給自己的負荷過多，肩扛了不屬於自己的責任」，所以心靈形塑身體，就會出現以上的症狀。

脈輪1-3-5對應，第五脈輪甲狀腺失衡分為「亢進」或「低下」、對應第三脈輪腎上腺素的「戰」與「逃」模式。當我們第一脈輪的身心印記層層凍結，將會影響生存的安全感，情緒印記將會不斷重播著匱乏、焦慮、恐懼感，從第一脈輪串聯而上影響1-3-5脈輪：

第一脈輪行動力↓拖延自毀 or 競爭輸贏

←　←　←

影響第三脈輪↓自卑軟弱 or 自大侵略

←　←　←

第三脈輪的腎上腺素↓逃跑／戰鬥

←　←　←

干擾第五脈輪甲狀腺↓低下／亢進

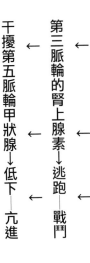

3.肩膀：

第五脈輪的肩膀對應「正確承擔責任的能力」，很多人的肩膀都有大小不一的症狀，輕則緊繃不適、重則僵硬疼痛、甚至影響周圍的肌肉組織纖維化，這來自我們【對外在的過度負責】、同時反映出我們的內在真相是【對自己的不負責】。

我們常常背負了過多不屬於自己的責任，也許是情感上的、也許是物質上的，許多人都將自己綑綁在一個看似「不得不」的處境下，其實【對外過度負責】的人、才是【真正的不負責任】。

◎真正的自我負責：第四脈輪上半背、第五脈輪肩膀：

很多人都在過度承擔不屬於自己的責任，無論責任歸屬是來自父母親人、伴侶孩子、朋友同事、上司下屬、任何周遭的人事物境……。

過度背負他人責任的人，其實比「擺明不付出也不負責的人」還要【更不負責】、是屬【雙向的不負責任】。因為背後的真相是：【我們以「透支自己扛走他人的責任」來掩蓋潛意識內在小孩「兒時對父母肩上責任無能為力的羞愧感、幫不上忙的內疚感」的兒時印記】，這就是我們之所以選擇過去承擔背負他人責任、導致雙方失衡的根源。

而當我們這麼做時，外在必須先捨棄自身的真實感受、將自己摒棄在後、才能將他人的責任排列在自己的前面（第一道不負責），而我們也會在表意識中邊不平不滿他人的軟弱無能、邊同時對「有能力承擔他人責任」的自己心生優越與安心；但是這個表面的「付出、透支、背負」是基於不敢面對兒時印記的內疚感（第二道不負責），通常也很難被別人真心的感恩與珍惜，因為別人只會以【我們對待自己的方式來回應自己】，這時我們便又「理直氣壯」的延伸出【犧牲沒有回報、奉獻不被感念、吃力還不討好】的受傷劇情（第三道不負責）。

當我們以剝奪他人生命成長的力量、在逃避潛意識中同樣脆弱無力而感到內疚自責的自己，往往都是損耗了一切心力在付出協助，但對方仍然可以一點改變與成長也沒有，這時我們便又「心想事成」的發展出【都是對方不負責任，才讓已經如此負責的我這麼受困】的煙霧彈。

若自問『如果不過度背負會怎麼樣？』……這時心中的擔憂、內疚、自責感會跑出來，表面上是為了別人好、像在拯救別人，實則內在是：『如果我不背負，我會擔憂，如果他們因此過得不好、或事情處理不了，我也沒有辦法為自己這份擔憂與內疚感負責，彷彿「他們過得不好／事情沒被處理好＝我這個人不夠好＝我是沒有價值的人、沒有能力的人！因為我救不了他們！」』……我們是為了逃避面對這些潛意識的無價值感、內疚感、羞愧感，才選擇在外在世界表現得過度責任，如果沒有自我覺察的能力，我們會活在自己創造出的戲碼中、為「很負責任的自己」沾沾自喜、並為「不負責任的他人」感到藐視與貶低。

真相是我們與對方都在共同演出「不負責任」的劇本，只是呈現的方式不同、本質卻是完全一樣的：這時我們第四脈輪上半背（基於內疚自責的過度背負）、第五脈輪肩膀（取代家中陽性父親而「不得不扛」）就會產生各種難以緩解的不適症狀。

沒有任何人可以代替他人負責、也沒有人能以任何關係牽絆為理由將自身責任丟給他人，當我們透過身心覺察開始認領並釋放兒時印記的內疚與自責，我們會開始尊重並信任自己的生命，同時也能尊重並信任他人的生命發展、將不屬於自己的責任交還給他人，我們會有能力在對方需要時提供適當的協助，既不造成自我負擔、對方也會從中成長受益，「真正的負責」是我們成為內在父母的必經之路。

◎身體左半邊屬陰性能量、對應左脾胃、內在感性、與母親的關係；身體右半邊屬陽性能量、對應右肝膽、外在理性、與父親的關係；我們可以利用第五脈輪左半邊的身體狀態深入自己與母親的關係、並檢視自己面對責任的態度與模式和母親有何相似或相反的地方？身為孩子的自己對母親面對責任的模式又有哪些情緒感受？若是第五脈輪右半邊較有症狀的人可深入與父親的關係覺察、並檢視自己面對責任的態度與模式和父親有何相似或相反的地方？身為孩子的自己對此又有哪些情緒感受？

4. 喉嚨、支氣管：

我們普遍【對外表達】是經過喉嚨的言語說話，這是一個內外象徵，當我們沒有適時適當的為自己表達真實的情緒感受、想法需求，喉嚨及周遭的器官就會產生症狀。

◎喉嚨發炎、氣管炎、扁桃腺發炎：

都與「習慣吞忍情緒、吞嚥真心話」有關，當我們將情緒感受透過喉嚨吞忍、便造成「哽咽感」，這包括對「不敢表達、無法表達」的「自我憤怒」，這份情緒印記將使身體對應的部分產生發炎（炎有兩個火，憤怒是火的能量，當我們對自己的憤怒累積到一定程度，身體就會發炎。

身體無時無刻在為我們承接未經覺察的情緒印記，也會透過各種方式去排放情緒印記，有些人排放的症狀是【咳嗽】，這是身體在擠壓出平時自己沒有真實自我表達而產生出的「怒」、俗稱「心火」。

大部分的人切斷內在感知已久，一時要從情緒感知連結回來是很困難的，所以身體正是最好、也是最快的唯一工具，從每一個身體部位的感知去抽絲剝繭，試著從喉輪相關部位的不適去深入，詳情請見文末的「第五脈輪身體覺察」。

5.頸椎、脖子：

象徵「低頭、順服、臣服」的能力，通常這個部位過於緊繃、僵硬、甚至強烈疼痛，都是內在對自我命運的對抗、也就是內在小孩對原生家庭「因無數的失望而產生的叛逆不服」，這將導致成年後易陷入權威課題，引起自己與他人的抗爭。

◎第五脈輪：頸椎問題就是權威課題

在覺察療癒發生前，我們每個人都有「權威課題」，我們此生中第一個權威對象就是父母，如果父母曾經讓我們感受到【挫敗感、失望感、羞辱感、傷痛感】……我們往後面對每一位【具有權威代表】的人，會容易心生不服、想挑戰挑釁、或過度迎合取悅討好……不惜否定真實的自己，只為了得到權威者（內在孩子所渴望的父母的投射）的欣賞和肯定；也會不自覺地重複【成為當年那個被權威壓迫的受傷孩子】（受害者）、或【變成當年給予我們受傷感的權威者的模樣】（加害者）。

權威人士並非只是工作領域的老闆或上司，任何人都能被投射為【權威者】：伴侶、孩子、老闆、主管、專業人士、客戶、老師、讓人感到氣場強勢的人……。

◎第五脈輪心靈對應：真實自我表達能力

脈輪是1-3-5對應：

第三脈輪的心靈對應是「身心靈」三個層次的消化系統。

第五脈輪的心靈對應是「身心靈」三個層次的表達能力。

1.物質表達能力：

言語口才、文字創作、肢體表達的能力。

2.心靈表達能力：

「真實做自己」的表達不會是讓人感覺冒犯、或是隱藏叛逆的挑釁，而會是真誠、嚴肅、不容質疑的權威性，能真心聆聽自己內心的真實感受、也能對外如實的表達，停止對自我及他人的謊言與虛偽，將自然提升說話的內涵、受到他人的敬重。

3.靈性表達能力：

超越言說的臨在狀態、自動成為散播生命真理的領導者，停止與命運／他人／自我（神）抗爭、以順服生命之流的力量化解舊有宿命。

◎當第五脈輪的身心能量失衡時，會有以下狀態

第五脈輪的失衡一：【吞忍壓抑、口是心非、自我背叛】

在這極失衡的人們遇見權威者容易迎合、討好、隱藏自己的真實感受，就如兒時弱勢的自己面對父母的姿態一般；當我們兒時的情緒感受經常遭遇壓抑、否定、甚至懲罰時，成年後容易委屈自我、不敢提出要求、甚至會主動放棄自己的權益，使第三脈輪左脾胃的功能弱化（承接太多心酸苦水），長期犧牲真實自我的聲音、便形成了「自我背叛」的模式，內裡會產生極大的衝突感，這份衝突會在無意識層面延伸到【各種關係】，這是為何許多人在關係中都容易經驗到與「欺騙、背叛」相關的議題（詳請可閱「母親課題：生命中第一層關係、生命中第一道背叛」）。

◎長期處在第一種失衡的【身體狀態】：

容易胃脹消化不良、胃酸過多（習於吞忍壓抑），影響唾液酸鹼、口腔牙齒易受侵蝕（脈輪3-5交互影響），肝火引發心火、胸口臉部易長痘（長期對自己的內在憤怒）、甲狀腺功能易低下。

◎此失衡的療癒核心：

利用文中的身心覺察內容、以及文末的身心覺察引導，練習從身體的感知連結內在小孩的感知，深入兒時不被允許表達的情緒感受、及自己隱藏已久的情緒話語，務必放下是非對錯去進行這個練習、尤其允許「憤怒、生氣」的情緒能量流動，將能使失衡於軟弱的陰性能量導向平衡的柔性力量、

第五脈輪的失衡二：【易生衝突、反叛權威、背叛他人】

在這極失衡的人會將內在小孩對兒時印象中的父母的失落與憤怒、投射到具有專業性、高位階、能夠評分自我價值的權威人士，於是面對權威者都容易心生不滿不服、具有挑釁挑戰的意圖；與人的關係也容易陷入第三脈輪右肝膽的情緒能量、對他人產生指責與批判，脫口而出的話語及態度總是容易刺耳傷人，源於兒時在原生家庭中被父母其一（或雙方）以相同模式對待，於是將這份兒時印記如實複製貼上到成年的模式中，讓當年被嚴厲、挑剔、批判的兒時創傷在成年後轉變為人我關係中的矛盾、衝突、不和諧的根源。

◎長期處在第二種失衡的【身體狀態】：

肝火旺、口氣大、口腔易破口（總是身陷內在憤怒的情緒能量）；身體皮膚系統易過敏發炎（內在憤怒引起慢性發炎）、頸椎易僵硬不適、甲狀腺功能容易亢進（將內在小孩對父母的情緒轉為對權威上位者不服抵抗之心）。

◎此失衡的療癒核心：

利用文中的身心覺察內容、以及文末的身心覺察引導，練習從身體的感知連結內在小孩的感知，試圖讓包裹在外的憤怒盔甲逐漸卸除，盡可能的允許並聆聽那個小小的無助、脆弱、與受傷，將能親手撫平內在小孩對生命中第一個權威（父母）的傷痛凍結、停止成年後不斷投射出的權威課題，讓自己的內在陽性力量平衡成為「自己真正的權威領導者」。

以上都是第五脈輪的失衡，都有著共同一個等待被看見、聆聽、被允許表達的內在小孩。無論我們經歷過什麼樣的故事情節、各自的身分背景有多麼不同，每人潛意識內在小孩的兒時印記都是一模一樣，沒有任何人的印記會因為原生家庭的背景不同而有更重或較輕的區別、我們所能收獲的療癒轉化也是絲毫沒有分別的：這就是來自生命慈悲的「全然平等性」，也是真正的覺察療癒所必然具備的「絕對純粹性」。

我們在透過身心覺察將每一個面向的自己都一一認領回來以前，都極有可能是【所有失衡面向都同時並存】，差別只在內隱或是外顯，因此在利用本章內容進行身心對應時、請盡可能詳盡的檢視自己，並且務必每天進行，你將會在熟練身心覺察的技巧後、挖掘出不同層次的內在信念、活出不可限量的轉化奇蹟。

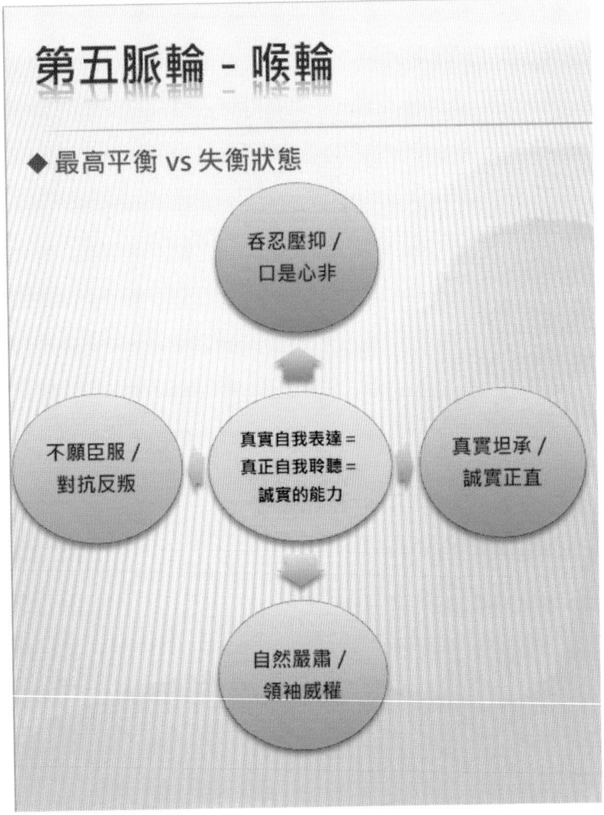
第五脈輪 - 喉輪
◆ 最高平衡 vs 失衡狀態
吞忍壓抑 / 口是心非
不願臣服 / 對抗反叛
真實自我表達 = 真正自我聆聽 = 誠實的能力
真實坦承 / 誠實正直
自然嚴肅 / 領袖威權

再次提醒：

身體就是潛意識、身體就是內在小孩、身體就是命運模式，若想改變毫無邏輯的潛意識信念、想療癒原生家庭內在小孩的兒時印記、想透過「知」（覺察）先天命盤（身體）改寫後天的運（轉化）……就需要腳踏實地透過身體的覺察進入內在心靈的療癒，便能與本所具有的靈性意識連結、自然發生超乎預期的生命蛻變。

◎第五脈輪靈性對應：「臣服的力量」

第五脈輪開始是靈性能量的區域，對應的身體部位是頸椎，連結著靈性中心點「頂端頭顱」、與愛的能量中心點「中間胸口」、以及物質能量中心區「身體軀幹」。

脈輪1-3-5對應：

第一脈輪靈性對應物質生命的根基「原生家庭」

第三脈輪靈性對應物質能量中心的「真正的自信」

第五脈輪靈性對應靈性能量中心的「臣服的力量」

◎臣服要有階梯性

很多人為了「做到臣服」，會想專心一意地追尋與自己以外的神、宇宙、或任何存有去連結、順從、順服。然而真正的臣服是能對自己的所在、所是全然的接受，這是一份僅能意會、無法言傳的生命狀態。「臣服」必須從身體覺察開始鍛鍊，我們若連粗厚的肉體都無法升起謙卑之意去連結，就不可能真正活出內在心靈的臣服。

第一脈輪原生家庭的父母是我們「物質生命中的神」，我們此生第一個權威對象是父母，我們在成年後所面對到的每一個權威對象、都會不自覺地扮演回兒時面對父母的自己：我們可能會不斷成為被失衡權威者壓迫的人（重複兒時受傷的自己的樣子）、或自己成為使別人感到壓迫的失衡權威者（複製兒時令自己感到受傷的父母的模樣），以上都是內在小孩沒被化解的傷痛能量、在成年後持續的複製貼上、因而創造出各種權威課題（對應第三脈輪的靈性對應「真正的自信、信任生命的能力」）。

也因為我們在物質世界中的權威投射是「內在小孩與父母的關係」、延伸到靈性層次的權威投射是「內在小我與神的關係」，因此若我們的內在小孩對父母的兒時印記還沒被一一釋放，那我們對至高神性的潛意識信念必定也會停留在「神性是遙遠的、神性與我分裂」的小我意識。所以當我們略過身體覺察與內在小孩療癒，我們不僅難以「連結靈性、了悟神性、真正的臣服於生命」，也有可能迷失在盲目追尋靈性成長的自我逃避裡。

「臣服」的真實內涵是【不再只依憑小我頭腦去對抗大我神性】，停止以內在受傷孩童之姿去指責、防禦、攻擊外在物質世界（兒時印記對父母的創傷投射）。因此第五脈輪的身心能量，是決定我們能否不再頑固地在潛意識中持續以內在小孩的創傷能量與原生家庭的父母對峙、停止和自己的命運模式抗衡，讓我們可以放掉潛意識的「過去、業力、小我」所締造出的「習氣、慣性、舊有的命運模式」，我們便可將1-3-5脈輪的陽性能量一併串聯、同步性的活出1-3-5脈輪的最高平衡狀態，使我們能夠真正以「臣服的力量」去順應「生命、宇宙、靈性、大我」的帶領與指引。

◎第五脈輪權威課題：迎合討好VS.不服推翻

所有的權威課題都是內在小孩對父母的創傷投射，裡面絕對愛恨交織、並且是「愈有愛意就愈有殺意」，因為當孩子為了獲取父母的愛是能夠產生極大的忠誠與付出，於是有明顯權威課題的人們會容易成為投射對象的死忠信徒，但當他們沒有因此從投射對象那裡獲得期待中的認同感，他們內在小孩所被觸發的創傷情緒便會產生極大的恨意、將兒時對父母的失落失望轉變為想打倒權威者的叛逆孩子。

權威課題較強烈的人，易會心生「盲從或不服、模仿或取代」的心，第五脈輪的自我表達與靈性對應有嚴重失衡的情形，當內在小孩對父母的愛的不滿足、轉變成為對抗與不服的叛逆之心，成年後就容易會想取代心中所認同的權威對象（內在小孩對父母的投射），他們往往會有以下兩個極端：

1. **對權威人士既嚮往又抗衡、既順從又不服**，於是第五脈輪的表達經常口是心非（外軟內硬），基於內在小孩對父母的愛的渴望，他們透過抓取與取悅來得到權威的認同（幾乎所有對宗教權威發生盲從的人都有這樣的內在創傷）。他們潛意識對兒時得不到愛的自己有極大的羞愧感，於是特別容易產生與人較勁、不安猜疑、對他人有嫉妒之心的情緒感受，並容易因為害怕自己被孤立的不安全感而有搞小團體的分裂行為。極在意權威的回應、擅於配合討好權威對象，然而一旦發現自己的努力並沒有獲得的認同，他們內在小孩的傷痛會被觸發，原有的景仰會被潛意識對父母的創傷情緒取代，將原本的「跟隨、學習、仿效」轉為「否定、批判、推翻」，這來自他們兒時一直沒有得到父母認同的創傷凍結，於是會將這份遲遲得不到父母之愛的愛恨情仇投射到所遇見的權威人士身上。

2.另一極則是以「我要證明我（孩子）比你（父母）好」來掩蓋兒時自己「再怎麼努力都得不到權威（父母）認同」的羞愧感與自責感，成年後對權威人士容易生起傲慢不屑的心，渴望透過戰勝權威來證明自己，通常不會對外表達應有的敬意，例如較少以合適的尊稱去稱呼對方、或是不會大方坦誠自己受益於權威人士的經驗；他們身體第五脈輪的凍結是對任何權威者都易心生質疑不服、較勁對抗之心；他們在身體的第六脈輪也易阻塞：因內在小孩不被父母認同與接受的羞愧自卑感、形成了他們反向的自大傲慢，使第六脈輪「向內看見自己的智慧之眼」被「只向外看見別人的身體肉眼」取而代之，難以跳脫小我的膚淺自我。

◎權威課題VS.越矩的抄襲

權威課題的外層是內在小孩對物質父母的創傷、底層是內在小我對生命神性的分裂傷痛，當我們對此沒有覺知，潛意識會發展出另一種相反的樣貌來掩蓋原本的內在真相；有時擁有強烈權威課題的人會延伸出越矩的抄襲動作、那是潛意識的小我基於對神性的羞愧罪疚而引發「想要取代神性」的外在投射。

舉例：從我寫文分享、開辦課程以來，抄襲的事件偶有發生，包括我寫的文章內容、取的課程名稱、擬的課程大綱、帶領課程的形式；有些是同為課程帶領者在上課時私自截取課程內容成為自己開課的教材，有些則是曾經合作的主辦單位將我帶領課程的影音檔供給其他的講師們。

任何失去界限的模仿抄襲都是內在小孩（小我）想取代父母（神性）的叛逆創傷，裡面等待被消融的是第四脈輪的自我接納（無論好與不好，我都願意停止對自己的嚴厲挑剔與殘忍的批判）、及第五脈輪的臣服的力量（我願意放過自己、放下對生命大我的深恐懼怕、寬恕我錯誤看待自己的眼光）、還有第六脈輪的智慧之眼（我願意停止只信肉眼所見的不實境況、我願意選擇張開心中的眼睛看向自己、以智慧之眼的光亮照耀小我的黑暗）。

因此我在進行課程時，面對再熟悉的學員夥伴，都會盡可能無差別對待，因為課程帶領者的責任是協助及陪伴參與者的療癒過程，對某些學員而言就有如父母般能影響（主宰）生命的存在，也是最易被投射權威課題的對象之一。當課程帶領者的意識稍有偏頗，也會容易利用學員發出的權威投射來填補自己內在匱乏的小我意識。

當我們能遵循身心覺察的腳步，一步一步地踏穩身體階梯，使第五脈輪的靈性對應平衡，我們的終極靈性可以不攻自破。我們會仍然有著人性，但再也不只是人性，我們不會再像從前徹底遺忘自己是誰、會有能力連結自己本所具有的靈性智慧，不再陷入內在小孩對父母／內在小我對神性的不服抵抗，停止以創傷思維去模仿抄襲他人的創意創作來遮蔽自己本然的光亮與神性靈感，我們就不再是過去以為自己是需要去追逐、抓取、模仿靈性、與神性抗衡的「小我失憶者」了。

◎「第五脈輪」身心覺察療癒練習：

每天利用第五脈輪的身體對應、為自己落實身體覺察（詳見「身體覺察的步驟」）。

◎延伸第五脈輪身體覺察：

請深呼吸放鬆身體，將雙手輕放在左右的肩膀

「以手的觸感放鬆地感受哪邊的肩頸肌肉較僵硬緊繃？」

並請緩慢但確實地轉動您的頭部與頸部

「仔細感受頸部區域是有彈性的或是緊繃的？是鬆動的或僵硬的？」

「肩、頸、大椎的僵硬程度各是多少？」

「左右兩邊，哪邊最緊？最無力？」

「各自的僵硬感、有否延伸到別的區域？」

「背部肩胛是否有被牽連？」

「當頸部轉動時、下顎肌肉有沒有被拉扯的感覺？」

再利用已覺察到的身體狀態去對比文中所述的「背負、叛逆、臣服」的課題，並對應兒時與父母的關係、自己成年後與權威人士的關係模式，並再試著深入背後埋藏的情緒感受……。

以上看似如此簡單的練習，就能將許多分散的專注力帶回身體，當我們的感知停留在身體的特定部位，身體的凍結會開始流動、情緒會開始平穩，這些看似簡單的動作，能使許多人從原本切斷感知的狀態、重新回復身心連結、釋放身體印記、進入深層的療癒過程。

請在落實第五脈輪身體覺察時：

全程保持深呼吸，將氣從胸腔吸至下腹部到最極限，並緩緩吐氣，每一次的吐氣都不斷的放鬆身體……以上請在整個身體覺察的過程中重複。

在落實第五脈輪身體覺察時，請同步觀察身體上的好轉反應：

咳嗽：乾咳或咳痰（釋放過去「敢怒不敢言」的情緒印記）

口苦／口臭／口破／口乾舌燥（釋放過去「有口難言、有苦說不出」的身體印記）

牙齦腫脹／痠／痛／麻（釋放過去「咬牙吞忍」的慣性模式）

任一處起疹：癢、熱、痛、或無感（釋放體內因恐懼及悲傷而積累的防禦性憤怒／發炎因子／自我毀滅模式）。

【每人的身心印記與療癒進程皆不相同、勿抗拒或執著好轉反應的發生與否】（建議反覆重溫「身體覺察步驟與相關釋疑」）。

當你有第五脈輪身體的好轉反應，請同步觀察隨之而來的「好轉感受」：

肩頸鬆動彈性、支氣管健康平衡、口腔健康提升……。

表達能力增強（言語／文字／肢體）、領導自我生命、內在臣服的力量……。

◎請利用第五脈輪的心靈對應進行自我覺察：

試著觀察「自己的情緒感受、真心話語、想法或理念」……在什麼時候、面對什麼樣的人事物境或關係時……會出現以下狀態？

◎壓抑吞忍、甚至產生違背自己真實心意的言語行為。

◎你通常特別否認的「真實念頭」總是些什麼？你又會如何處理它們？

1. 以上那些狀態特別容易發生在你什麼樣的關係中？
2. 那些狀態是否和兒時自己對父母親的印象、以及他們實際給予你的對待方式有所相似？
3. 兒時曾對【表達情緒】有何負面經驗？（例如表達脆弱時被怒斥、表達渴望時被拒絕、表達生氣時被嚇阻……）
4. 你對【說真心話／表露真實的自己】有何感受？
5. 你習慣以怎樣的方式【不表達或是過度表達】自己？（擅於美化逾迴解釋／口是心非／隱藏忍吞、或經常不甘示弱、辯解、聲討……）
6. 你現在的表達方式與兒時的自己及父母有何相同或相反之處？
7. 你面對被認定的權威者，外在總是習慣呈現出什麼樣的應對模式呢？（取悅、討好、害怕、冷漠、不服、對抗、競爭……）
8. 延伸問題：你面對權威人士時的情緒感受及外在模式、和你內在小孩對父母的真實情緒感受有何相似之處？（請盡可能詳細檢視並一一寫下）

以上請以本章內容深入覺察自己第五脈輪的身心對應，並連結的你在過程中的情緒感受、再一一對應背後的潛意識信念、延伸觀察外在際遇是否與之相符。

並將你在身心覺察的過程中所發生的身體反應及情緒釋放紀錄下來、再利用本章的身心對應與好轉反應對比進行更深度的自我覺察，這將會大幅增加我們身心覺察療癒的進程。

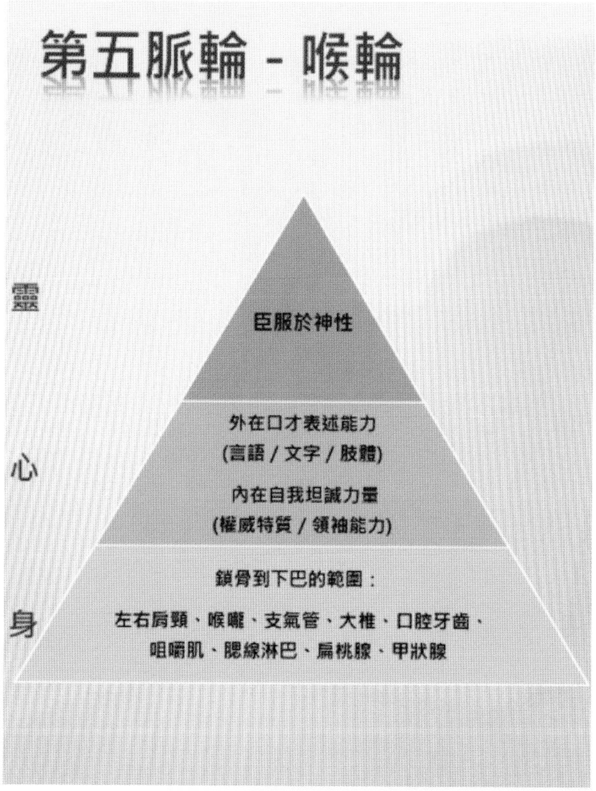
第五脈輪 - 喉輪
靈
臣服於神性
心
外在口才表述能力
(言語 / 文字 / 肢體)
內在自我坦誠力量
(權威特質 / 領袖能力)
身
鎖骨到下巴的範圍：
左右肩頸、喉嚨、支氣管、大椎、口腔牙齒、
咀嚼肌、腮線淋巴、扁桃腺、甲狀腺

【第五脈輪重點整理】

1. 身體對應：左右肩膀、鎖骨到下巴、整個脖子／大椎／頸部環繞一圈的範圍（含鎖骨淋巴、腮腺淋巴、支氣管、甲狀腺、口腔、牙齒、牙齦、舌頭、咀嚼肌……）。
2. 心靈對應：身心靈三大層次的表達能力。
3. 靈性對應：主導生命的權威特質、內在臣服的力量。

【第五脈輪身體覺察部位】

左右肩膀、喉嚨、頸椎、脖子環繞一圈。

【第五脈輪身心好轉反應】

咳嗽（乾咳或咳痰）、口苦／口臭／口破／口乾舌燥、牙齦腫脹／痠／痛／麻、任一處起疹（癢／熱／痛／或無感）……。

【第五脈輪身心好轉感受】

肩頸鬆動彈性、支氣管健康平衡、口腔健康提升……。

表達能力增強（言語／文字／肢體）、領導自我生命、內在臣服的力量……。

【身心覺察的內涵非常精深，我嚐試用文字在書中詳盡分享，你不需要擔心自己無法深入、

不用害怕做對做錯，只要秉持「持續不墜、傻傻的做」的願心、好好利用以上初步但完整的身心覺察資料庫去一遍一遍再一遍的練習，每天老實操練的夥伴必為自己帶來身體的釋放、內在的療癒、外境的轉化。】

（關於第五脈輪身心覺察療癒的轉化真實分享，請上學院官網點入「學員分享」。）

八 第六脈輪身心覺察療癒：臉部與後枕骨、眉眼耳鼻口、面部肌膚、神經系統松果體、第三隻眼是真相之眼、靈性平衡的能量中心

第六脈輪是我們與內在靈性連結、洞察自我真相、提升覺察能力的能量中心，同時串聯起脈輪2-4-6的陰性能量，可幫助我們放下人性小我的傲慢、允許大我意識的帶領，讓我們可以取用第六脈輪的靈性智慧。

◎第六脈輪的身體對應：

整張臉（額頭、眉毛、眼睛、鼻子、人中、耳朵）、松

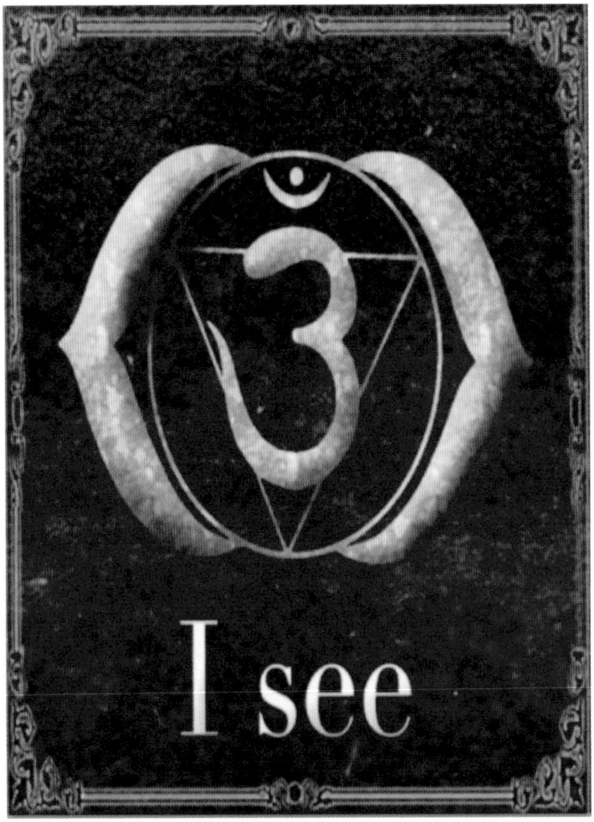

果腺體、神經系統、後枕骨、臉部肌膚……。

◎第六脈輪各身體部位所對應的內在狀態

1. 身體皮膚系統VS.第六脈輪臉部肌膚：

身體皮膚與臉部肌膚的皮脂腺分泌程度不同、各自對應的內在狀態也有所不同；身體皮膚的症狀是來自「人我邊界」的潰堤，較與第三脈輪的情緒印記與極度緊繃的太陽神經叢（內在衝突）相關；而臉部肌膚的症狀更多是來自我們對自己的完美主義／自我挑剔。

當臉部肌膚發生任何看似過敏的症狀，都顯示外在性格有著「極度在意他人眼中的自我形象、好面子、愛逞強」等特質，這些都是從第四脈輪的主題「我們與自己的關係：自我接納的能力」向上延伸到第六脈輪，然而根源則是從第二脈輪「內在小孩與母親的關係」、層層堆疊到第六脈輪的其一失衡：【完美主義】。

脈輪2-4-6對應：

母親是孩子物質世界中的神，每個孩子在潛意識中最依賴依戀的就是母親，當我們在成長過程中有著被母親挑剔、批判、甚至排斥或厭惡的兒時印記，內在小孩便會複製母親看待自己的眼光、同樣的「自我挑剔、自我批判、自我厭惡」，然而內在小孩（小我）並不會因此就停止對母愛（神）的渴求，我們會在潛意識中邊紀錄著不被母親接納甚至是被排斥的兒時印記、不由自主地以相同的方式對待自己、卻同時又在頭腦表意識中發展出「追求完美的自己」的人格面向，也許投射的是更好看的外型、更成功的事業、更豐厚的財富、更高階的成就、更能添加自我價值的關係（例如特定條件的伴侶或婚姻家庭）……等等，這些背後的真實驅動力都是內在小孩想要以「努力成為更好的自己」來獲取心中所渴望的母親的認同、接受、與關愛。

而我們都只會創造並吸引與內在信念（兒時印記）一致的人事物境，因此即便我們在物質人生中已經非常努力的拼搏、在各方面試圖追求成為更好的自己，卻也會時常感到力不從心甚至事與願違，一切只因「頭腦表意識（想成為更好的自己）說的不算」、「身體潛意識（深信自己就是不夠好）說的才算」，於是在以上「雙頭馬車」的拉扯下：我們會從第二脈輪的賀爾蒙性腺（內在小孩與母親的關係）開始失衡，影響第六脈輪的臉部肌膚發生「內分泌出痘／起疹」等症狀（青少年因油脂性分泌而起的青春痘也有著相同的心理因素）。

而第二脈輪「與母親的關係」同時影響第四脈輪「與自己的關係」、同步對應第四脈輪「自我接納的程度」與「愛自己的能力」，因此當第二脈輪的賀爾蒙性腺失衡、向上便是影響第四脈輪的胸腺與呼吸系統：我們的呼吸會傾向急促、胸悶、短淺，使細胞含氧量與皮膚飽水度嚴重不足，臉部肌膚就會出現各種「乾性泛紅、乾性出油、彈性欠佳、暗沉、臉痘」……等肌膚症狀。

內分泌出痘↓起因於第二脈輪的「與母親的關係」

油水不平衡↓起因於第四脈輪的「與自己的關係」

這是為何所謂的「過敏肌、敏感性肌膚」難以平復或治癒，因為我們真正【敏感的原因不在肌膚】、引發我們【過敏的也不是外在環境】，而是我們基於兒時印記試圖在外追求「成為更好的自己、變得更完美的自己」所引起的【內在過敏】。

2.頭部區域：頭痛、頭暈：

任何身體的頭痛（含偏頭痛、神經性抽痛、女性生理期頭痛）皆來自現實生活中早有「令人頭痛的人物、事件、關係」（通常和內在小孩對母親的創傷投射有關），卻長期被我們刻意忽視、迴避、不願面對與處理，代表背後有著自己「不願也不敢觸碰的心痛」（內在小孩對母親的情緒感受），於是身體必須幫我們承接、將我們所「迴避的心痛」累積成「肉體的頭痛」，而身體會再以「頭痛的頻率」主導我們繼續創造出「外在令人感到頭痛的人、事、物、境」（不斷重複內在小孩的兒時印記）……。

於是很多人的慣性頭痛幾乎無法舒緩，因為那不是純生理問題，是潛意識的自保機制：「頭痛愈嚴重，切斷迴避愈久、且已到達面對懸崖卻仍漠視的程度」。

女性好發在生理期間的頭痛症狀和第二脈輪賀爾蒙分泌有關，同樣直接連結內在與母親的關係及自己對女性身分的自我價值感。

以上都請在身體覺察的過程中：【帶著理解】去陪伴頭痛的身體感受，讓背後被掩埋的心痛凍結能隨之浮現、並被一一釋放。

◎經常頭暈、方向感不好、認路困難：

脈輪2-4-6對應，在第六脈輪經常感到頭暈的人，第四脈輪的心肺功能都欠佳、呼吸很短淺、導致腦部常態性缺氧（第四脈輪的根源是第二脈輪），同時也會連動到第五脈輪肩膀對應的「自我負責的能力」。

第六脈輪也與「生命的方向感」有關：

當我們不願（不敢）觸碰兒時印記的凍結、選擇迴避自己的內在情緒、外在責任、人生際遇……就會對自己的處境保持「裝傻、迷糊、狀況外」，讓自己陷於「暈頭轉向、搞不清楚方向」的狀態，這也使身體形成相對應的「頭暈症狀」，這也會顯現在日常生活中對自己所在的環境位置、路況方位呈現出同樣的「搞不清楚方向、認路困難、無法辨別當下所在之處」的狀態。

3. 眼睛：

第六脈輪是協助我們聽從內在靈性、洞悉自我真相的能量中心，因此第六脈輪的「第三隻眼」是在幫助我們向內觀照自己的「智慧之眼」；眼睛則是身體協助我們在物質世界使用的工具，當我們的頭腦表意識太執著於「眼睛的肉眼所見、眼見為憑」而忽視內在第六脈輪「智慧之眼的洞見覺察」、潛意識便會對自己總是「迴避看見」內在的自我真相感到憤怒，這時就容易發生各種眼睛症狀……。

◎近視／遠視／閃光、青光眼、老花眼、白內障：

當我們只憑藉肉體眼睛在主導人生，會非常容易陷入身體印記的「複製貼上」：沉迷內在創傷信念投射在外的故事情節、認同自己身在其中的「受害身分」，這將使第六脈輪的能量不斷瘀塞凍結、導致肉體眼睛的退化、形成各種與眼睛相關的症狀疾病。

◎眼睛乾、癢、發炎、發黃：

先是對應第三脈輪左脾胃的吞忍壓抑、爾後引發右肝膽的自我憤怒（對逃避面對情緒真相的自己憤怒），內在過燥的右肝火便會引發眼睛發癢、發炎、發黃的相關症狀。

◎身體左半邊屬陰性能量、對應左脾胃、內在感性、與母親的關係；身體右半邊屬陽性能量、對應右肝膽、外在理性、與父親的關係；我們左右眼的症狀往往也是輕重不一：左眼症狀較重的人可深入與母親的關係覺察、並檢視自己通常是以何種方式面對「自我女性身分、陰性之姿、脆弱的情緒感受（如悲傷、膽怯、害怕）」；右眼症狀較重的人可深入與父親的關係覺察、並檢視自己通常是以何種方式對應「男性角色、陽性力量、剛硬的情緒感受（如暴躁、憤慨、怨懟）」。

4.鼻子：

第六脈輪鼻子與第四脈輪的呼吸系統相通，因此鼻子的狀態也反映出我們第四脈輪「與自己真實的關係品質、自我接納的能力」。

◎鼻子過敏：

鼻子過敏的人，內在都有因「無法接納本然的自己」而形成的【完美主義】，無論是透過外在行動去積極追求更好的自己、或是消極的在心中以貶低的眼光看待自己，內心都對自己充斥著挑剔與不滿意。

◎完美主義：追求好還要更好的自己、反而丟失愛自己的能力

我們潛意識的內在小孩，深深害怕「不夠好的自己」會被以「不被愛、被嫌棄、被冷落的方式」懲罰，就如兒時記憶中的自己一樣；於是我們成年後便會無意識地拼命追尋「不存在的完美」、一直想要「成為更好的人」，極力爭取更多「可以被愛的資格」，甚至「不惜拋棄不夠聰明、善良、勤勞、上進、積極、智慧的自己」，也不惜「切割懦弱、無助、恐懼、驚慌的自己」。我們都不惜一切代價在追求一種【更好的樣子】：更好的外在、更好的學歷、更好的工作、更好的收入、更好的關係、更好的家庭……。

我們也為這個【更好的自己】賦予特定的條件：應該要有怎樣的身材、應該要有怎樣的文憑、應該要有多大的成功與成就、應該要有多少的收入存款、應該要有怎樣的伴侶對象、應該要有怎樣的婚姻或孩子、應該要有多高的靈性意識與內在智慧……。

以上都是我們認知中的【被愛標準】，我們等待被認領的內在小孩深信自己【必須符合那些條件才會被愛】，我們一直以為「人生中的問題」是因為自己還沒符合【被愛的資格】，於是無止盡的設下一個又一個的目標、一次比一次更努力拼博，我們將內在小孩原有的匱乏感受投射在每一段關係中、複製出相同的創傷感受，直到我們開始能夠回頭望向自己、開始醒覺「內在的自我匱乏」方是造就「外在難以豐盛」的根源，並以此進行抽絲剝繭的覺察療癒、陪伴每一個曾被自己錯誤拋棄與切割的自己……一旦願意開始嘗試，改變命運的齒輪就會被運轉，我們心中對「愛」嚴重營養不良，導致從未長大的內在小孩，會開始被自己一點一滴的撫養長大，我們會從【追求完美的求愛孩子】成長為「已然完整的內在父母」。

◎脈輪2-4-6對應：

當我們因為對自己的極不接納而延伸出「永遠追不到的完美主義」，就會影響第四脈輪「擁有的能力：心肺功能、呼吸系統」。

因為第四脈輪「好好呼吸（空氣）」象徵「無條件擁有（豐盛）」的配得感，當我們對自己有諸多的不滿、挑剔、甚至是對「不完美的自己」有厭惡的感受，那第六脈輪的鼻腔就會因應這份內在狀態產生「鼻子過敏」的症狀，目的是為了「不讓不完美的自己輕易透過鼻腔享有空氣」、因為「不夠完美的自己不配輕易擁有（呼吸／活著）」……。

這個根源是第二脈輪「內在小孩與母親的關係」，來自母親經常讓孩子感到「自己不夠好」的兒時印記，建議每天利用二四脈輪的身心覺察內容為自己進行深度的自我療癒。

◎鼻竇炎、鼻瘜肉：

這是延伸自「鼻子過敏／完美主義」的身體印記，當我們基於潛意識內在小孩對愛的匱乏感而努力追求成為更好的自己、卻不斷在外境中複製著「無論再怎麼努力／再怎麼好都得不到想要的愛」的兒時印記時，內在小孩會從「藉由追求完美證明自己有被愛資格」的動力、轉為加劇「無論如何我都不配得愛」的創傷感受，便會進一步地生出【自我毀滅】的身心印記。

鼻竇炎是內在小孩對「永遠無法完美的自己」的深層憤怒；鼻瘜肉是內在小孩對「不完美的自己＝沒有被愛資格的自己」的憎恨感（絕望感），使潛意識加深「自我毀滅」的身體印記：阻擋呼吸的鼻瘜肉＝不夠好的自己不配活著。

◎鼻塞、流鼻水：

眼耳鼻是相通的，經常流鼻水的人內心總是抗拒悲傷、脆弱、受傷的自己，習慣保持理性、避免因為情緒感受而流淚，無處疏通的情緒淚水便會以「流鼻水」的方式排出。

有些人如果常流鼻水，卻自認自己是能允許情緒流動的人，他們很可能只是藉由「不會直接觸碰內心」的外在投射（例如影劇、小說、或是他人的境遇）來引發情緒觸動，這與直面自己的內在感受無關，屬於更巧妙的「避免面對自己」而另尋宣洩的「投射性出口」。

5. 耳朵：

肉體眼睛是「看見真相」（面對自己）的能力，耳朵是「聽見真相」（聆聽自己）的能力。

耳朵的狀態都與第一脈輪的腎氣有關，當耳朵有任何症狀都可以直接深入第一脈輪的身心覺察，往往會發現自己一直以來迴避聆聽的內在真相。

耳鳴屬「忠言逆耳」的固執，不願「聽見真相」（聆聽內在小孩），幾乎源於原生家庭經常發生父母爭吵、父母對自己的情緒性辱罵、或曾聽聞家中難以消化的惡耗……等等的兒時印記；耳塞與鼻塞同理；耳炎與鼻竇炎同源；耳水不平衡與頭暈症狀的內在因素相同。

6. 神經系統、睡眠問題（失眠、淺眠、多夢）

第六脈輪的神經系統受第二脈輪的內分泌影響，所引發的睡眠問題則與第六脈輪的靈性能量是否平衡有關。

第六脈輪的「靈性對應」是「智慧之眼：看見生命真相的能力」，很多人對第六脈輪兩眉之間的「第三隻眼」都有很大的誤解，誤以為那是「可看見某些靈體」或「可與某某靈溝通」的管道，事實上第六脈輪是一個【超越肉眼】的能量中心、是讓我們能看向內在真相的「智慧之眼」，而它同時也對應身體的神經系統。

當我們的意識層次仍在內在小孩的求生模式時，身體的各大精微腺體就會在兩極失衡中波盪，其中第六脈輪的「神經系統」（交感神經／副交感神經）會直接影響第三脈輪的「腎上腺素」（戰鬥／逃跑），我們會不斷進入焦慮不安的求生模式，其症狀之一就是【失眠、淺眠、睡眠問題】。

因為真正主導我們的是潛意識而非頭腦表意識，深度睡眠會讓我們每人得以【放掉頭腦表意識（謊言）】，進入到【深層的潛意識（真相）】；然而每一次的深度睡眠對小我都是一場「假死狀態」，那意味著我們失去了身分、失去了執著、失去了自我、失去了物質世界的所有一切認同……也就是說我們【失去了幻象】，這對小我而言等於「灰飛煙滅」。

然而在我們能從內在小孩、深入到與父母關係的療癒轉化前，我們很難真正洞悉小我層次的運作，因此會在無意識中被小我意志主導，在頭腦層次抗拒「放鬆、放過、放下」的深度睡眠，寧可透支身心能量停留在表意識的幻象世界，也要以「不入睡、難入眠、睡眠品質不佳」的狀態去逃避「深度睡眠所帶來的自我死亡」，這也同時切斷了我們在深度睡眠中與「大我、靈性、真相」連結的時刻。

因此任何睡眠問題都與逃避內在真相有關，說明自己極度執著外在的故事、過去的發生、人生的困苦，才會抗拒進入潛意識的生命真相，因為這需要先承認【自己過去所執著的人生故事、自我身分是假的／虛幻的／不存在的】，這會直接考驗每人最深處的小我意識……。然而面對如此深層的小我運作，我們只要一步一腳印的透過身體覺察進入內在小孩的療癒，循序漸進地觀察內在小我的運作，並不斷練習溫柔慈悲的看著自己的當下所是，我們便愈來愈能不將小我的幻象世界「弄假成真」、反而能利用觀察內在小我去「以假修真」。

7. 松果腺體／第三隻眼

第六脈輪的松果腺體同時有著「第三隻眼」的稱呼，位於兩眉中間，是在幫助我們「向內觀照」的「智慧之眼」，然而非常多人對它有所誤解：以為所謂「第三隻眼」是使我們可以擁有靈異能力，例如可以通靈或能看見異次元世界的所在……。

第六脈輪確實可以幫助我們「通靈」，但真正在「通」的是我們的內在心「靈」，「第三隻眼」是在幫助我們「看見」內在自我真相，而非通向外在的任何靈體、或是增添不實的靈通（靈視）能力。

◎以下是第六脈輪松果腺體失衡時常見的「靈性誤區」

【刻意追尋特殊靈力】：

在身心靈療癒與靈性成長的道路上，有些人會特別想要追尋特殊能力、靈通能力，這是內在小孩想以此得到自我優越感與個別特殊性、來獲取一直渴望被重視、認可、看重的匱乏感受，這樣的追尋很容易被靈性幻象迷障，也容易以靈性之名去合理化自我逃避的事實，甚至會不自覺地崇拜某些聲稱自己有特殊靈力的人士，極容易落入靈性幻夢的陷阱中，往往比一般人更難走入自我覺察的道路，難以向內連結真正的靈性之境。

◎以下是松果體失衡時常見的「靈性誤區」

【特意彰顯特殊能力】：

我們每人都有「靈通能力、靈性直覺、特殊靈力」，就如我們每人都有「情緒印記、兒時印記、業力印記」一樣，沒有誰更多或更少、更高或更低；我們都是有著相同的生命課題與修煉的起點，差別只在有些人的先天特質較強烈、有些人是後天的鍛鍊強化；靈性就如肌肉，是人人天生內建，有人天生肌肉較發達、有人的肌肉較需後天的鍛鍊，但並不影響我們都是無二無別的生命；所以有些人的內在直覺較強

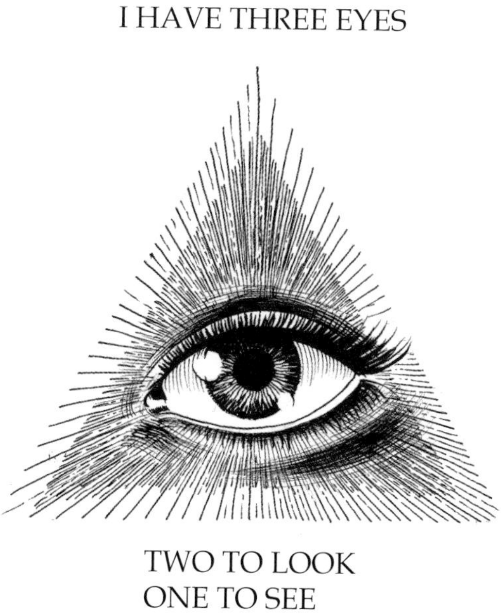
I HAVE THREE EYES
TWO TO LOOK
ONE TO SEE

烈，並不代表靈性意識較高階，有些先天直覺感知較強烈的人，如果沒有自我覺察的根基，會容易陷入小我的分裂感中、認為自己「與眾不同」，以此產生「別於他人的優越感」，會更難回歸內在真相的連結。

【受困於特殊敏感體質】：

有些人會因為自己先天的敏感特質，認為自己比一般人更易受到人生起伏或內在痛苦，例如被能量干擾、易被別人誤解、天生與他人疏離、總是有所隔閡……最常見的困擾是「自己因為敏感體質總是被誤解、被貼標籤、無法融入他人、也無法坦露自己」，然而這些都跟敏感體質無關，這些只跟內在小孩的兒時印記有關。

先天的敏感體質也並不構成「被能量干擾」的原因，能量只能同頻共振，差別只在先天體質敏感者比他人更容易感受到自己在相同能量上的共振，於是不小心誤會自己比他人容易「被干擾」，其中所有的「被干擾」都只是反映個人的身心頻率而已。

以上都是第六脈輪的身心能量失衡時會陷落的靈性逃避與靈性幻象，真正的療癒不是離苦得樂般的追求靈性美好、也絕不是一昧沉浸在過往故事的舊傷中打轉，療癒需建立在願意面對自己對生命的謬誤，揭露自己自願設定的受害故事與劇情，粉碎我們對自己各種信以為真的謊言，我們必須遵循「身心靈」的階梯、老實地從身體扎根，才能確保自己在自我療癒與靈性成長的過程中不落入向外追尋的匱乏陷阱。

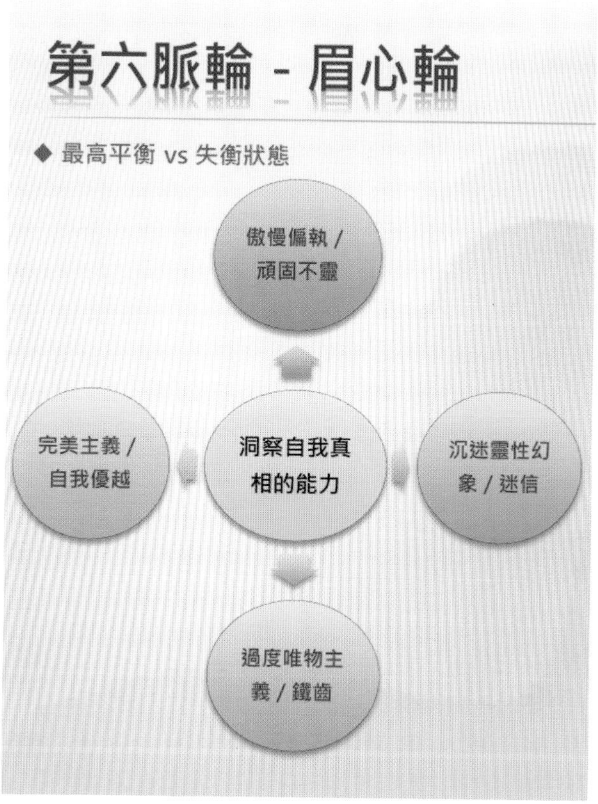
第六脈輪 - 眉心輪
◆ 最高平衡 vs 失衡狀態
傲慢偏執 / 頑固不靈
完美主義 / 自我優越
洞察自我真相的能力
沉迷靈性幻象 / 迷信
過度唯物主義 / 鐵齒

◎第六脈輪心靈對應：突破小我幻象＝看見真相的能力

如前所述，第六脈輪是「第三隻眼：照見自我真相的智慧之眼」：是讓我們有能力洞察內在極度細微的起心動念，覺知自己對外境的偏見、偏執、傲慢……等小我投射，停止因自己尚未化解的情緒印記而過度解讀與對號入座、不再無知無覺地產生創傷印記的故事情節。

◎當第六脈輪的身心能量失衡時，會有以下狀態

第六脈輪的失衡一：【沉浸虛幻不實的過度感性、靈性幻想】

這極失衡的人容易以「過度的感性感知」而遮蔽了自己的理性判斷，對於物質世界的創造能力很弱、總是偏向第一脈輪的拖延不行動或焦慮的亂行動，易在第三脈輪顯示出左脾胰胃的失衡、與第五脈輪的逃避現實責任的情況；源於兒時經常遭受原生照顧者「非理性的責備、處罰、驚嚇」的兒時印記，讓他們從小就經驗到「失去理性、不可理喻的混亂感知」的創傷凍結，成年後便會讓自己持續以相同的「混亂的感知」在經營人生；他們容易逃避面對現實人生、在接觸身心靈療癒時傾向追求特殊的靈性體驗，對靈性權威易有非理性的依賴投射。

◎長期處在第一種失衡的【身體狀態】：

身體左半身易有不適症狀（陷入被弱化的陰性能量）、第三脈輪左脾胰胃易有失衡現象（吞忍壓抑型）、眼睛易生模糊／頭暈的症狀（不願看清現實真相／陷入暈頭轉向的人生境況）……。

◎此失衡的療癒核心：

利用文中的身心覺察內容、以及文末的身心覺察引導，練習從身體的感知連結內在小孩的感知，深入自己一直以來不敢面對的「自我失敗、內在挫折、羞愧羞辱的感受」，一層層揭開自己經常利用哪些不實的感知在逃避現實生活、在什麼時候會選擇合理化自己的挫敗感受？自己一直以來又拒絕面對哪些應負的自我責任？以上層層深入將會釋放前所未有的陽性力量、協助自己平衡長期被陷入弱化的陰性能量……。

第六脈輪的失衡二：【頑固自我的偏執、過度理性的傲慢】

這極失衡的人容易傲慢偏執、冥頑不靈，以完美主義打造自我優越感，對他人易產生敵意、嫉妒、進而鞭策自己（背後是極深的自卑），也極易對他人生出藐視、不屑、批判等內在眼光（實則是看待自己的真實眼光）；源於原生家庭中曾遭受過「不被重視、在乎、看重」的「被忽略、忽視、不公平的偏心」，成年後便易以「阻斷脆弱的情緒感受」、「偏執自我的過度理性」來強勢發揮自我意志，企圖以此填補兒時不被肯定、被接納、被尊重的創傷印記。

◎長期處在第二種失衡的【身體狀態】：

身體右半身易有不適症狀（陷入被過度強化的陽性能量）、易在第三脈輪右肝膽有失衡症狀（因自卑而生的自大／因自卑而生的自怨）、各種第六脈輪的眼睛症狀（生理從肝膽失衡而致／心理不願面對自我）、經常發生頭痛症狀（被長期迴避的內在心痛）……。

◎此失衡的療癒核心：

利用文中的身心覺察內容、以及文末的身心覺察引導，練習從身體的感知連結內在小孩的感知，深入自己一直以來「必須強勢、必須有力、必須勇敢」那背後的「不敢無能、不能害怕、不敢承認也渴望被關愛與幫助」的自己，試著以身體覺察允許深層的脆弱情感流動，將會軟化過去因生存恐懼而起的求生意志、使「頑固自我的偏執、過度理性的傲慢」開始被柔軟鬆動，將在人際關係與親密關係中發展出前所未有的和諧、親密、幸福的感受……。

以上都是第六脈輪的失衡，都有著共同一個等待被看見、聆聽、被允許表達的內在小孩。

無論我們經歷過什麼樣的故事情節、各自的身分背景有多麼不同，每人潛意識內在小孩的兒時印記都是一模一樣，沒有任何人的印記會因為原生家庭的背景不同而有更重或較輕的區別，我們所能收獲的療癒轉化也是絲毫沒有分別的：這就是來自生命慈悲的「全然平等性」，也是真正的覺察療癒所必然具備的「絕對純粹性」。我們在透過身心覺察將每一個面向的自己都一一認領回來以前，都極有可能是【所有失衡面向都同時並存】，差別只在內隱或是外顯，因此在利用本章內容進行身心對應時、請盡可能詳盡的檢視自己，並且務必每天進行，你將會在熟練身心覺察的技巧後、挖掘出不同層次的內在信念、活出不可限量的轉化奇蹟。

再次提醒：

身體就是潛意識、身體就是內在小孩、身體就是命運模式，若想改變毫無邏輯的潛意識信念、想療癒原生家庭內在小孩的兒時印記、想透過「知」（覺察）先天命盤（身體）改寫後天的運（轉化）……就需要腳踏實地透過身體的覺察進入內在心靈的療癒，便能與本所具有的靈性意

識連結、自然發生超乎預期的生命蛻變。

◎第六脈輪靈性對應：「連結內在直覺、啟動靈性智慧」

第六脈輪是協助我們破除小我傲慢，進入自我覺察、洞悉真相的能量中心（前提必須要經過脈輪1-5的老實修煉，否則直入第六脈輪很易發生偏差性的靈性逃避）；當第六脈輪的身心能量處於平衡狀態，我們會敢於直視自己的內在真相、放下自我完美的偽裝，一一拆解被小我創造出來的創傷幻象、中性的連結本所具有的靈性智慧，讓我們既不錯誤地向外「尋求靈性連結」、也不會因小我傲慢地「拒絕大我的帶領」，能自然而然的隨順生命之流、謙卑地將非凡的靈性意識帶入平凡的世俗人生中，使生活富有神性靈感的創意、更進一步發揮推己及人的影響力量。

◎第六脈輪VS.真正的覺察：

身心靈療癒、情緒療癒、自我療癒、靈性成長、靈性修行……這些字詞充斥著各方角落，即使從未接觸或深研的人們，相信對這些字眼都不算陌生，坊間也都有包羅萬象的系統，各式各樣的派別、組織、方法，不同的系統也持有各自的觀點，然而「到底什麼是療癒」？別說從未深入的人們，就算對自認接觸、學習已久的人來說，大多也對這個直接的提問感到有些模糊、一時不知從何說明。

「身心靈」指的是「生命的整體」；「療癒」顧名思義是將某種受傷狀態治療到痊癒；「身心靈療癒」便是兩者加總的意義：為物質生命的受傷狀態進行治療直至痊癒（所謂「生命的受

傷」只是個象徵性說法，真實的一體生命並不會受傷、在此只為方便用詞）；一般身體的「受傷」通常都是在「不了解」、「不知情」的情況下發生，同樣的，所謂「生命的受傷」也是指人們因為「不了解」生命的本質，才導致各種問題及困境（身體健康受擾、金錢財富匱乏、工作事業受限、情緒感受凍結、各種與人的關係阻滯、靈性意識閉鎖）。因為不清晰自己是如何親手創造出各式各樣的命運，會誤以為自己對此無能為力，陷入在「不知不覺」的無明中，並周而復始、代代相傳，成為人們所稱之的【宿命】。

真正的療癒必須建立在「覺察」之上，覺察意味著「自我揭開」，將那些理在理直氣壯、光鮮亮麗的底層陰暗一一揭露，當我們明晰自己再也沒有扮演受害者的餘地、並且看清自己是如何導演整齣戲……生命的主導權會真實回歸。但是這麼深切的挖掘並不是一般人所熟悉的套路，在一開始若沒有正確的支持與引導，非常容易陷入迷惘困境或自我放棄。

例如所有的療癒及修行，無論是靜心、冥想、讀經、瑜珈、跪拜、儀式……都只是為了協助「自我覺察」的練習過程，然而很多人在不明瞭的情況下都容易本末倒置，將「方法」誤認成「目標」，忽略了「覺察」這一項至關緊要的關鍵，使實修失去了真正的核心。

就如**「唸經」**是為了讀懂經典涵義、以此成為自我觀照、修正自己的指標並落實在生活中，因此每日讀經就是為了不間斷的「自我覺察」，讓我們在邊破除過往習性的同時、不斷在新舊模式中進行新的選擇，邊經驗（消融）舊業力、也同時最大程度地不再造生新業……這就是「覺察」。然而有些人沒有自我覺察的正見基礎，就會不小心將「讀經」變成了一項「次數性的功課」，彷彿唸得快又多就能因此消業、離苦得樂、實現願望……，於是很多人只有口唸空經、修表相行，那麼無論「修了多久」都不會有真正的轉變。

例如「**靜坐**」是以身體的靜態使心沉澱、再在其中觀察自己的內在運作，但有些人如果沒有自我覺察的基礎，不懂得是要利用靜坐的練習去深入自己的內在狀態，就會不小心將靜坐的「過程」變成了「目的」，可能會只著重身體姿勢與靜坐時間、也可能變成一有不喜歡的情緒感受就想跑去靜坐，把原本是為了協助覺察的方法淪為一種逃避自我的手段；這是為何一樣都有靜坐習慣的人不一定都會有所收穫，有些正確利用靜坐進行自我覺察的人會因而獲益、有些人錯將靜坐視為目的的人會侷限在形式而非內涵。

例如「**瑜珈**」也是從身體動作的練習中去感受身體的感知、再回到內在的情緒感受，透過重塑身體姿勢去破除身體習性再連結背後的心靈狀態，然而也很多人因為沒有自我覺察的正確認識，對瑜珈的練習只有外在形式，沒有將瑜珈視為自我覺察的過程、而是將之作為目標的去練動作、練難度、練派別……使它僅僅變成一種伸展體操。

又例如在落實覺察前，我們彷彿總在關係中受傷、受騙、受害、遭遇諸多不平，但自我覺察會揭露我們早就在欺騙與背叛自己的真相：我們忽視內心最深的恐懼無助就是對自己最大的背叛、我們漠視心靈深處的情緒感受就是對自己最大的欺瞞、我們藉由任何否定自我的方式來換取他人的愛就是最嚴重的自我傷害……。

在我們願意面對自己的真相前，必定會將以上種種人生的不順、關係的不滿歸咎於外在人事物的傷害與虧欠，然而這真不足以成為我們陷入無可奈何的宿命中的的原因，是我們未經覺察的潛意識在重複以傷痛模式對待自己、卻又試圖對自己的行為粉飾太平。

精深的覺察會揭開我們每一個過去想方設法掩蓋的內在真相，它會粉碎人們推卸責任的後路；例如在沒有覺察的時候，人們都是視疾病如窮兇惡極的敵人，可一旦落實覺察會發現每一種疾病症狀都有著相應的情緒感受，而能將原本無形無相的情緒變成了有形有相的身體病症……這意味著我們忽略、拋棄、踐踏自己無數次在先，才導致身體不斷為我們承接犧牲直至潰堤在後，當我們從身體覺察進入到內在的連結，會發現疾病不僅不是我們的敵人、反而是協助我們重新認識自己的盟友，這份面對自己的體悟一旦發生，身體就不需要再為我們的逃離承接與犧牲，這就是為何在身心覺察與自我療癒的過程中常常會有身體疾病不藥而癒的案例。

比起華麗的靈性用語及新時代的療癒語言，「身體覺察」真可謂【賣相不佳】的選項，但沒有一個物質世界的問題能透過【隔靴搔癢】的療癒化解，物質生命的轉化是從我們能承認自己對生命的傲慢與無知「才開始」，就如每次當我覺得自己對生命的了悟又多了一些，我會立刻承認：「我是無知的，我對真相一無所知」，這個承認會使我比較不易受困在「我知道＝我到了」的小我傲慢裡。

生命的成熟來自內外一致的程度有多高，起於我們什麼時候願意為自己負起全然的責任：

「成為自己的內在父母、照顧並陪伴內在的孩子長大」；這個看似簡單的過程，許多人還是習於合理化自己，想趕快展現「我好了」、「我沒事了」、「我穿越了」的狀態；有些人在療癒道路上，往往不是真的為了療癒，而只是更高明的掩蓋自己的真相，然後陷入在各種不得不、無解之謎、超出此刻的「假性瓶頸」中。

我們對生命的清晰程度（覺察）與化解問題的能力（經驗）是呈絕對的正比。在我們真實穿越前，成年後的我們都只是內在與外表不一致的孩童，孩童的觀點都是絕對自我且沒有邏輯的。當一個成年人依然以孩童的內在狀態在生活並以此去經營關係，【生命的受困是必然的】；以這個脈絡去窺探自己由始以來的生命點滴，就不難發現根源落在哪裡。生命沒有真正的無解，只有自己反覆以受傷孩童的心智不停創造出來的表層故事，除此之外，「生命沒有故事」。

若人們真正了解自己並非原先以為的「受害者」，就不可能繼續甘願沉溺在「不知情」的狀態中重複上演「老問題」，愈明瞭物質生命並非過去所誤信的【無解宿命】，我們愈能重新認領回生命的主導能力，這時將親身經驗改寫命運的實踐歷程。「療癒」並非治療任何人的生命，而是學習清晰自己如何自由創造出所經驗到的一切；當我們能真正明瞭自己就是生命的主導，使原本就沒有問題的生命，真正「再也沒有問題」。

◎第六脈輪的謙卑與傲慢：學過不等於學會

覺察療療的精髓、內在智慧的成長、意識層次的擴展需要持之以恆的不斷練習，才能萃取、發揮、突破而出。

無論是新的學員夥伴或已經學習一段時間的療癒師夥伴，我都會提醒「保持空杯之心」，因為我們很常會在學習的過程中將「學過」當成「學會」，這是一種人人共有的小我傲慢，以為「看過、聽過、學過」就等於「學會了」；我自己也曾被自我的傲慢與無知阻礙過學習，小我慣性會讓我們誤以為自己所需的「不在眼前」、而是在他處、在未來，這個慣性驅使我們將注意力只放在尋覓、抓取、填補的學習模式，讓我們無法真正學會並獲得真實的「生命轉化」

身體紀錄了所有一切訊息，在我們練習與身體連結後，「內在意識」與「外在身體」會最大程度的一致，能突破一層又一層的【潛意識慣性】，但當我們沒有持續的靠近身體，持續練習連結身體的當下所感，身體隨時可以【反客為主】的主導我們的意識，【回復過往慣性】僅是【一念之差】的事情。

當我們又因為過往的創傷經驗不自覺的以【過去的眼光】在看待【現在的人事物】時……你有發現你的身體是如何反應的嗎？你的頂輪是否在你知道或不知道時都自動播放著「陳年過往的傷痛片段」？你第一脈輪的下半身又是如何主導你的行動模式？你凍結的喉輪是否又再次說出重複性的創傷語言？

當我們在情緒上又浮現不安與焦慮使頭腦跟隨情緒創造相對的念頭及想法、並與身體合作無間的讓你自動做出任何符合焦慮不安的行為（例如漫無目的的滑手機、消耗自己的能量、逃避責任與正事、對人產生矛盾與衝突……），你能在這時就發現【自己又被身體支配】了嗎？還是已經【招致相對的後果】才又開始警覺呢？更甚你根本不知道自己發生了什麼事？你的覺知力也許只夠你發現【你的身體出了問題、你的感情有了問題、你不斷有金錢問題……】而你並**【不知道問題出在哪裡】**。

如果我們沒能持續練習對身體的覺察與連結，即便我們學習過身體覺察、也知道身心對應的資料庫，但這樣的學習也僅僅只是學過、還不算是學會，畢竟我們或許計算得出自己練習身體覺察的期間是多久、但根本無法想像身體所紀錄的訊息是多麼龐大！當我們將自己「可被計算的學習日程」與【未可測量的身體印記】相比，就真是小看生命的無限性了！因此無論我們曾有多麼深刻的覺察洞見或發生過妙不可言的療癒感受，都一定要記得持續不墜、傻傻的做「身體覺察」。

◎「第六脈輪」身心覺察療癒練習：

每天利用第六脈輪的身體對應、為自己落實身體覺察（詳見「身體覺察的步驟」）。

◎請在落實第六脈輪身體覺察時：

全程保持深呼吸，將氣從胸腔吸至下腹部到最極限，並緩緩吐氣，每一次的吐氣都不斷的放鬆身體……以上請在整個身體覺察的過程中重複。

◎在落實第六脈輪身體覺察時，請同步觀察身體上的好轉反應：

頭痛（釋放迴避已久的內在心痛、開始面對早已存的頭痛事件）

頭暈（停止過去不負責任的自我裝傻、故作迷糊）

多夢（以夢境釋放潛意識訊息）

眼睛癢、乾（開始以肉眼外的心靈之眼看向自己）

流鼻水（使過往壓抑阻斷的情緒淚水得以流動）

耳鳴（開始願意聆聽內在小孩的真實聲音）

任一處起疹：癢、熱、痛、或無感（釋放體內因恐懼及悲傷而積累的防禦性憤怒／發炎因子／自我毀滅模式）

◎當你有第六脈輪的身體好轉反應，請同步觀察隨之而來的「好轉感受」：

神經系統平衡、睡眠品質改善、視力改善、聽力上升、鼻腔暢通、臉肌細緻透亮……。

直覺靈感增強、理性感性平衡、自我覺察力提升……。

當第二脈輪下腹腔（腹腦／情緒腦）鬆動、將提升腸道免疫系統，這對應第四脈輪的人體免疫系統，同時平衡第六脈輪的神經系統與松果腺體。

【每人的身心印記與療癒進程皆不相同、勿抗拒或執著好轉反應的發生與否】（建議反覆重溫「身體覺察步驟與相關釋疑」）。

◎請利用第六脈輪的心靈對應，延伸以下覺察：

1.你會追求的完美形象或狀態總是些什麼？

2.你通常都在塑造自己什麼樣的外在形象？

（例如：好人／聰明的／友善的／不做作的／積極正面的／有自信的／富有靈性的　）

3.你通常難以面對並強加修正自己何種特質？

4.你最容易挑剔（無法接受）自己與他人的面向是什麼？

5.請為自己一一例舉，並試著覺察背後的原因。

（例如：這樣不會被人喜愛、這樣會受世俗唾棄瞧不起、兒時這樣曾遭受過父母的怒斥、或這正是自己最排斥的父母的樣子……）

6.你曾經對「靈性」有何種執著或想像？

7.你曾以靈性之名逃避現實嗎？或是因為自我理性而無法接受靈性的存在？

8.你目前在自我覺察的過程中，有哪些真實面向仍會極度挑戰你【面對自我的勇氣】？請對自己列舉，並試著詳述背後的原因……。

以上請以本章內容深入覺察自己第六脈輪的身心對應，並連結的你在過程中的情緒感受、再一一對應背後的潛意識信念、延伸觀察外在際遇是否與之相符。

並將你在身心覺察的過程中所發生的身體反應及情緒釋放紀錄下來、再利用本章的身心對應與好轉反應對比進行更深度的自我覺察，這將會大幅增加我們身心覺察療癒的進程。

【第六脈輪重點整理】

1. 身體對應：整張臉（額頭、眉毛、眼睛、鼻子、人中、耳朵）、松果腺體、神經系統、後枕骨、臉部肌膚……。
2. 心靈對應：第三隻眼↓面對真相的能力。
3. 靈性對應：連結內在直覺、啟動靈性智慧。

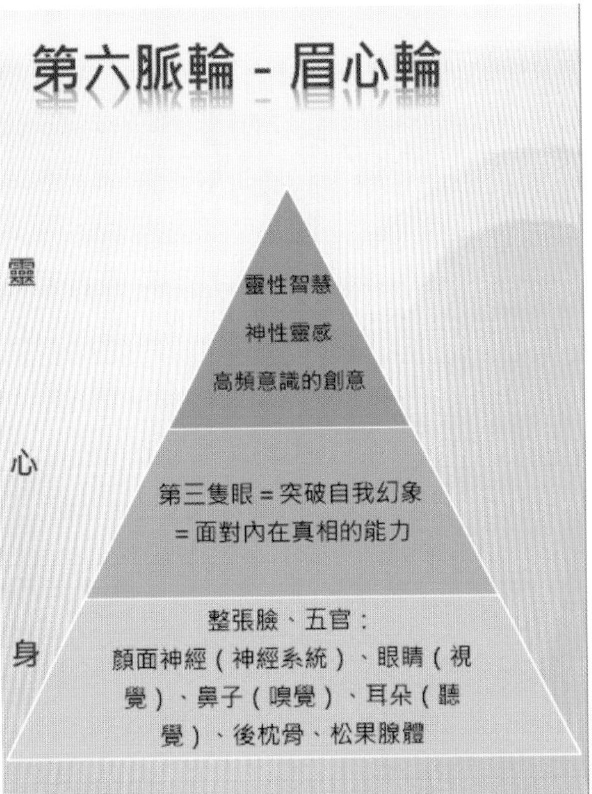

第六脈輪 - 眉心輪
靈
心
身
靈性智慧
神性靈感
高頻意識的創意
第三隻眼＝突破自我幻象
＝面對內在真相的能力
整張臉、五官：
顏面神經（神經系統）、眼睛（視覺）、鼻子（嗅覺）、耳朵（聽覺）、後枕骨、松果腺體

【第六脈輪身體覺察部位】

整張臉（額頭、眉毛、眼睛、鼻子、人中、耳朵）、後枕骨……。

【第六脈輪身心好轉反應】

頭痛、頭暈、多夢、眼睛癢、乾、流鼻水、耳鳴、任一處起疹：癢、熱、痛、或無感……。

【第六脈輪身心好轉感受】

神經系統平衡、睡眠品質改善、視力改善、聽力上升、鼻腔暢通、臉肌細緻透亮……。直覺靈感增強、理性感性平衡、自我覺察能力提升……。

【身心覺察的內涵非常精深，我嚐試用文字在書中詳盡分享，你不需要擔心自己無法深入、不用害怕做對做錯，只要秉持「持續不墜、傻傻的做」的願心、好好利用以上初步但完整的身心覺察資料庫去一遍一遍再一遍的練習，每天老實操練的夥伴必為自己帶來身體的釋放、內在的療癒、外境的轉化。】

（關於第六脈輪身心覺察療癒的轉化真實分享，請上學院官網點入「學員分享」。）

九 第七脈輪身心覺察療癒：全頭部、大腦神經迴路、各脈輪的交匯處、理性感性的陰陽融合、將靈性與現實生活結合的能力

第七脈輪集結所有脈輪的能量交匯處，無分內外陰陽、無分脈輪對應；我們在進行身心靈療癒或想讓自我的靈性成長時，都必須得遵循「身心靈」的階梯性，務必從身體的覺察來到內在心靈的連結，逐步將身心能量從顯化物質的下三輪、揚昇到靈性意識的上三輪，如此可將「第七脈輪與至高靈性的連結」、回歸到「第一脈輪腳踏實地的入世修

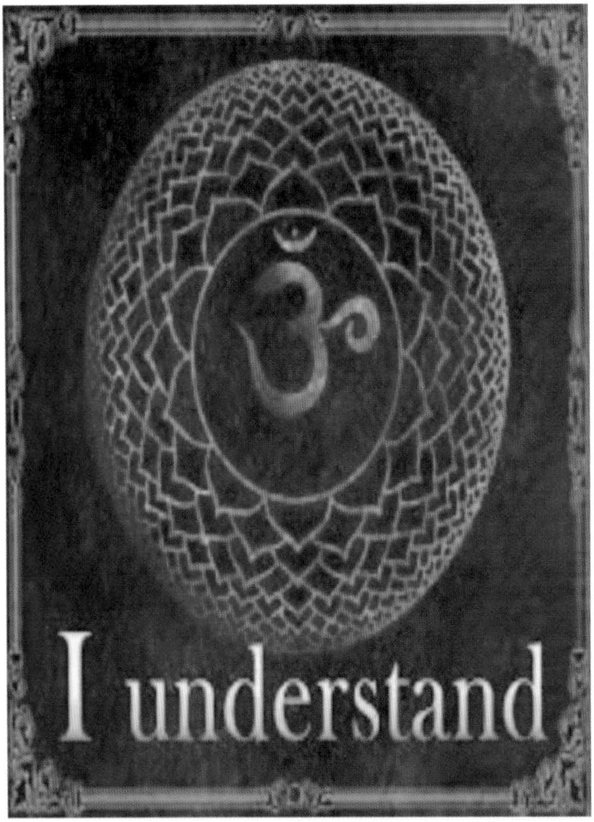

行」，讓我們在所處的物質人生中持續體驗靈性意識的無為、並將這份無可限制的力量帶入現實世界中進行更高效率的豐盛創造。

◎第七脈輪的身體對應

整個頭皮、髮際線、腦下垂體、前額葉、大腦神經迴路、小腦神經系統……。

◎第七脈輪身體部位所對應的內在狀態

1. 整個頭皮、髮際線、頭髮狀態

第七脈輪與第一脈輪相連，第一脈輪的腎氣連動心臟的循血能力，直接影響身體的氣血循環，因此任何頭髮及頭皮問題，皆與第一脈輪與第三脈輪有關（脈輪1-3對應）。

◎白髮：

脈輪是1-7對應，當第七脈輪出現白髮，通常是第一脈輪的腎氣不足，使毛髮指甲等需要鈣質滋養的蛋白質組織缺少應有的營養、因而發生脆弱退化等情形，因此白髮、營養性原因的落髮、指甲脆弱易裂……等，都和第一脈輪的腎氣與心臟的心血循環有關。

第一脈輪對應原生家庭的兒時支持感與生存安全感，若有腎氣不足導致的身體狀態，都是反映出腎臟儲存過多「沒有被生命根基（父母）支持」的內在匱乏與生存恐懼，致使腎氣不足（氣虛）、影響心臟血循（血弱）。

◎頭皮易乾易癢、過多的頭皮屑：

頭皮連結著第六脈輪的臉部肌膚（小我完美主義），當第七脈輪有過多的頭皮屑：反映出第四脈輪的自我接納課題（呼吸不順影響細胞含氧量與飽水度低），延伸第六脈輪的臉部肌膚（小我自我挑剔的完美主義、內在過敏），就會在第七脈輪產生過多負面的紛亂思想（造成皮脂失調的過乾皮屑），這同時也會影響第一脈輪消極的想多做少或帶著恐懼的失衡行動。

◎頭皮經常出油、敏感發炎、長膿皰：

第一脈輪與第七脈輪相連，脈輪又同時1-3對應，當第3脈輪右肝膽儲存過多自我憤怒的內火，便會影響排毒系統的平衡、造成身體毒素物質堆積，便需要透過皮膚系統排出，因此使頭皮的油脂分泌失調、發生「經常出油、敏感發炎、長膿皰」等頭皮狀況。

以上頭皮症狀反映出對自己有著深度自卑不滿的憤怒情緒，經常產生「自我懷疑、鑽牛角尖、對號入座」的思想模式，容易在第一脈輪有消極式的不敢行動、及焦慮慌張的亂行動。

◎身體左半邊屬陰性能量、對應左脾胃、內在感性、與母親的關係；身體右半邊屬陽性能量、對應右肝膽、外在理性、與父親的關係；我們可以利用第七脈輪左半邊的身體狀態深入自己與母親的關係、並檢視自己的理性與感性及面對現實的能力和母親有何相似或相反的部分？身為孩子的自己對母親的模式又有哪些情緒感受？若是第七脈輪右半邊能量較瘀塞的人可深入與父親的關係覺察、並檢視自己的理性與感性及面對現實的能力，和父親有何相似或相反的地方？身為孩子的自己對父親的模式又有哪些情緒感受？

◎第七脈輪心靈對應：【所有脈輪的整合】

第七脈輪是集結所有脈輪的能量交匯處，也是所有脈輪陰陽能量的平衡中心點；陰性能量對應柔和、創意、同理的感性特質，陽性能量對應富有邏輯、秩序、對外擴展自我的理性特質；當我們遵循「身心靈」的階梯性，使身心能量從顯化物質的下三輪連結到靈性意識的上三輪，將能讓各脈輪的陰陽能量在第七脈輪交融聚合，使我們第七脈輪的外在理性特質與內在的感知感性皆能切換自如、合作無間，幫助我們能在任何場合、所面對到的各種關係、及所接觸到的人事物境……都可以自在自怡地拿捏自如、讓人性與靈性既不抵觸也互不混淆。

◎當第七脈輪的身心能量失衡時，會有以下狀態：

第七脈輪的失衡一：【失衡的陰性能量、過度的感知感性】

在這極失衡的人明顯集結全脈輪的陰性失衡，經常陷入自怨自艾的情境、創造自己必須委屈求全的關係或是需要隱忍不公的環境，對應原生家庭的母親課題，也反映自己對陽性能量的壓抑、難以自我展現，容易被內在偏差錯亂的感性感知、掩蓋了身體與內在小孩最真實的情緒感受；對身心靈療癒容易有「基於創傷投射的自我預期」、對靈性成長也容易有「華而不實的虛幻想像」，以上都容易發生「以療癒／靈性之名」行「逃避現實、合理化創傷凍結」的情形。

◎長期處在第一種失衡的【身體狀態】：

集結脈輪1-6的身體陰性症狀、尤其容易發生身體左半邊的失衡，並常常感到「頭重腳輕」（第七脈輪想多→第一脈輪做少）。

◎此失衡的療癒核心：

利用文中的身心覺察內容、與文末的自我覺察引導，練習從身體的感知連結內在小孩的感知，深入第二脈輪與母親的關係、連結兒時不被支持發展的自我力量（重溫脈輪1-3-5的身心對應），將能激活內在陽性的正向特質、實現外在物質的豐碩創造。

第七脈輪的失衡二：【失衡的陽性能量、過度的理性思考】

在這極失衡的人容易只相信自我經驗、難以接受「有限已知」以外的「無限未知」，比起聽從內在的直覺靈感指引，他們更執著看得見摸得著的數據證明，容易切斷情緒感知、活在屬於「過去／宿命」的舊有經驗裡；通常源於原生家庭也有著極為理性、不講究心情感知的父母，使孩子經常遭受到情感需求上的失落與挫敗，致使潛意識內在小孩選擇冰封柔性情緒的流動、便一併將原有的感性特質也阻斷凍結。

◎長期處在第二種失衡的【身體狀態】：

身體右半邊較易有症狀（過度發展陽剛能量）、第一脈輪行動力傾向失衡二及三、對所遇見的男性易有物質條件的競爭（源於父親課題的陽剛較勁）、易有第三脈輪右肝膽及第五脈輪頸椎與氣管等症狀、也易發生第六脈輪鼻子過敏與第七脈輪的頭痛症狀……。

◎此失衡的療癒核心：

利用文中的身心覺察內容、與文末的自我覺察引導，練習從身體的感知連結內在小孩的感知，釋放兒時記憶中渴望被聆聽、關愛、卻不斷經驗到冷落及失望的情緒感受，將能開始改變過度理性的自我阻斷、及對生命大我的關閉拒絕，能逐漸從第五脈輪的靈性對應（臣服的力量）來到第七脈輪的靈性與物質的平衡。

以上兩者看似相反的特質都是第七脈輪的失衡，並且背後根源都是一樣的：無論我們經歷過什麼樣的故事情節、各自的身分背景有多麼不同，每人潛意識內在小孩的兒時印記都是一模一樣，沒有任何人的印記會因為原生家庭的背景不同而有更重或較輕的區別、我們所能收穫的療癒轉化也是絲毫沒有分別的：這就是來自生命慈悲的「全然平等性」，也是真正的覺察療癒所必然具備的「絕對純粹性」。

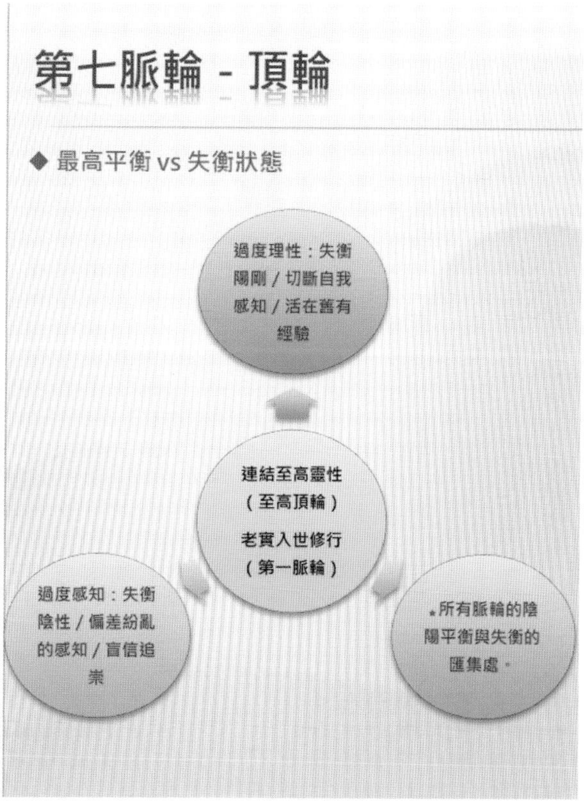
第七脈輪 - 頂輪
◆ 最高平衡 vs 失衡狀態
過度理性：失衡陽剛／切斷自我感知／活在舊有經驗
連結至高靈性（至高頂輪）
老實入世修行（第一脈輪）
過度感知：失衡陰性／偏差紛亂的感知／盲信追崇
*所有脈輪的陰陽平衡與失衡的匯集處。

再次提醒：

身體就是潛意識、身體就是內在小孩、身體就是命運模式，若想改變毫無邏輯的潛意識信念、想療癒原生家庭內在小孩的兒時印記、想透過「知」（覺察）先天命盤（身體）改寫後天的運（轉化）……就需要腳踏實地透過身體的覺察進入內在心靈的療癒，便能與本所具有的靈性意

識連結、自然發生超乎預期的生命蛻變。

◎第七脈輪靈性對應：「與至高的靈性意識連結、回歸腳踏實地的入世修行」

第七脈輪是代表至高的靈性意識能量，靈性是人人本所具有的生命本質，因此【靈性不可被學習、靈性更無法／毋須被教導】，我們若想藉由揚昇個體意識與內在的靈性意識連結，就必須遵循「身心靈」的階梯性：必須先踏穩【身體階梯】的學習與練習，包含對身體的覺察（所有個體印記總和的釋放）、內在小孩與父母關係的化解（家族印記／兒時印記／情緒印記的釋放）；當我們腳踏實地的從身體連結進入內在心靈的連結、與靈性智慧的連結就能不攻自破。

◎當第七脈輪的身心能量失衡，將會混淆「人性與靈性」的界限，會讓我們被小我意識主導而無法遵循「身心靈」的階梯性、忽視下三輪的落地扎根、想直入靈性意識，那麼舉凡【肉體健康、內在情緒、金錢財富、感情關係、婚姻家庭、工作事業、人際親子……】就很容易發生環環相扣的失衡現象。

【身體就是命運↓身體就是潛意識↓身體就是內在小孩↓身體就是人性↓身體就是小我】：

如果我們越過與身體的連結，就等於跳過潛意識／人性／小我的洞察，便會非常容易錯以靈性之名行逃避自我之實、落入第六脈輪的小我陷阱，企圖以各種方式想要擁有【更完美的自我形象】，例如基於優越感想讓自己更成功、更富有、甚至是更有靈性、更有愛、更善良、更有智慧……。

所謂的覺察療癒並不只是平復創傷，而是能讓我們證實「創傷不曾存在過」：「覺察」可讓我們看見自己是怎樣親手打造了悲苦劇情，「療癒」是為讓我們得以釋放悲苦劇情背後的傷痛凍結，「轉化」則是讓我們的意識能夠連結物質世界之外的頻率（如：內在智慧／靈性意識）。

以上能讓我們既身處物質時空，同時瞥見有形物質以外的無限可能，我們會既能洞察小我人性的本質「就是如此」、不會再白費力氣地想去「修改它」；也因為踏穩身體階梯、不再將人性與靈性混為一談，我們可以腳踏實地的平凡生活：好好吃飯、好好睡覺、好好過日子，悲傷就好好悲傷、不爽也盡情不爽，讓自我的嫉妒自卑恐懼羞愧的個人面向、與幸福快樂滿足感恩無異。

這是當第七脈輪的身心平衡時、會自動連結回第一脈輪的能量中心所發展出的「靈性與物質的平衡」，使覺察療癒成為一場腳踏實地的靈性修行，終極的靈性就是身心靈的三位一體。

◎人性VS.靈性：

我們每人都有著圓滿具足的本心自性，在我們踏穩身體階梯以前、意識形態是難以揚昇到靈性之境的；如果在學習的過程忽略遵循「身心靈」的階梯、想要直入終極靈性的修行，我們就難以明晰更加精微的潛意識運作，在這樣的狀態下很容易陷入自我想像所捏造的偏差錯亂中。

只要我們有著這副肉身就有二元分裂的物質意識，就會有頭腦、人性、小我，我們不會獨有陰陽、光明黑暗、正面負面，所有失衡的面向都會同時並存，這是一個簡單不過的事實、並不是一個需要被修正的錯誤。當我們的學習不是腳踏實地的從身體出發，會錯誤的想要【屏棄人性、修正人性、切割人性】，試圖在物質人性中偽裝自己永遠是對的、正確的、完美的。

我們無論修煉得再好、覺察的功夫再精深，只要身處物質世界，小我人性就不可能消失，但是我們內在「真槍實彈」的覺察底蘊，會讓我們最大幅度不再創造不必要的物質困難與紛擾，這時也會非常輕易地洞察到他人的心靈狀態；因為每人的潛意識、人性全都是一樣的，膽敢揭開自我的人，就自然能熟知他人的心靈與頭腦的運作，而即使是面臨對方最無謂又陰暗的把戲、都絕不會有像抓到小偷般的批判與標籤，因為我們看見的仍然是「自己」，這份超越分隔的意識才是所謂的「一體」、也超越一味在光與愛或揚昇夢境中追尋的「合一」。

愈活出靈性的人，愈是生活化，愈不必去營造外在形式的靈性氛圍，就如財富真正豐盛的人不必炫富、具有真正自信的人不必證明自我；靈性一點也不神祕、沒有任何奧義、純粹到無法被學習，當能全然專注外在身體及內在心靈的覺察，靈性便是不攻自破的階梯。

靈性是終極一體：沒有所謂的中間、兩邊、黑白灰地帶。所謂的覺察療癒，就是我們能多大程度地洞察自己的人性、然後又能多大程度地認出內在本所具有的靈性；只有當我們破解每一個包覆在自私、虛偽、謊言底下拿著「以愛之名的利刃」傷人傷己，並將不斷指控外在世界傷害自己的【膽小之囚】看個仔細，這個過程定會伴隨著侵蝕骨肉的顫抖恐懼，但只有如此我們才有能力開始不再視人性、潛意識、小我為依歸，有空間去切換到早已內建的「靈性頻道」，會更明晰自己是如何創造出表面的受害劇情（伴侶、金錢、父母、健康、事業、親子、人際……），緊接便是啟動改變命運（業力）的齒輪。

◎踏穩身體階梯，靈性不攻自破

所有伴隨問題的答案，都已被身體如實紀錄著、無一遺漏，將感知回到身體、釋放身體的烙印，所有生命問題的根源，身體會告訴你。但當我們誤以為身體只是一個粗糙的物質結構，一味地追求靈性提升、沒有腳踏實地的從身體開始學習連結，通常就會出現：【意識層次難以擴展】、【生命受困模式無法轉化】、【靈性層面沒有真正落地成長】，而以物質形式所顯現的高頻能量：【金錢】，自然也不會輕易地獲得及享有。

真正的療癒必須建立在真實的覺察之上，而所有的覺察都必須從身體的覺察開始，身體就是最關鍵的覺察、療癒、轉化、修行的入口，如果我們對身體的覺察還不夠精深，就想進入到【內在情緒／意念／能量層面】等更精微的覺察，通常不是難以深入、凍結無感、就是容易陷入被小我創造出的靈性迷霧、非正確的內在感知、無關覺察的偏差概念中。

我們頭腦都說想解脫，但只有潛意識說了算，我們的身體就是潛意識，是「絕不遺漏」的【業果紀錄】，這是為何沒有覺察身體的能力，就沒有改變命運的能力；任何療癒或修行，只要略過身體就不會有轉化，我們只會被身體記憶（業果）掌控、在無明中以業力複製業力。

在落實身心覺察的過程中，一定會帶動到意識上的質變，這份意識上的質變就是靈性揚昇的狀態，我們會感受到與從前極之不同的轉變、擴展，有人會有靈性狂喜的經驗、脫離舊有模式的無限自由感，這都是「療癒／轉化／改變信念／改寫命運」的擴展體驗。

所有基於踏穩身體覺察階梯而自然發生的意識擴展都不會產生「靈性與物質」的斷裂（走火入魔／偏差錯亂）的情形，我們既不會因此【沉迷／追逐靈性】、也不會因此【執著／抗拒物

質】。

◎靈性既是每人本所具有的圓滿之境，既無從教起、也無從學習，然而一味追求的人們一不小心就會陷落靈性逃避的陷阱。

◎我們不管經驗到任何風景，只要回到身體覺察就【不可能迷失】身體既是「定海神針」，也是連結「內在心靈」的入口，我們對一切的發生可以既不抓取也不抗拒，能自然在「物質與靈性」間穿梭自如。

◎想釐清命運脈絡的人，好好練習身體覺察。

◎想金錢豐盛關係美滿，專注回到身體覺察。

◎想追求靈性覺醒開悟，還是回歸身體覺察。

下三輪屬外在成就，創造金錢名利、財富權勢地位；上三輪屬內在成就，不再迷於物質幻象也不假外求；下三輪無法自我實現的人，難以活出上三輪的靈性開展；而只執著於下三輪的外在成就也是淪陷於物質幻象的生命耗損；下三輪的外在成就必須以上三輪的內在成就為基礎，才能兼容並蓄、相得益彰。

而第七脈輪（上三輪之巔）的能量平衡正是讓我們得以內在成就成為第一脈輪（下三輪根基）的基礎，讓外在成就被豐盛意識引領綻放。

◎「第七脈輪」身心覺察療癒練習：

每天利用第七脈輪的身體對應、為自己落實身體覺察（詳見「身體覺察的步驟」）。

◎請在落實第七脈輪身體覺察時：

全程保持深呼吸，將氣從胸腔吸至下腹部到最極限，並緩緩吐氣，每一次的吐氣都不斷的放鬆身體……以上請在整個身體覺察的過程中重複。

◎在落實第七脈輪身體覺察時，請同步觀察身體上的好轉反應：

頭暈（開始能正視過往基於內在的自我逃避而生出外在的故事投射）

頭痛（開始敢於面對過去視而不見的「令己頭痛的人事物境」，即使需要衝撞也不再選擇視而不見）

多夢（進入潛意識深層釋放時，在夢境釋放中的過程中將在現實人生更少受到夢中的情緒感受影響）

頭皮發癢／出油（將伴隨第三脈輪好轉反應）

任一處起疹：癢、熱、痛、或無感（釋放體內因恐懼及悲傷而積累的防禦性憤怒／發炎因子／自我毀滅模式）。

◎當你有第七脈輪的身體好轉反應，請同步觀察隨之而來的「好轉感受」：

髮量增多、髮質變好、睡眠品質改善、頭部放鬆輕盈……。

理性與感性平衡、思考邏輯組織能力提升、思緒清晰（明顯聰明）、直覺靈敏……。

【每人的身心印記與療癒進程皆不相同、勿抗拒或執著好轉反應的發生與否】（建議反覆重溫「身體覺察步驟與相關釋疑」）。

◎請利用第七脈輪的心靈對應進行自我覺察：

1. 你是慣於【過度理性】或【過度感性】的人？你是否能覺察自己有著其中哪些失衡的特質？那些失衡的特質又如何影響著你的各種關係、及生命的面向（如工作、學習、家庭）？
2. 你是否能為自己列舉【哪些層面過度理性】（切斷感知）、【哪些層面過度感性】（偏差感知）？
3. 請試著為自己連結：

以上狀態與【兒時的自己】及【父母的情緒模式】有何【相同或相反處】嗎？

4. 每個失衡背後屬於【內在孩子】的【創傷情緒】又有哪些？

（請放下大人身分的理性與是非對錯、試著聆聽情緒背後的真實話語……）

以上請以本章內容深入覺察自己第五脈輪的身心對應，並連結的你在過程中的情緒感受、再一一對應背後的潛意識信念、延伸觀察外在際遇是否與之相符。

並將你在身心覺察的過程中所發生的身體反應及情緒釋放紀錄下來、再利用本章的身心對應與好轉反應對比進行更深度的自我覺察，這將會大幅增加我們身心覺察療癒的進程。

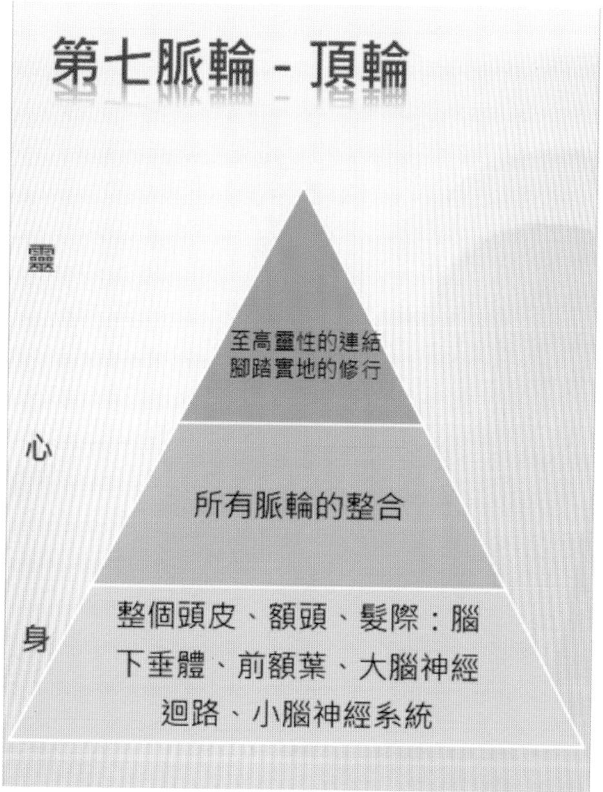

【第七脈輪重點整理】

1. 身體對應：整個頭皮、髮際線、腦下垂體、前額葉、大腦神經迴路、小腦神經系統……。
2. 心靈對應：所有脈輪的整合
3. 靈性對應：至高靈性的連結

【第七脈輪身體覺察部位】

整個頭皮、額面、髮際線……。

【第七脈輪身心好轉反應】

頭暈、頭痛、多夢、頭皮發癢／出油、任一處起疹：癢、熱、痛、或無感……。

【第七脈輪身心好轉感受】

髮量增多、髮質變好、睡眠品質改善、頭部放鬆輕盈……。

理性與感性平衡、思考邏輯組織能力提升、思緒清晰（明顯聰明）、直覺靈敏……。

【身心覺察的內涵非常精深，我嚐試用文字在書中詳盡分享，你不需要擔心自己無法深入、不用害怕做對做錯，只要稟持「持續不墜、傻傻的做」的願心、好好利用以上初步但完整的身心覺察資料庫去一遍一遍再一遍的練習，每天老實操練的夥伴必為自己帶來身體的釋放、內在的療

癒、外境的轉化。】

（關於第七脈輪身心覺察療癒的轉化真實分享，請上學院官網點入「學員分享」。）

十 身心覺察VS.破除小我幻象：內在小孩是小我的投射、母親是小我的代罪羔羊

稍微有在接觸靈性學習的人對「小我」一詞想必不陌生，然而很少有人真的了解什麼是小我、也很少有人因為有了對小我的概念後便從中獲得轉化，因為我們在落實深入的自我覺察以前，都只能用頭腦的智性去學習靈性的概念與療癒的方法，但這並不足以讓我們真正的落地實踐，於是往往成長的只有「頭腦的知道」、而非「心靈的知曉」，自然也沒有「意識的轉化」。深入的自我覺察必須建立在與身體的連結上，才能推動我們將「頭腦的知」與「身體的行」合二為一（此為「知行合一」）。這是為何要一直強調覺察療癒必須遵循「身心靈」的階梯性，並且一直分享身心覺察的重要性。

「靈性、神性、大我、無條件的愛」都是每人本所具足的生命真相，因此靈性不可被教導、神性無法被尋獲、真愛無從被給予，只因一切已是每人天生內建且永不磨滅的真相！然而既然一切已是我們本所具足的真實本性，**為何我們仍然有著難以填補的孤寂感、永不滿足的匱乏感、不知如何解除的無價值感呢？**為何我們還在為了愛與被愛而尋尋覓覓、經驗無數次的落空卻又會再接再厲呢？

一切只因我們內在的「小我意識」：小我深信自己與神分離（被神遺棄），於是第一脈輪有著深深的生存恐懼、無法相信自己會被生命大我支持，便在第二脈輪自主斷裂與生命根源（神／母親）的連結，於是在第三脈輪也難以發揮真正的自信、不願信任生命（不能相信自己／相信神性），同時在第四脈輪為自己「與神分離」產生巨大無比的罪疚感、並對自身存在有著諸多的羞愧與批判，而為了想埋藏這份罪疚感，產生出「想與神齊名」的不服感與叛逆心，便在第五脈輪喪失了「臣服的力量」，更在第六脈輪生出小我優越的傲慢及無盡追逐的「完美主義」，企圖成為想像中的「更好的自己」來「與神齊名、取代神性」，最後在第七脈輪便發生物質與靈性的斷裂，並將混淆「神我界限」的「假我意識」帶回到第一脈輪、利用下三輪的失衡持續將顛倒夢想的大千世界「弄假成真」……。

以上是身體如實呈現小我的分裂意識，這與內在小孩的創傷信念完全一致：內在小孩深信自己與「物質生命的神：母親」分離（被遺棄），於是在第一脈輪有著深深的生存恐懼、無法相信自己會被生命大我支持，便在第二脈輪自主斷裂與生命根源（母親／神性）的連結，於是在第三脈輪也難以發揮真正的自信、不願信任生命（不能相信自己／相信神性），同時在第四脈輪為自己「與神（母親）分離」產生巨大無比的罪疚感、並對自身存在有著諸多的羞愧與批判，而為了想埋藏這份罪疚感，產生出「想比母親更好」的不服感與叛逆心，便在第五脈輪喪失了「臣服的力量」，更在第六脈輪生出小我優越的傲慢及無盡追逐的「完美主義」，企圖成為想像中的「更好的自己」來「取得（取代）母親的愛」，最後在第七脈輪發生物質與靈性的斷裂，並將混淆「人我界限」的「創傷意識」帶回到第一脈輪，利用下三輪的失衡持續將所有創傷印記重複播放、無限輪迴……。

以上說明「內在小孩」就是「內在小我」的延伸投射，我們每人內在對神性的渴望與妄想，就是內在小孩對父母的愛的渴求與幻想，而內在小孩對父母的創傷感受同樣延伸自內在小我對神性的分裂之傷；於是我們的潛意識在世俗的人性層面會將「小我渴望成為神性／追尋神性的無條件之愛」的狀態投射到「孩子對父母的嚮往／追尋父母無條件的愛」中，並將「神性」投射為「母親」、將「與神分裂的痛」投射為出生時「與母親的分離之傷」，這股小我的分裂意識便被投射為內在小孩的創傷感受。

這是為何會說所有的覺察療癒不能略過身心覺察，因為身體就是我們「看得見、摸得著、被實體顯化」的「潛意識、信念系統、吸引力法則、內在小孩、小我」，而物質生命的母親正是賦予我們這一副「已紀錄上述所有一切並顯化所有意識能量」之軀的對象，於是身為孩子的我們都視母親為物質世界的神，這其實是內在小我對至高神性的投射，也因母親是我們物質生命的根源、就如同神性是小我最嚮往的靈性源頭，於是身為孩子的我們很容易在潛意識中「將母親視為神的化身」；這是為何「母親」的身分總是非常容易被冠上種種「應該」的標籤，而我們所有對母親的制約與標籤最核心的控訴便是：『妳（祢）生（創造）我（內在小孩／內在小我）就應該要無條件地愛我！』，當我們任由未經覺察的小我意識持續地混淆「物質（母親）與靈性（神）」的界限，就會一併混淆「母性與母愛」的區別、被內在小我創造出內在小孩的創傷感受。

「母性」是人性的延伸，人性會有理性智力的思考、會有道德界限的衡量；「母性」延伸自人性，會有自發性的責任感去照顧孩子的身心需求、以及遵循親子關係的倫理界限；但並不是每一位母親都有母性，就像不是每一個人都有人性，當我們身心儲存的創傷印記過於厚重時，擁有頭腦智力的人性就會被身體生理的動物性（獸性）取代，這時就會發生「失去道德倫理去侵害他人權益、傷害他人的身心狀態、甚至危害他人的生命」的事件，在失去人性的狀態下，母性自然是難以發揮的，便會容易發生「母親虐童棄子、傷害自己與孩子」等事件。

所以每一位母親在面對自己的孩子時，並不見得都會有延伸自人性的母性，更別提被廣泛歌頌如「聖母光輝」般的「無私母愛」了！市面上被廣泛散播的「母愛印象」很可能都只是「母性」而非「母愛」，而連延伸自人性的母性都不見得是人人都有，母愛就更加不可能是母親理應「生了孩子就會湧現」的！普遍被世人傳遞的「母愛形象」是「無私、奉獻、能掏空自己為家人孩子付出」的，我們普遍相信「母愛是如聖母光輝般地偉大動人」、「成為母親就會對孩子對家庭有自然湧現的愛」、「母親就是會為母則強」……那其實都是我們無意識中的內在小我對母親身分的制約與綁架。

我們每個人先天對於「愛」都是一無所知的，對於所謂的「無條件的愛自己」更是毫無常識與知識，幾乎都要透過後天持續的學習與不斷的練習、才會開始醒悟我們「到底有多不愛自己」！要從這個醒悟才會開始一點一滴的被淬煉出愛自己的能力，而我們在這過程中非常有可能會遭遇到無數次的挫折與深深的失敗感，絕對不是幾次的醒悟便可到位的旅程；我們連對最親密無間的「自己」的愛都需要如此一步一腳印的空杯學習與謙卑練習，那麼我們為何會有「母親就是應該有母愛」、「母親自然要知道怎麼愛孩子」的信念呢？

這就如同我們經常容易混淆「愛情（有條件的愛）與真愛（無條件的愛）」的區別，認為所謂的真愛是要在愛情中遇到一個無條件愛自己、包容自己、相信自己、理解與支持自己的人，假如這份幻想沒有被對方滿足，內心就會生出「你不夠愛我」的受傷情緒，甚至會引發怨恨與被辜負感，再進一步便會成為所謂的「情傷」。但如我所說『愛情裡面沒有愛』，那麼『這個世上也沒有情傷』，所有的情傷都能毫無例外地對比到內在小孩對父母的創傷感受，才會不斷上演千古不變的「缺愛、找愛、因愛成恨、為愛孤寂」的戲碼，這些都是內在小我將自己對神性的完美之愛的渴求、投射給賦予我們得以將小我實體顯化的血肉之軀的母親，於是集體意識對母親所添置的「母愛的形象」其實都是小我對神的幻象投射。

沒有被真實覺察照見的內在小我會不斷投射成內在小孩，去要求和我們同樣痛苦不堪也破碎不已的小我之身、來為自己負起「圓滿真愛」的責任，這第一個首當其衝的「代罪羔羊」就是我們物質世界的母親。於是當母親沒能給出潛意識內在小孩所期待的無條件的愛，我們成年後就會繼續找尋朋友、工作、金錢、伴侶、孩子、身體、靈性成為「小我的代罪羔羊」，我們就這樣在無明中強化了小我意識的幻象。

然而真實圓滿的神性之愛與靈性之境已在我們的心靈之內，所有向外的錯誤追尋都必然無功而返，於是產生出【失落了靈性、失聯於神性】的謬誤，**這就是為什麼我們總是對「本所具足的內在靈性、一體神性、無條件的愛」全然不察並且感到徹底失落的原因！**

我們在無量無數的創傷故事中、在彷彿無邊無際的痛苦輪迴裡，其實都只是含藏了這麼一個「錯誤的方向」而已。但當我們沒有自我覺察的能力，我們不但不會懷疑是自己的方向有誤，反而會是一而再地質疑自己『我還有哪裡不夠好？還要符合哪些資格？還要增加什麼條件？』才能夠『得到我想要的真愛』！當我們對身體（小我）一無所知、毫無所察，我們就只能繼續向外無盡地追逐，終其一生在父母、工作、金錢、伴侶、親子、靈性成長中錯誤地找愛、並且不斷歷經著失敗。當我們是在這樣的狀態中成為了父母，就不可避免地會將自己所經驗到的「對愛的錯誤認知與錯誤追尋的方向」帶給孩子，孩子也會將小我對神性的投射轉移給為人父母的我們，可偏偏父母和孩子一樣都是小我的化身，有著相同的內在小孩、相同的無價值感、相同的小我意識……於是小孩與父母互相投射、家族印記被無限傳承、兒時印記被延續複製……就這樣一代傳承一代、一世又輪迴一世，以上又再加減乘除地累計為個體的業力印記、成為今生今世的「身體印記」。

這也是為何會不斷強調覺察療癒或靈性擴展必須遵循「身心靈」的階梯性，因為當我們與身體失去連結（身）、深陷內在小孩的創傷輪迴（心）、就難以突破終極幻象的小我意識（靈），便會徹底無知地將小我對神性的愛恨情仇投射到物質世界的所有關係中，包含創造內在小孩的「無傷之傷」！在這樣的狀態下絕對不會有真實的療癒轉化，並且容易在與靈性相關的接觸中發生小我幻象的偏差迷亂。

然而當我們願意腳踏實地的覺察身體、進入內在心靈的連結，便能直面內在小孩的真實面貌、從原生家庭的父母關係去釐清外在的關係模式，最後便可破解最終極的小我意識。

這是為何會說真正的覺察療癒能夠證明「創傷不曾存在過」，只因「一切」真的「不是真的」！

（關於小我深度覺察的真實分享，請上學院官網點入「學員分享」。）

PART 4

第四章

學員分享

本章內容節錄自部分台灣、馬來西亞、中國大陸、香港、日本、新加坡等國內海外地區的華語學員真實分享與問答，證明**完整的身心覺察會帶來真實的自我療癒，就如科學一般放諸四海皆準、經得起每人親自實證。**

一 父母關係療癒

學員分享：

在課程中當老師引導第2脈輪的覺察時，我順著老師的話語融入，內在非常大的深層憤怒如地雷般爆破，第一次如此聲撕力竭的宣洩，搓掐抱枕想至於死地，我心糾結極盡無法喘息，霎那狂叫號淘的大哭甩打抱枕，將深層的仇恨委曲憤怒透過肢體，宣洩至無力癱軟倒趴在地，內在湧現一幕幕「我好渴望被抱在懷裡捧在手心、滿滿父母愛的滋養」，身體好像回到母親子宮中，慢慢的平靜，大腦一層層的掏空，感受到物質世界的神（媽媽）也有著她內在未化解的傷痛印記，我又流下眼淚，內在湧現對母親的誤解與罪疚。到了與父親的過程，當我將手放在喉輪，我感受到如螞蟻軍隊攻打喉嚨癢，接著狂咳深至胃部、噁氣嘔吐到抽筋，父親的權威讓我從小就封喉，鮮少表達內在的情緒與渴求，我可以感受他對我的期待與支持，但他對我犯錯的處罰是酷刑如指縫絞刑。隨著老師的覺察引導，我下意識的跪在地上，嘴巴連說著近10次的對不起……我真的照見成年後的自己全然複製童年，雙手雙腳過去的刑罰痛感浮現，隨著老師引導，出現了夢寐以求的溫馨景像，我躺在父親懷裡、母親在旁用雙手撫摸著我，「天啊，我何德何能有如此大的恩寵？」結束後我眼睛腫的不敢面對家人，全身酸痛，進入浴室輕撫著，讓手中的愛滋養洗滌心靈傷痛。我在那之後與家人互動多了磁性與親和，家庭關係明顯改變，真的很感謝老師您的帶領，身體覺察轉化成文字語言，真的是步步往核心邁進，事事出現轉機！父母關係的深層轉化，真的打破我的腦、慣性、無名、膚淺的認知，療癒真的不是嘴巴說說，是要敞開心扉勇敢面對，摘下面具脫下鐵布衫，才能再現真實！原來愛一直在我之內，是我沒迎回，感謝身體！

學員分享：

身體覺察的穿透力真的太強大了，讓我現在只是在打覺察文都內心激動，熱淚盈眶！我從第一脈輪到第二脈輪原生家庭到母親的連結，中間數次無法克制得像個孩子般的嚎啕大哭（這也是線上課程的好處，完全不怕干擾別人的盡情釋放）。

聽著老師的聲音，眼淚不由自主地掉個不停，到最後完全痛哭失聲！連結到母親，一邊哭一邊內心卻有種釋懷放下的感覺！這是一種神奇的感受，我終於能在對媽媽滿滿的心疼中放下了我不能幫媽媽扛的罪咎感。當我雙手放在第二脈輪的前後，感受到水氣不斷從身體溢出，隨著腎臟的生存恐懼不斷釋放，我也釋懷了無法「拯救」所愛母親的無能為力，寬恕了自己的無能為力。

一路走來已過萬重山，生活中的種種關係都因為老師、群組的引領陪伴而有了驚喜的轉變！讓我覺得「活著真好」！參加課程至今有滿滿的感謝與感動，學著再次打開自己、直面情緒，這是我已經喪失很久的能力，不但很生疏更甚是不知所措，初始時一度很想縮回自己的烏龜殼，因為這個陌生的覺察世界實在令人既恐懼又不知該如何是好。采榛老師教導的覺察療癒救了我，對老師的感激無法言說！感謝父母，感謝采榛老師、感謝神，感謝我自己！每天跟著老師所說的傻傻的做，實在感動與驚奇，生命對我來說本如雞肋，這段日子是我成年以來真正感恩自己的父母，感恩自己的生命～活著真好！謝謝老師、助教，所有夥伴們，謝謝自己。

學員分享：

我和很多同學一樣，學身心靈課程也是用「年」在計算的，自從學了身心覺察後，每天的情緒釋放都很「精彩」，我已經歷經七年的療癒學習，但培訓課程第一週的父母療癒，讓我第二脈輪強大的悲痛像海浪一樣湧現，我常把自己包裝在理性無情下生存，在我的親密關係中不停的上演，常常讓我陷入自毀模式，親手毀掉我一切的豐盛，課程期間伴隨掉不完的眼淚、數不完的心痛感。記得第三週的課程裡，我出現撕心裂肺的痛，我很愛父親，但我都反向的遠離，讓他體驗和我一樣的深沉孤獨及痛心，這是我的「報復」，也是我的「罪咎」，課程期間不停釋放內在小孩對父母的「憤怒」「心疼」「羞愧」「罪咎」，我從混沌混亂狀態把破碎的自己重新拼湊整合回來，我在課中大大釋放了潛意識的傷痛！這些傷痛信念在我過去的人生不停被實證，我需要不停「鞏固完美形象」，內外拉扯、還創造自我毀滅的人生，上週最後一堂的課程，我跟著老師的引導，感受到父親及母親背後的傷痛，這背後其實是份巨大的愛，我身上流著的是他們滿滿的愛與祝福，父母關係真的只是指南針。我真的發現這和我過去的學習都不同，並不是一直在一個痛苦的迴旋中跑不出來，而是真實有空間去看清背後的真相。尤其老師提到「靈性」和「人性」的區別，這點真的幫助我很大！過去我真的很容易陷入「我都學習這麼多了為什麼還會有這些」，而現在我終於明白這一點，情緒低潮上來，不抗拒、不排斥，就像允許春夏秋冬、晴雨相伴，而奇妙的是僅僅只是因為這份「看見」和「允許」，我情緒的轉化很快！我也較能允許周遭的人，以他自己的樣貌存在著……，就像我現在看媽媽，我不再對她投射、期待、評判，認為她該活出什麼樣的生命品質才是對的，我不再像過去一樣覺得媽媽的快樂是我的責任，一心想要抹去她臉上的愁容……，現在能尊重她自己生命的樣態和靈魂的課題，也因為這份尊重，我現在和媽媽的相處自在柔軟多了。沒想到每天就只是照著采榛老師說的「持續不墜、傻傻的做」，從身心覺察切入，結果在課程中就發生這場與父母意識層面上的世紀大和解！沒有這樣「親身」體驗，我是不會相信有超越二元對立的「愛」的！我一直質疑自己過去修行了7年到底學到了什麼？，原來這一切都沒有白費！我不禁大笑「我之前都在幹嘛？」、「老天，原來真的那麼簡單！」我知道自己是有七年的學習底蘊，才能遇到采榛老師，讓我快速切入及大大的釋放，陪伴自己的品質明顯不同，真實的轉化沒有驚天動地的「狂喜」，卻有紮根大地的「安心」！我看事情的角度、人際親子伴侶關係，都走向一個我想去的方向！簡單的從身心覺察到提升意識頻率，一開始充滿挫折與無力，到現在我可以陪伴聆聽自己，我不再是那個要順應討好別人的我，就好像重生一般！以前的學習我看似繞了遠路，也因如此我更珍惜現在簡單紮實的覺察實修，現在的我已經不恐懼去面對人生，知道踏實的修煉比追求靈性更重要，在課程中釋放創傷印記後才開始讓我真真實實地感受跟愛自己的身體，這真的是以前的我做不到的事情。我真的覺得自己很幸運！能用這麼究竟的方式改變根深蒂固的印記跟信念系統，感恩老師以及同學夥伴！我願意永保「空杯之心」繼續老實的覺察修行！

學員分享：

從我開始學習身心覺察，就大大清理第三、五脈輪！我的好轉反應是嘴破（第五脈輪）很嚴重，那段時間後我開始勇於表達自己，少了忍氣吞聲，遇到問題會積極溝通，能如實表達感受和情緒，前兩週我第一次告訴爸爸，如果酒後不能避免衝突，請他以後不要回來，父親保持完全清醒的狀態，整天家裡都很平靜！我的伴侶也有我爸的影子，他是我最好的練習對象，我對第五脈輪表達自我感受、面對權威課題都有很大的突破，因為老師的提點，我意識到不迎合、不理會、不處理也是一種真實的表達（如實表達有很多層次），覺察真的是見山是山、見山不是山、見山又是山的旅程，而慣性（小我）常會帶著自己繞過訊息，保持覺知、適時求救，才不會繞太久」。今天去找媽媽，和媽媽提到我嘴破的事情，她突然說：「我懷妳的時候，和妳阿公、阿嬤住一起，也是一直嘴破。」我那一瞬間有了串連……，母親很認命、吞忍，委屈求全的生活，我完全複製了媽媽的思維，我跟媽媽的胃（左胃屬陰性能量）都不太好，而我的皮膚暗沉跟第三脈輪有關，我意識到自己身體的記憶和慣性在母胎就進入我的身體！順便與大家分享我的上課筆記：『第五脈輪「表達／吞忍」的情緒感受，是由第三脈輪「輸出／承接」。每一個沒被自己正確表達的情緒都會經由第五脈輪吞入（哽咽），使第三脈輪承載所有【肝、膽、胃、脾、胰、腸】的症狀，全是來自我們錯誤對待（否定／吞忍／忽略）的情緒，使身體必須幫助承接這些「額外的工作」。』原來我每一次的嘴破都在清理三、五脈輪，連皮膚深層的記憶也一併在釋放！我雖然知道采榛老師教的身心覺察能夠清理深層印記，但原來所謂「深層」是這麼的深層！依然讓我驚訝不已！

學員分享：

在身體覺察時與母親深度釋放的過程，我終於準備好面對那個還沒長大且脆弱無比的內在孩子，願意回到兒時那個悲傷委屈心酸的自己。我一直以來的假武裝被拆解，淚水大量釋放清洗心靈的髒污，之後我的體溫上升，我知道這跟第一脈輪有連結，因為情緒釋放了很多，我的血液回流到心臟的速度增加，腎臟囤積的恐懼也隨著淚水汗水一同排出，頭皮發麻（當我第一脈輪淤積的同時頂輪也塞爆了，頭皮發麻是好轉反應，也代表總是對於媽媽的過度擔憂的情緒釋放）。當我在身體學察與父親連結，眼淚瘋狂地止不住，大聲地把從小受到的委屈訴說出來……課後身體反應是噁心嘔吐：這是我內在壓抑吞忍的感受、從胃翻滾到喉輪；肩膀痠緊：這是我身為長女內在承擔的責任釋放；心輪糾結：這是我自我接納跟包容度隨著釋放而能有所開啟。我一直以來對於自己身心的「無感」總算開始有了感覺！外在表現的剛烈性格跟不認輸、內在卻是「咬緊牙根不能輸」，課中與父母深度療癒釋放後整整三天的疲累感！雖然好轉反應讓我有些力不從心，但透過學習讓我有機會釋放這輩子沒想過可以扭轉的創傷凍結，真是太棒了！

學員分享：

我在課程後，複習著「第一脈輪＝腳（下半身）＝原生家庭……」如老師所說：腳不管任何時刻都陪伴著我們，不管我開心或疲憊它一直都在，我要好好的愛惜自己的腳，突然我心裡有一個聲音是：「我的原生家庭，不也是這樣的存在嗎？不管我開心或疲憊，它一直也是這樣的存在。」撇見的瞬間，我哭了。因為即使上課後，知道第一脈輪等於原生家庭的概念，但我從未真的有深刻連結，我是表意識知道了，但是在原生家庭中，我依然感到是一個人且很孤單。因為這個看見，使我一整天眼壓很高、頭痛到後腦、一直打嗝、身體不適到無法看文字；直到晚上，我閉著眼睛，問著我的頭：「這麼痛，要給我的訊息是什麼呢？」我眼前開始陸續出現很多奇怪的片段，看起來都是不同時期、不同國家、有男有女，全不是今生看過的畫面，我也不理解這些是什麼，但可能是在釋放過去世記憶吧！我雖是這麼想，沒再繼續探究，但是我的頭痛並沒有因此停止。而我在身體覺察中，突然意識到自己對「第一脈輪＝原生家庭」為什麼沒有真的連結（認同）！是因為我對我的原生家庭感到羞愧、不認同，更可以說是我對整個家族的血脈感到羞愧！有那種「自己不是『正宮』的孩子，就矮人家一截」的感覺，再努力優秀也是輸人的無力感。難怪我小時候就不喜歡露腳，覺得很醜、很粗、很羞愧。我羞愧的背後有很沈重的匱乏感（覺得自己的血統不好），我匱乏到有些悲憤，憤慨到不知道什麼叫作「要感恩祖先」。但我知道這不只是我個人的創傷，還是我很多祖先共有的創傷，我雖然不知道故事是從哪裡開始的，我也無從探究，但我可以知道的是，至少從我這一代開始，有那麼一個人（我）開始對祂們的印記有所覺察並心存感恩，慢慢在心裡接納與認同這個血脈的根本。當我覺察至此，神奇的是我的頭痛就這樣好了！無比讚嘆感謝身體的智慧！真的感謝老師、也感謝同學夥伴們的陪伴共振！

（一週後，同一位學員再分享）

我上次分享自己感覺『羞愧的背後有很沈重的匱乏感（我的血統不好），匱乏到有些悲憤』，像是後宮的孩子，原以為只是母系祖輩的印記所致。但今早在開車途中，突然連結到父系祖輩的記憶，是來自我的阿公還有曾祖父；我的姓是來自外曾祖母，曾祖父是入贅，過去入贅的男子易受歧視，選擇入贅的一般是勞苦人家，或者是娶不到妻子的男子，在家庭和社會的地位低下。同一時間，我的後腦延至肩膀開始緊繃，連帶眼壓又增高，像上次一樣又一連打了好多個嗝；我從背包拿起我隨身帶的幾支花晶，一碰到肩膀，我就像小孩一樣，眼淚、鼻涕都流下來了！我感受得到曾祖父過去的沈重和吞忍。我在心中對祂們說，我看見了也感受到了，我不知道故事細節和內容，但現在我們可以讓這些能量碎片釋放，讓我解鎖在今生今世，這個當下。接著就只是靜靜得陪伴著帶出來的感受和身體的不適，直到解除。今天下班聽阿嬤說父親跟她女友的事，突然心裡有個聲音是：「我的爸爸是別人的爸爸，我的媽媽也是別人的媽媽。」我父母已經離婚18年，媽媽再婚、爸爸有女友，這麼多年我們各自分開生活，其實也習慣了，我感覺到這也是我母親內在小孩的聲音，她還是嬰兒的時候，父母就離婚了，她的父母也各自婚嫁。我的悲傷感從腹部往上到胸口（第二脈輪～第四脈輪），背後的聲音是：「我被遺棄了、我不值得擁有幸福、我不值得圓滿、我永遠都不圓滿（是缺陷的）」

一種被全世界（神）拋棄的感受，這是媽媽的內在小孩、也是我的內在小孩。這些印記（複製貼上的信念）主導了我成年後的人生，我自己親手打造了上段婚姻的不圓滿。緊接著有一個「要忠誠」的感覺湧入，這個忠誠是小孩對母親的，而母親也有一個忠誠的對象是外婆，我再往下挖，看見這份忠誠是由「罪疚感」組成的！那是「既然您不圓滿，我也不能圓滿，您不幸福，那我也不能幸福」的孩童忠誠。這偏差感說著：「幸福圓滿是不對的、幸福圓滿是背叛者」；當我梳理到這裡，心裡突然覺得好冤枉，明明幸福沒有不對，卻覺得特別的自責和不應該。我想到當初促使我來上課學習覺察的原因，就是因為我不明白為什麼宿命要一代傳承一代？從我開始上課到現在，我一次次去梳理，傲慢得以為「應該差不多了」，沒想到今天這一個挖掘，居然還有這麼細微又深入的訊息！而我從小到大小腿的毛囊角化症，它們長得像是永遠都不會退的雞皮疙瘩，就在最近頻繁的釋放世代傳承的祖先印記後，居然開始慢慢的消退！真是我又驚又喜的收穫。實在感謝自己當初來學習身心覺察，也感謝自己一連跟隨老師開課複訓，讓我真的能從身體去突破無明的宿命模式，重新創造屬於自己的新的人生！

學員分享：

昨天在身體覺察的過程中，看到了母親在手術台的畫面，醫生將她的子宮拿出，放在冰冷的金屬盤上，看著媽媽被拿出的子宮，我再度崩潰痛哭，我感受到母親內在身為女性的憤怒，憤怒到要拿掉最象徵女性／媽媽器官之一的子宮，彷彿她沒有了子宮，就可以活得陽剛一些，可以不要活在女性的卑微、低下及束縛裡。

在作第二脈輪覺察時，我看到自己和媽媽正面搭著肩一起哭，我已經很久沒有跟她一起哭了，這次的連結是我這四年來從來沒有和母親聊過的，僅僅是透過覺察就浮現了！這過程中我一直一直哭，也一直咳嗽跟清痰，感覺好像把我和媽媽的這些負面感受能量都咳出來，清痰是她經常性的動作，她長期沒感冒但喉嚨乾痛，一直咳咳咳，在覺察連結完後我剛剛也一直重複著她有的動作，感覺在跟她長久以來沒說出口的話連結。

接下來老師引導到第四脈輪時，我再度感受到自己對於擁有的質疑。只要正式進入伴侶關係，我雖然開心但同時質疑，我現在真的要進入關係了嗎？對方真的愛我嗎？他是認真的嗎？——覺察到了自己內在對於「輕鬆擁有愛、值得被愛」的不信任感，因為從小要生病不舒服才會感受到父親的愛，再看到媽媽總是深感不被愛，所以我對愛有這麼樣的不配感，我真的被愛了嗎？我值得嗎？有人要愛我了嗎？

再連結到肋骨時，我是右邊連結到父親，老師說感受父親的情緒，我爸就是壓抑型+爆發人格，先壓抑不說（所以我感覺不到），最後一次爆發不爽（感覺到後我哭出來）。

我其實活出了父親的樣子，我用他的陽剛無懼敢闖敢冒險來面對工作跟生活挑戰，但情緒上很大一部分我跟他一樣喜歡壓抑，不知道如何面對、處理伴侶的情緒（過去的我都是這樣，近三年才慢慢轉變），但是面對感情時我一直活出了媽媽的委屈跟懦弱，害怕失去。

因為我在孩子時期接收到最多的就是母親對伴侶的恐懼跟不信任，我極力的想活出相反面，但是男友還是會反射出我逃避的那面，也就是我活出了我母親的內在，也是我最厭惡看到母親的那面。

老師引導覺察到眼睛時，我感覺右眼特別特別灼熱，之後深度釋放的環節，我允許自己展現小孩的一面，縱情的哭，哭完就在老師的引導下進入母愛中，放鬆的閉上眼進入迷離狀態，潛意識仍然聽著引導。

在第二階段的課中，我有很大一部分讓我連結到母親內在身為女性的意識與信念，也是隱藏在我潛意識中不自知，但卻在日常生活裡無形影響到我的，即便我在大家眼中是這麼一個女強人，有自我意識重視自主權。

但是這是因為先經歷了「活得像母親」、才再經歷了分裂，也就是在伴侶關係以外的我都是女強人（與母親極端，因為對她懦弱的貶低），而在伴侶關係中仍無形的複製了她與父親的不平衡。

後來我又感覺自己的手不是自己的手，而是伴侶的手，我在課中邊作身體覺察邊哭，特別是第一脈輪時哭得很強烈。

在深度釋放的環節中，每個階段我都哭得稀裡嘩啦，而且一直空嘔。在當下我坦誠了內心覺得前一任心智想法跟不上我的那種失望與看低，就像是兒時媽媽對我的要求，總是罵太小而聽不懂的我，所以我也養成了對自己的高要求，現在反過來用母親對我的方式對伴侶。受害者與加害者的模式接續上演。我發現伴侶只是複製了我過去的處理模式，但是為何要複製呢？因為我切斷對父親的感覺！男友對感情冷處理的模式，逼得我無法再逃避任何感受，我深層的恨、憤怒、恐懼、害怕、不被愛、不被支持的感覺全都如實的浮上表面，我不得不去面對，我再也逞強不了，我也給不了家人想要的支持。

當時我還連線回台灣算八字，想要找個辦法，結果老師說我陷入什麼天羅地網，非得要回台灣作法才能破，然後上海事業不適合我，我應該回台灣中部老家發展，又說我現在做的工作可以繼續做（但是我做的是歐美快消品+時尚……完全無解回彰化我是要怎麼發展這領域！我就是想逃離家庭才遠走他鄉的。）

算命說我就是改變不了我的命運，我的命就是這樣，而且男友以後也會像我爸一樣之類的，等著看吧，上海工作也會有志不得伸。所以當我在今年年中聽完這些後，每天想著自殺，好幾次看著陽台就想跳下去，我覺得我好像改變不了命運，我無能為力，徹底絕望、不受支持、孤單；最後導致無外力傷害卻骨盆翻轉，腰痛／無力到無法支撐我任何動作，所以腳也不太能走路（第一二脈輪的症狀）。但我又不甘心人生就這樣了，覺得受夠了！最後我覺得我唯一能做的，就是解掉這個輪迴，打掉重練，去療癒轉化。

所以之後我陸續開始接觸靈性知識，想療癒我與伴侶的關係，但成效不佳！隨著許願+靈感，宇宙推著我看到采榛老師的文章、我才報名上課。在正式上課前，我陸續透過老師分享的文章，用自己理解的方式先改變舊有模式並實踐在生活裡，把7、8月把工作上會遇到的困難轉化了！

算命師說我下半年在上海發展會被困住等的事情都沒有發生。我工作上更加受到老闆跟各部門主管賞識跟提拔，他們給我更多的機會，也把他們的資源分享給我，帶我認識更多更有內涵有實力的人，給我負責更賺錢的品牌，分成也拿更多，也遇到更符合我頻率的組員同事，二〇二〇年最後一天老闆說很感謝有我！

老闆知道我在覺察療癒的課（我為了要上課婉拒了她幫我安排的一些行程），聽了概念，覺得身體能傳達心靈訊息滿有道理的，要我找時間分享給全公司，這真是一人得道雞犬升天的概念！自己轉化，外在實相都迫不及待想一起轉化了～（但是我還沒準備好跟同事分享，所以沒有

答應）

前陣子我真的非常恐懼算命、恐懼八字，但在實踐身心覺察後，我感悟到真正能讓自己陷入天羅地網的真的只有自己，如果我信念模式沒有改變，算命的預言就準確了，因為我把力量放在他人手上！但是我願意看見自己的真相，於是我釋放了、也轉變了，我透過覺察拿回自己的力量，破除舊有模式，命運也就隨之改寫了。非常謝謝老師的引導共振！感恩感恩再感恩！深深地感恩感謝！

到這裡，我已經釋放了我對伴侶的不諒解，因為我才是那個逃避的人，謝謝有他我才能看到這一切背後完美的安排，謝謝他徹底改變我的思言行+身心靈，沒有他當初冷處理，我也不會有足夠的願心想找回自己的力量去深層療癒內在小孩及父母關係，進而改變命運！謝謝他配合演出，謝謝他為我做的！非常謝謝老師的引導，讓我又更抽絲剝繭的面對深層的過往及信念！

采榛老師回覆：

非常感謝妳這麼無保留的分享！

昨晚我很共時性的上架了一篇新書內容到學院網站上：主題是《身體就是命盤：覺察身體就是知命改運！》

如妳分享生命中接連的發生，在邊打落妳生存意念的同時，也激發妳想重生的願心，於是妳以破釜沉舟的決心落實妳所知的自我覺察，因此在上課前，妳就為自己開始創造了新的命運！

我也因為妳這篇分享，完全明白妳能在一開課時便有驚人的挖掘與破冰，全是心中對舊有命運的不甘、以及對轉化重山的渴望

讓我想起曾分享過自己真正發生意識的質變時，是我從心靈深處痛喊出《難道這就是生命之所是？》，那一喊帶著對小我生命的不甘、也帶著對大我生命的呼求，是我內在的自我死亡前的掙扎求救。

從那之後我每經歷一次內在的死亡，都會迎來不同層次的轉化體驗，每次的體驗都讓我更回歸真實、更落地平凡、卻又有著更意想不到的精彩。

很感謝妳既願意傻傻的落實（謙卑），又總是毫不保留的分享自己覺察與破冰的點滴歷程！如此真實無私，對同學的幫助極大。

學員分享：

雙手一碰觸到下三輪，便有止不住的悲傷，浮現小時候那些無數個沉默的、冷漠的、忽略我的眼神，聽見自己說了N次的：我好累，我好想休息，好想輕鬆的過日子，我不想一個人……這段期間發炎更加劇，原本的臉、頸部及有多處淋巴腫起和腹部都更嚴重了，連手肘內側也一整片，而且越來越擴大，工作卻也一直來，做什麼都順利，久違了的失眠、便祕，再再都讓我想對天喊停，我的身體好受苦，苦到經濟受苦，感情受苦，活得好累總覺生不如死，但又有超強的生存意志，讓我渡過一關又一關，在每一個難以熬過的時刻身體都在！這是我有生以來第一次與身體這麼深度的連結，雖然此時的身體的好轉反應讓我好煎熬好折磨，但是我心中對此充滿感謝！

采榛老師回覆：

從中感受到妳內在強烈的願心，如妳所說是強大的意志力一路支撐妳至今。我們都有利用這股意志力渡過許多【生存困境】，在那些時刻它真是我們的救命稻草，沒有它就無法支撐，也因【救命的記憶】，我們會習慣在「不需救命」時仍然使用它（強大意志力），於是就一直顯化「確實需要它」的處境，這已是我們身體的記憶，於是如實呈現在身體上，皮膚問題都跟第三脈輪（堅定膽識勇氣意志）有關。當我們因過去的求生經驗而習慣使用這樣的意志，我們必須持續切割脆弱無助的自己，我們必徹底武裝來防禦，好讓自己能夠繼續表現這份堅強的意志，這份【外在必須強】，內裡卻是【極度不安與無助】的衝突，就使我們的皮膚邊界崩潰，產生了【潰堤、發炎】，妳的皮膚發出的訊號，真是幫助我們尋回愛的最好地圖。妳喉輪的症狀也再再顯示妳內裡強烈願意活出愛的熱情，這些身體訊息是讓過去【只能用力、不得不用力】的自己，是能【溫柔對待自己、也能被自己溫柔對待】的機會，前面會歷經許多「不公平、不甘心」的憤怒感，後面是深層的「渴望、求不得」的失落與悲傷（仍會伴隨憤怒），這些過程說來簡單實則不易，我們需要每天持之以恆的落實，內在的狀態會開始微妙的改變，它會如【蝴蝶效應】般在生命外境中發酵，而妳是肯定擁有親自活出的力量。

（更多父母關係覺察的療癒轉化真實分享，請上學院官網點入「學員分享」。）

二 伴侶關係覺察

學員分享：

我在靈性的學習圈裡已走跳多年，國內海外的系統都學習過，卻是第一次遇到有老師把自我療癒的過程及方法用這麼清晰易懂又完整詳細的方式說明與教授！采榛老師以身體當作覺察的療癒地圖真的是一針見血又正中紅心，我特別想分享自己糾葛多年的婚姻轉化，自從我結婚以來，我對先生一直有個說不出口的怨：就是金錢！我自己是經濟獨立的女性，不需要另一半錢援，但婚前先生向我承諾婚後會負起的金錢責任卻沒有一項實現，我心中一直感到不平，卻礙於夫妻情感及個人自尊遲遲不敢正面說開，也因為自己接觸靈性學習多時，我總以靈性層面的理由說服自己不要計較，就這樣長期以來讓心中情緒的結化為身體子宮的症狀，但在我學習身體覺察前根本不知它們的關聯，直到我看到采榛老師的覺察分享，記得當時自己非常驚訝，因為我完全知道老師分享的身心覺察是「真槍實彈」的內容！我幾乎沒有猶豫就報名上課，在課程中才發現我的婚姻埋了多少我不知道的業力種子。采榛老師說金錢問題都是內在小孩對父母的愛的創傷，我原本不明白，但我在課程中的療癒釋放印證了！我和先生完全複製我的爸媽，從小我的爸爸就是不願付出金錢的男人，媽媽一邊埋怨一邊扛起家計，和我婚後對先生是一模一樣的，但再深入便發現：我心中的內在小女孩真的好渴望被爸爸用實質的金錢養育，這樣代表我生命的另一半是有能力的，我是可以依靠你的，代表我是值得被愛被呵護被付出的孩子。於是我也渴望先生能是這樣的人，但是就像老師說的，我用內在小孩的創傷想找別人當我渴望父母也只會複製原本的創傷，於是我找到了和我原生家庭的爸爸一模一樣的老公。采榛老師又說伴侶是我們實質顯化的內在小孩，我原本也很難接受，但在跟著課程的覺察練習我又印證了真的是如此！我先生的媽媽和我一樣是非常獨立自主的女性，他的內在小男孩想在伴侶身上找媽媽，於是他選擇了我，但我先生得不到現實中媽媽的認同，於是他在婚前對很像他媽媽的我作出金錢承諾，潛意識是想向媽媽證明自己是個有能力的兒子，而我的潛意識是想要一個有能力養育我的爸爸，於是當我遇到願意給出金錢承諾的末婚夫便很想嫁給他，這也是為什麼我在婚後對他沒有實現承諾如此不平，明明我有能力，因為這完全是我自己對爸爸的傷痛，而先生婚後不願實現承諾也是因為他潛意識想要的不是內在小孩仍然是女兒的我，而是他印象中很獨立自主的媽媽根本不需要兒子付出，所以現實中他面對我才不願也不能付出。這些東西在用覺察解開前是吵也吵不清說也說不明白的，在上課前我總以為錢是錢的問題，感情是感情的問題，我的婚姻則都是他的問題，直到上課後我從身體對應自己的潛意識及外在的金錢和婚姻，再回來內在小孩對爸爸媽媽的聲音，再對比到先生的身體、財務、他的感情史，真是不可思議又驚人的相似！我在這些覺察中有很大的解脫感，我不再認為先生是造成我婚姻不快樂的兇手了，就像老師說的，那些我們以為是別人造成的不幸其實是還沒有被認領回來的自己，我不再抱怨先生也不再對他心生不平，因為我在他身上看見了自己的內在小孩，我也看見了他的內在小孩！我們在婚姻中的互動有很多的改變，包括我對他會主動釋出陰性的柔軟，他也開始對我展現出陽性剛硬的一面，在上完課後的第二個月他還主動用我生日的名義匯了一筆錢給我，這是婚後十年來從來沒有發生過的事情！因為他不曾在婚姻中有實質的金錢付出。我知道我的內在小孩在我的覺察中開始在長大，所以我外在的現實都在改變中，但我更驚喜的是我先生的內在小孩也在跟著我一起長大，我們的婚姻生活一起在被改變著！這些分享其實還不到我上課學習後的十分之一的心得及體驗，只能先分享我這十年婚姻的心結的轉化，我有過很多的靈性學習經驗，所以接觸到采榛老師的課程就更有所感悟，我很慶幸自己是在無數的靈性旅程後接觸到身體覺察，在身體的覺察中印證出大道至簡的真理！更佩服老師能將身心靈三位一體的療癒步驟用這麼系統化的方式教學！

學員分享：

我在家人離世後開始追尋生命的答案，上過許多靈性課程，走過千山萬水，驀然回首，原來我曾經以為的「臭皮囊」（身體）竟然就是最珍貴的寶藏！感謝老師把自研的身體覺察整理成非常精細又明確的架構，讓我知道「身體的痛」背後一定有原因，而且行住坐臥每個當下都能覺察身體，老師總說不用去追究自己的前世與前前世，因為生生世世已經濃縮在我們此刻當下的這個身體中，而我會認識老師是透過一位朋友，我曾經感知到那位朋友就是我某世因戰亂而走失的孩子，但是我的重點不是在表達我能看到什麼前世今生，而是我和那朋友的「關係」：他前世曾經是我的「孩子」、我是他的「媽媽」、我是他的「原生家庭」，而今生我因為認識他才有因緣接觸到采榛老師，進而開啟身體覺察的學習並真正療癒我今生原生家庭的課題…當我連結到這一切，我感覺有一股更大的愛無邊無際包圍著我，引領我來到這個課堂！而我們原生家族之間一直卡在「背叛」的議題、家人也緊緊抓住「被害者」的角色，我在上課後和家人分享了我的覺察，也試著引導她回到內在小孩去探究真正的源頭，只有這樣有機會鬆開這個結，事後家人回饋我說很感恩我的！她說雖然自己沒有像我那樣脫胎換骨但是自己也剝了一層皮，否則她本來要處理的方式就是「兩敗俱傷」，用「創傷」複製「創傷」……。猶記上老師第一堂線上深度療癒時，我也嚇了一跳，不知能振出這麼多底層的情緒…現在練習身體覺察，若有情緒上來，我就是讓情緒流動，看著它陪伴它不去壓抑它，知道它從何而來很好，不知道也一樣很好，我都是「做」就對了

而有時在覺察身體時有電光火石般的訊息上來，讓我恍然明白知曉背後真相是什麼…一切都是自然而然！但要如何避免過度抓取情緒故事以及若真有任何真實照見又該如何不被大腦理性否定，這之間的微妙區別我想就是需要透過身體覺察一再的練習。我發現當身體印記逐漸消融，真的會像老師說的：『靈性不用學習，靈性不學自來，你所經驗的才是你的，而不是透過別人或書本所說，你沒有體驗過的，都不是真實的，那都是別人的經驗。』也真的如老師所說：『踏穩「身心靈」階梯，你會知曉你原本所知的，但在這之前還是回到身體，持續不墜，傻傻練習。』記得我在課堂上問過老師曾經說過的「「物質」生命中的傷痛是不可避免的，但「受苦」卻是不必要的」以及「外在所有的發生都只是一個幻象，唯內裡的愛是永恆真實」是什麼意思？現在我領略到了！頭腦只是瞬間的觸動…但在我靈魂深處已全然明白！感恩覺察！

學員分享：

開始學習身心覺察後，我才發現太太是我的內在小孩對母親的代罪羔羊，我把對母親依賴、

軟弱的批判都投射到太太身上，在看到這些連結後，我試著將投射的眼光收回，而的確很快的我們的關係改善了很多，親密感也提升了不少，但心裡空空的感覺還是時不時地冒出來！到今年再次報名線上的培訓課程前，我還跟自己說：這次我一定要放下理智、放下是非對錯，真實的面對自己！果然在深度療癒環節中，我真的釋放出對伴侶的憤怒、不滿、委屈、傷心！我用喉輪大喊出：「為什麼妳不能讓我愛上妳？！」彷彿我所有的不快樂都是伴侶的錯，只要她再好一點，我便可以幸福了！我釋放到最後，內心對伴侶充滿了深深的歉意與感恩！我想跟隨老師的引導，卻趴在地上嚎啕大哭著：「對不起，一直以來我從來沒有用看待伴侶的眼光看過妳，因為我只是一個受傷的內在小孩，我還在期待妳可以給我那份不曾從父母那裡得到的愛！」在課程後，我仍痛哭失聲，陪伴著內在小孩一遍遍經歷著對父親愛的失落與渴求所產生憤怒、辛酸、心痛、悲傷與思念，我知道真正的療癒正在發生，我終於看清了我伴侶關係問題的根源，一切真的就如老師所說：我們都在關係裡尋找父母，而我居然在關係裡一直在尋找的是我的父親！我一直以為我最愛媽媽，爸爸對我只是恐怖權威的存在，但是這次在課程中我清楚看見內在小孩在心裡一直吶喊著、追尋的、渴望的是我父親的愛！原來總是能幹堅強理智的我，內心對父親的愛有這麼強烈的渴望！難怪我的伴侶符合我對母親的投射、給予我母親般無微不至的照顧！卻也正是我無法愛上她的原因！因為我一直以來找尋的都是權威式的父親的愛！但我一直沒有發現，還將自己變成了父親的樣子，其實是我內在真的好想得到父親的肯定、讚賞、疼惜！原來我婚姻的不快樂真的跟我的伴侶一點關係都沒有！所有的外境都是我內在匱乏的投射！難怪我在關係裡總是不快樂不滿意，但在真實覺察到自己之前，我知道歸知道，但那種想向外尋找希望有個人來愛我的渴望根本沒有辦法壓抑，那種對愛渴求的失落也是真的讓人痛苦不已！課程後我的右肩、左邊的膏肓穴，以及左大腿的鼠蹊淋巴處都很明顯的疼痛著，全是我過往為了取代父親所形成的失衡陽性力量、以及沒有被原生家庭支持的恐懼感的好轉反應！透過身體我終於看到那個苦苦等待父親的愛的孤單孩子，我終究要找回的不是父親也不是母親，而是我自己對自己的愛，就如老師的文章裡所寫：『愛情裡面沒有愛，那只是我的內在小孩在關係裡找尋父母的投射而已！』

采榛老師回覆：

你的分享切中每人內在小孩對父母的渴求／失落／憤怒／內疚……轉為對伴侶的投射、希望藉以彌補內在孩子深處對（父母）愛的空缺，情感關係真的是非常好的對境！世上少有一種關係能媲美感情關係更能勾起我們至深的真面目：我們那難以置信的脆弱、羞愧至極的難堪、自己也不願相信的軟弱、足以置人於死的嫉妒、四分五裂的不安感、恐懼至極的失去，在還沒有透過關係更深去觸及自己這一塊以前，我們不自覺將對父母的一切複製在伴侶關係中，形成各種追尋、受傷加害、犧牲換取、妥協退讓、索取無度、掌控占有、疏離逃避……形成上千上百種各式版本的感情故事，但是我們真的只有表層模式略有不同、背後目的都是一樣的，都在填補心靈對愛的空缺，且永無止境，這時我們也會對當時認為【我相信這應該能填補我：但居然失敗了】的人（或事物）起憤怒，感覺自己受騙、受到背叛、受到傷害，我們會在受傷中奮發反擊：可能是理直氣壯的進攻、或是悲情忍讓的退縮，這些戲碼在我們開始覺察自己的真相前會換湯不換藥的無限上演，無論換了誰、在哪裡、故事版本為何？核心都是一樣的！內在小孩不會一夜長大，陳年凍結不會一次消融，然而隨著我們每次更深的體會就一而再而三四五六七……無數次的為自己進行這樣的過程：【在關係中覺察自己、利用被關係勾起的內在起伏對自己進行療癒】，這是為何覺察是場靈性修行，並且真需持續不墜、傻傻的做！我們內在小孩是在這當中一點一滴被撫養成長的，原本凍結的冰島、也會逐漸消解成冰山、再到冰塊、最後消融！以上也是同步代表我們的【物質印記、心靈意識、命運業力】的消融過程！

同一位學員回覆：

謝謝老師的延伸補充！我一直知道感情是我今生的功課，是我受苦的來源！但就如老師所說的，當我們不自覺將伴侶關係，作為填補心靈對愛的空缺時，只會創造各種版本的無愛的感情故事！在愛情裡一丁點的愛的沒有，有的只是條件交換與彼此匱乏投射，那麼想要在這樣的關係裡找到愛，真的就如同要在沙漠裡找水一樣的荒謬！之前的我一直把我對伴侶關係的失落歸咎於我不夠「愛」我伴侶！我現在覺察到自己潛意識是在找尋我父親的愛，但這個看見，並不是要我離開伴侶，再去找一個像我父親的人來替代！這個覺察只是讓我進一步看見內在小孩對於父親，原來還有這樣的傷痛尚待被我療癒釋放！每當我找到「母親」的替代品時，我以為我在找尋的是父親的愛！但當我找到「父親」的替代品時，我又會開始渴望母親的愛！經過這次的課程學習，我更領悟我渴求的愛真的只存在我的內心而無法外求！謝謝老師一直分享的身體覺察！否則我真的不知道什麼時候才能找到讓生命快樂自由自在的方式！衷心的感謝！

學員分享：

我在課程中發問過關於前段婚姻的問題，老師一語道破無關乎前任⋯⋯一語驚醒夢中人，使我回顧著我的一生，幾乎是暴哭狂喊著：一定要這麼痛才能走到這裡嗎？一定要這麼痛才能看清真相嗎？無數的眼淚交雜著我的嘶吼，我痛苦我分裂我憤怒我惶恐，我甚至覺得我為什麼要明瞭這一切，我想再躲回小我的羽翼下，我想繼續尋找代罪羔羊，我不要自我負責。真如老師所說內在失去舊家時的無依感⋯但又尚未重建好自己⋯我不知這個狀況會震盪多久⋯內心極度不安⋯就這樣擺盪了兩天，老師的文章像及時雨來到我面前：「一切是我們在無明中所創，我們必然有在覺知中重新創造的能力」、「真正的覺察所帶來的了悟：會將罪證確鑿的內疚批判轉為真相大白的自我負責。」、「真正覺察會使我們完全明白身處無意識中的痛苦，於是能夠慈悲的對待任何陷於無明時刻的自己，這是所謂的自我寬恕」，老師文字所帶來的力量，讓我當下同理了過往陷在無明中所造業果的我，也因有了這份同理心，才能停止批判內疚自責自己，進而自我接納，自我寬恕。於是每當惶恐又襲來時，我會有意識地立即告訴自己回到身體、安住身體」，身體就是我的中軸，也就奇妙的比我預期快速順利跨過這個自我粉碎的旅程。現在身體覺察的感受與我之前分享過的截然不同。謝謝老師正知正見的教導，您所分享的文字和語言，每一個都鏗鏘有力幫助我快速療癒轉化，謝謝助教老師及同學夥伴的共振，全是幫助我穿越的最佳隊友，很感恩能遇見各位。這一路的療癒轉化看似簡單卻也真的不簡單，感謝所有的因緣聚合。我更要謝謝我的身體，謝謝它陪伴我走到這裡！

采榛老師回覆：

這個分享已不在情傷範圍了，尤其是後篇的自我粉碎，很多人就是在這個自我粉碎中還來不及重建自己、又失去了舊有的自己、只好往其他層面去追逐（靈性／宗教），這是為何身體覺察如此重要：一來沒有扎根於此的人不可能經驗到這個階段，始終在虛幻自我中找尋所謂真實的自己（徒勞），二來進入到自我粉碎時容易出不來，在內在失去舊家時的無依感、讓人不得不再往外追尋找浮木（可能是靈性可能是開悟），那是一個「是山非山又是山」的關鍵之旅，內在的剝除就像用手將沾在骨上的小我血肉給扒除，這無疑是內在生產的痛楚，然而也在經過後，我們會從前面以為自己即將是要衝破一座山的恐懼顫抖而拉扯、到我們以小我的血肉之軀抱著有如壯烈相搏的決心衝上前……然後會赫然發現：『原來小我根本不是一座大山，而我也不過只是戳破了眼前的一張薄紙』，在這之後的一切如常：我們的生活如常、習性或許也會如常、我們不會因為任何自我粉碎的穿越就變成另外一個（想像中的）人（樣子），但有些比上面更重要的東西：意識，它確實產生了質變，於是在如常的生活中，我們有著不同以往的視野及反應，在面對同樣的習性，我們也更有「選擇是否繼續如此」的能力，一切看似如常，卻又已非往常，這就是老實修行的過程。所以妳的分享無論是以感情關係去理解的夥伴、或是也能開始共振到那個自我粉碎的旅程的夥伴，推動每人覺察療癒的共振，這不亞於課程的穿透，可說是生命課程的一部分！謝謝妳願意將自己的歷程出來，讓我們能從旁見證、也以此邁向自己的實證！

學員分享：

前夫是個非常體貼細心的男人，但婚姻對我而言就是個「鳥籠」，我的原生家庭父母爭吵不斷，前夫雖然跟我爸爸的個性截然不同，但最終我的婚姻還是畫下了句點，我那時帶著破碎受傷的心踏上身心靈的學習，雖然我自認關係修復得不錯，前夫也已再婚，但總有那麼一個卡點我過不去，直到開始學習身體覺察，才發現我埋入了媽媽的信念、創造了一個經濟失衡的夫妻課題！

我爸爸早年很花心，並讓媽媽扛負金錢責任，所以晚年是帶著贖罪的心情面對媽媽的，他一直壓抑吞忍著母親，爸爸內心極度痛苦，最後得了胃癌去世。我在身心覺察中發現自己和爸媽一樣，前夫曾經的狀況讓我必須扛起家中責任，我也沒有尊重前夫，甚至以前看到他痛苦時我還有一絲快感，彷彿他「痛苦」能讓我的「委屈」獲得一些平衡，這是複製我媽媽對爸爸的心態，所以當我前夫提出離婚時，他說他不願意再「忍耐」了，否則再繼續下去他會生病的…我看著前夫，我在能量場裡感受到他的痛苦，我不想他和爸爸一樣，所以我願意放手，但當時我像一個做錯事的小孩久久不能自已！那時我驚覺自己怎麼那麼像當年的媽媽在對爸爸呢？我不是選擇了一個比爸爸對媽媽更愛我的老公嗎？但我怎麼也會落到如此下場呢？我怎麼又一次的創造了「情傷」？直到我在身體覺察中感受到幼小爸爸曾經對我的疼愛呵護，那細膩的觸感真的有如前夫曾經對我的呵護一般，原來我真的投射前夫為爸爸！我把所有一切對比，發現我在婚姻中及離婚後都只是內在小孩對父母的吶喊，我把對爸爸渴求「無條件的愛」投射給前夫，想要從他身上得到無條件的愛，卻忘了我對自己都做不到這所謂「無條件的愛」！覺察至此，我真心想對前夫說謝謝！謝謝前夫過往對我的包容體諒呵護，並且我現在也能用最大的誠意祝福他和他現任的太太了！我也更有感老師文章寫到的：「一個能從心輪愛自己的女人，才有力量真正支持她生命中的男人！才能停止利用心輪所延伸出的雙手：只能犧牲奉獻自己（相愛）、或企圖掌控抓取男性（相殺）的兩性戰爭。」，也體悟到「身體覺察」真是「道可道，非常道，名可名，非常名」，世代被輪迴的命運都是內在小孩不斷的哭啼聲，而內在小孩就在我們的有形身體裡。

（更多伴侶關係的覺察療癒轉化真實分享，請上學院官網點入「學員分享」。）

三 親子關係覺察

學員分享：

我不喜歡在下午休息，因為每到黃昏醒來都有很深的孤獨感和恐懼感襲來　我一直以為我的恐懼源頭來自兒時家人驟逝，那促使我從此走上追尋生命真相，渴望一探生命究竟的路，直到上禮拜做身體覺察時，才連結到家人的離開也不過是另外一個「果」，我真正「恐懼」的源頭是來自我在母胎中就感知到「媽媽想把我拿掉」的生存恐懼，這在身體覺察時這份感知是這麼清晰！在身體覺察中，我痛苦的吶喊，我發抖著感受生命要被剝奪的恐懼和遺棄的痛苦！難怪長大後我總不斷證明我是個多棒的孩子：「媽媽妳生下我是值得的，不會後悔的」，一方面拼命表達我對母親生命的「忠誠」，於是「複製貼上」類似母親的生命模式。終於在這次身體覺察中令我恍然大悟，是我緊緊抓著這份「複製貼上」不放！連媽媽白髮人送黑髮人的痛我也要去「複製貼上」！我彷彿使盡我全身的力氣來表達我的「效忠」以及「被遺棄的生存恐懼」，我一直在懲罰自己、折磨自己，「因為我不夠好，妳才想把我拿掉，所以我不該過的好、不配擁有……」當我覺察到這段，我終於知道我可以換掉底片了！我不需要又繼續活在無明中失去我所愛的人了！我不需要用自虐來證明我對母親的忠誠了！而當我允許這個情緒的流動，看見它陪伴它，我真的知道同步性的在未來的時間空間我已然改變了我的命運模式！我想到當年我婚姻走到盡頭，看著女兒強忍淚水落寞的眼神，那一刻我心都碎了，可惜那時我不認識采榛老師，我只認識電腦上的「複製貼上」，不知道內在小孩的「複製貼上」才是真正的強大！我也曾經咒罵過老天、怨恨過我的原生家庭：我都已經這麼努力了！還要我怎麼樣呢？所以這幾年來有任何不錯的身心靈課程我都去學！每種方法確實都對當時的我有所幫助，但最終有個卡點我一直無法穿越……，直到無意中看到分享〈愛情裡面沒有愛〉、〈世上沒有情傷只有自傷〉，天丫這字字句句不就是在寫給我看的嗎？然後也邊讚嘆采榛老師妳一定要這麼年輕就如此冰雪聰明嗎？上課後有一天晚上，我回到自己房間準備做身體覺察，我才覺察完第一脈輪，第五脈輪就酸酸的想哭，然後第六脈輪一個很強烈的直覺，讓我跳起來去敲女兒房門，我眼眶立刻紅著問她：「妳是不是覺得爸爸媽媽離婚都是因為妳，都是妳的錯，妳是不是一直很內疚自責，是不是偷偷認為如果不是妳就不會這樣了……」她忽然「哇」的一聲嚎啕大哭！我就在旁邊像老師在課程中的引導一樣，讓現在的女兒可以去陪伴當時更小的她的內在小孩的流動！過後我告訴她：「爸爸媽媽離婚不是妳的錯，但妳的內疚自責會讓妳的內在小孩懲罰自己，以為離開了媽媽才可以贖罪，媽媽已經換掉這個創傷底片了，妳也可以換掉了，我們都已經不一樣了！」有些話她似懂非懂，但我引導她允許自己要賴、幼稚、不成熟，不懂事！不用那麼乖巧成熟的想要把爸媽的責任都一肩扛！女兒現在說「媽媽我愛妳」的次數更頻繁，蘊含的情感和之前截然不同！上次是我的療癒轉化共振到她，而這次則是她的療癒轉化馬上共振到我，真的覺得好奇妙！覺察果真是一人得道雞犬升天！，女兒和我跟她爸爸之間的關係也像老師所寫的：「孩子想要獨占爸爸，但又覺愧對媽媽！」我們三人之間曾有很微妙的關係，我也是因為老師精闢的分享才對整個脈絡有更深的覺察和理解！如果沒有學習身體覺察，我與女兒的內在小孩不知還要懲罰自己多久？甚至讓她長大再「複製貼上」？我真的不忍再想下去！雖然一開始我對認為身體覺察相較其他的療癒方法真的是平凡無奇，但令我訝異的神奇之道卻在其中！我借用采榛老師的話做分享：「無論你此刻在哪、你相信你是誰，這都是對的，我們永遠不可能真正迷失或錯過，始終會在同一時間回歸同個源頭。」所有來到我們面前的都是相應我們此刻狀態最適合的方法，這是我目前自己學習路上的小小心得。但如果驀然回首，才發現這個遠在天邊近在眼前又每天跟著我們的身軀，原來就是解鎖我們人生密碼的鑰匙！我很感恩能看到自己生活的每個面向都因身體覺察在轉化中，真心感謝老師分享的「身體覺察」！真的應證了大道至簡！謝謝您這麼年輕卻如此有智慧，因身體覺察所帶來的奇蹟改變讓我感動也感恩！

助教老師回覆：

透過妳的分享，可以明顯感覺到妳內在力量的提升，支持妳去面對罪疚感並勇於承擔自己的選擇，這份因覺察療癒釋放後所累積的力量，都將持續幫助妳更輕鬆面對及創造相應的人事物境！

回到妳的問題：沒錯，身體就是命運，我們還是得回到身體覺察，持續不墜傻傻地做！就如同老師所說的，【我們未化解的創傷就是我們看待世界／他人／自己的特殊濾鏡（非真相）＝播放命運電影的底片】。當我們「自我負責」的療癒自己的內在小孩，我們開始越來越能看清自己是如何親手創造了生命中所有的創傷故事，也就是宇宙吸引力法則如何呼應我們的創傷信念！

當我們能將投射的眼光從外界拉回到自己身上，隨著創傷凍結一個個消融，我們看待外界的濾鏡便會一個個的被我們拿掉，我們看待自己的眼光不同了，看待別人的眼光也會不同！而為什麼說療癒可以穿越時空跨越世代，所謂一人得道、雞犬升天！？妳的父母把他們內在小孩的傷傳承給妳，而妳也毫無二致的把這個創傷再傳給妳的孩子，就像妳說的妳在女兒身上看到完全被複製的自己，所有重要關係裡不論是伴侶、孩子都是我們活生生血淋淋內在小孩的顯化！因此，當妳療癒了妳的內在小孩，他們也就能同時得到療癒！在我們還沒有能力愛自己之前，所有的關係裡都沒有愛，都只是一起共演相愛相殺的劇情，即使是父母子女之間也是一樣！，但隨著療癒我們會從各個不同的失衡慢慢回到中間平衡，妳對待父母、孩子，甚至前夫的方式都會自然而然的不同，在相同的宿命劇情上演時，妳會有一個重新做選擇的能力，或即使別人仍然選擇執意要演出相同的戲碼，妳都可以最大程度的尊重對方不受影響，至此，妳生命中的關係，就會開始因為妳一個人的療癒轉化回到平衡，其他人也必須歸位，因為妳不依慣性演出，他們自然也演不下去或是只能演出獨腳戲！但這裡要釐清的是我們永遠只需要「自我負責」，也「只能」自我負責，覺察永遠只能覺「自己」，既然孩子是妳內在小孩的顯化，妳可以就是用陪伴內在小孩的方式陪伴她，允許女兒把她的委屈，憤怒、悲傷，心痛表達出來！不需要大道理去勸慰她，不需合理化前夫對她的行為（前夫的內在一樣住著一個受傷的內在小孩），不需移轉她的注意力！妳沒辦法幫孩子決定她會不會有創傷凍結，妳再愛妳的孩子也無法幫她做人生的功課，妳能做的就是回到自身，好好療癒自己的內在小孩，當妳愛自己的能力增加，妳愛她的能力自然增加，妳用陪伴內在小孩的品質陪伴她，療癒自己內在小孩的同時也必定療癒她了！但重點是我們只能自我負責的療癒自己的內在小孩：要先一人得道後、雞犬升天真的只是一個美好的「副作用」！

新生提問：

別人看到的我是風光又自由的羨慕生活，但孩子不是我想要的樣子，老公也不是我想要的樣子生命的一切都不是我設想的樣子！我要如何學習接受生活的本質的苦？我孩子已經三十一歲卻沒有工作在家呆著，我沒有一分鐘不掛念她的衣食住行，我該如何去面對孩子？我感到要壓垮自己了！我覺得她怎麼活都是痛苦的，我也是怎麼活都痛苦，我真的墮入了憂鬱黑暗隧道中無法自拔無法逃脫？還是這是現實人生的本來面目？

采榛老師回覆：

妳所說的【生命之苦】是人人共有的。

對我們來說：【孩子伴侶不符我期望於是我痛苦】，對他們來說：【媽媽／妻子也不符合他們期望，所以他們也痛苦】。包括我們的原生家庭、性別、過往經歷、個人身分、國家地球宇宙，甚至我們生而為人……都極有可能【不符合我們期望】，這個人人都有的【期望幻滅】，真彷彿是造物主惡意殘忍的玩笑！然而事實【可以就是如此】，卻也【存在別的可能】！我們認為【從未到手的幸福】是因為【期望沒被滿足】，然而我們不曾想過：我們所預定的期望，很可能並不是要讓我們能去達成，並能享有幸福才存在的，很可能正是為了讓我們自己與他人都痛苦、潛意識才設下這些期望的！在這覺得打結很正常的，以上運作是在潛意識層面。

以下說明：例如妳愛女兒，對她有【希望她好】的期望，當她沒有滿足妳這個期望時，妳產生了【她一定會過的不好】的憂慮，於是妳為此感到痛苦，她也為妳的憂慮痛苦，這時妳以為【妳的痛苦】是來自【她沒滿足妳的期望】，但到這裡已經有個明顯的陷阱：妳先是【因為愛她】，才賦予【為了她好】的期望，這個表面是為她好，實際卻是讓妳感覺好，因為她並不喜歡也不想遵循【妳認為的好／妳的期望】，然後妳就將【她不符合我的期望就一定會過得不好】的恐懼感，給帶進妳們的關係中，造成妳們雙方的痛苦。

這就如妳怕她冷，為她套上一個不合她意，也完全不合她身的衣服，她既不喜歡也不舒適，但妳仍然堅持【她若不穿就會感冒然後生病然後得肺炎然後病很重最後死掉……】，妳只是在為妳堅持的信念及妳的想像而苦，但妳卻以為是她不穿妳準備的衣服才苦，並且不斷嘗試要她接受妳那既不合意更不合穿的衣服，於是她穿與不穿妳倆都苦！

妳設下期望的出發點是基於愛她，所以【她才是重點】，而非妳的期望！

但妳一直錯將【自己的期望優先於她】，才會阻礙了妳與她的愛的流動，然後兩人陷入無盡的痛苦。

妳如果【真的受夠了苦】，就要深入理解【真正的苦】來自何方？

真正的苦【不是她】符不符妳期望，真正的苦【正是】妳的【期望本身】，妳是她的生命根源，她是妳的孩子，她的痛苦是跟隨妳的，必須是妳願意不斷看清自己的陷阱所產生的痛苦，才有能力開始停止這份錯誤強加於妳們兩人之間的痛苦，這是唯一的化解之道，只要妳能把這個陷阱看得夠清楚，妳就能開始停止這份無解痛苦。

新生提問：

從小被媽媽羞辱，動不動罵我、毒打我，我活在她的懷疑恐懼中，媽媽覺得我叛逆不聽話，我覺得媽媽總是用她的焦慮、恐懼套在我身上控制我，我不就範就是忤逆她……。小時候是媽媽，現在是公婆，我吸引了一個更愛掌控的公婆來到我生命中，我兒子很愛他們卻又恐懼他們，我看著我兒子，我也看到我自己——「我想做自己、我也希望公婆能理解我疼愛我，不想被當黏土捏塑的糾結」。而我女兒是活出我的另一面，她敢怒敢言，直嗆權威，我心中開始批判女兒，像媽媽批判我一樣。想到這裡就很難過……，這幾天做身體覺察後胸口長滿紅疹癢到睡不好、眼睛夜裡好癢、喉嚨很癢想咳緊縮吞嚥不下、頭皮發熱，昨晚睡前又在氣我女兒，感受到胸口腹腔的壓抑跟翻騰，很奇妙的我全身開始發熱，豆大的汗滴從頭到腳一直冒了十分鐘，我是怕冷的人，而且有開冷氣，我的手臂感覺到冷氣的涼，但汗還是冒不停，全身衣服都濕了，我壓抑的憤怒退散很多，很奇妙的經驗！

采榛老師回覆：

妳已發現自己過往與母親的關係，對比婚後公婆的狀態，到兒子與自己的相似、及女兒與自己的相反……這些都已是一個「看見」的雛型。

女兒的叛逆與衝撞是在為「媽媽無能反抗的委屈發聲」，她外在的憤怒不平是妳內在長期憤怒不平的出口（無關大人外在身教如何，孩子總能接收到表面底下的真實的情感）。

當妳更多的去看見自己所壓抑的委屈、跟隨過往所複製的不公對待、聆聽自己一直以來「不敢」卻又「強烈」的憤怒（無論如何犧牲委屈都得不到想要的愛／不被重視肯定的憤怒），妳就會開始不那麼投入無解故事的循環（兒時想要權威媽媽的愛＝婚後想要權威公婆的愛＝不斷落空也不斷循環）。因為我們仍以「故事角色」（內在小孩）的設定「在故事中」（命運）＝【無解故事的循環】：它可以生生世世被傳承著，而妳的身體反應非常直接，務必不中斷身體功課：

【這幾天胸口長滿紅疹癢到睡不好】

排放心輪積壓的怒火（疹／癢＝炎＝長期的怒），隨著心火的排放，妳內吞隱忍的模式會開始不同。

【眼睛夜裡好癢】

同上＝釋放對自己掩蓋真相的憤

眼睛是看見真相的能力，當我們對真相（真實情緒感受）視而不見，就會對自己產生極大的憤怒，隨著眼睛排放，妳面對自我的能力必會提升。

【喉嚨很癢想咳緊縮吞嚥不下】

也同上。

排放長期吞忍壓抑的真實自我表達的怒，觀察妳是否有比以前更自然的表達自己心中所想（有時也許會有被過去的自己標籤為不應該的表達也請盡量允許）。

【頭皮發熱】

和妳初始分享的長期頭痛有關，任何發熱處都是長期瘀塞（寒：凍結）的能量在流動（熱：融解），也同時是釋放（怒：炎），觀察妳的頭痛症狀是否輕緩：面對過去一直迴避（令人頭痛）的事件能力是否提升。

妳最後分享道：

【頭頂臉部脖子胸口倒感受到胸口腹腔的壓抑跟翻騰。就想噴火！很奇妙的我全身開始發熱，豆大的汗滴從頭到腳一直冒了十分鐘，全身衣服都濕了，不過我壓抑的憤怒退散很多，很奇妙的經驗！】

這一段就是妳的身體在幫助妳排放怒，雖看似是妳前面壓抑了自己對女兒的怒，實際上是妳心中明白【女兒的怒是怎一回事】，妳因生存隱忍委屈、她因妳的隱忍委屈而怒；妳因她的怒威脅到內在孩子的生存感（不乖不聽話的孩子不會被愛），不了解時，我們會立即以怒製怒，表面是導正孩子教育孩子，實際上潛意識是希望她能符合我們的創傷信念「必須順從才安全／否則會被虐被罰被欺負」，某程度這也是一種愛的維護，因為那是我們過往至今的求生模式，但我們很少意識到自己從未「因此求生成功」過，更遑論是我們的下一代呢？

當妳開始能覺察自己的身體，就不像以往有【立即以怒斥怒】的反應，也許妳頭腦表意識並不知道為什麼？可妳身心狀態都比以前更諧同一致，就會自動有著相應的作為與反應，妳始終是讓感知力回到身體上，這就是身體覺察。於是有了妳最後段的分享：身體自動在冷氣房中以大量排汗的方式排走妳的生存恐懼（對女兒的怒來自她違背妳的求生法則（隱忍順從），背後是內在孩子的生存恐懼），妳的身體比妳以為的更敏銳，請務必繼續落實妳目前已知，身體會帶領心，讓妳即使不知不覺也能做出新的選擇與改變。

學員提問：

老師說每個孩子都是父母內在孩子的化身，每個父母對待孩子的方式也是我們對待內在孩子的方式。每當我的小孩有情緒時我都先盡量勸說，反復不聽開始不耐煩到暴怒，才發現這真的是我一直以來的模式，我女兒完全如實的活出我內在小孩的樣子，非常執著過去別人所犯的錯，記性超好的反復拿出來提，我總是告訴他那已經是過去了（說這話的同時也像在對著我說），可是一點作用都沒有！我不懂應該如何去化解他心裡的不舒服（也是我心裡的不舒服），老師：在這個方面我應該如何處理？

采榛老師回覆：

孩子及伴侶都是我們內在小孩的顯現，所有我們隱藏的切割的都會透過伴侶孩子活出來，妳發問的雖是女兒的狀態，但妳需要正視自己：【一直在說服自己】的【過去已過去】其實【根本沒有過去】，這妳從前至今的【息事寧人】（自欺欺人）模式，必會讓自己委屈求全、敢怒不敢言、想要不敢要，創造別人將我們將自己壓抑的情緒給活出來（妳的孩子、先生），這不只是親子問題，是和妳整個人生、妳的人際及婚姻問題都環環相扣的。繼續從孩子的反應去覺察自己的真相為何，就如妳前半的分享及最後對先生的覺察，當妳更多靠近自己，才能真正理解孩子【為什麼會如此】。當妳繼續聆聽自己的真實，妳會自然聆聽孩子，孩子的怒是妳過去逃避的內在孩子的怒，孩子的怒只能隨著妳親自面對、正視，及釋放自己的怒而被轉化（孩子怒的背後無非是愛的吶喊），隨著妳繼續實踐，過去被切斷的力量會連結而回，相信妳現在就已經有感！也正是這份力量讓妳敢於觸碰與先生及孩子的議題，並能直接深入自己的核心！

（更多親子關係的覺察療癒轉化真實分享，請上學院官網點入「學員分享」。）

四 業力印記覺察

學員分享：

之前有學習其他的靈性課程，開始突破自己心防去邀請別人讓我做個案練習，我很自然的融入身心覺察的內涵，反而加速我洞察對方的狀態，在練習催眠個案的過程中，我知道這位個案從小到大斷了兩次腿，一次是車禍斷大腿及小腿，一次是職業傷害膝蓋韌帶斷裂。

身心覺察的第一脈輪對應：

1. 成長過程沒有感受到被父母全然的支持，容易出現下肢及骨頭相關的問題。
2. 膝蓋：無法信任生命對自己的支持、自我生存恐懼（連帶腰椎、腎臟、頸椎可能都會有狀況）
3. 大腿、小腿：能否適度去支撐自己的「站立」（根植大地＝生存感平衡）
4. 外在撞擊也是潛意識顯化。

這位個案的催眠過程：

【他的今生】是軍人，因為恐懼、服從、不敢真實表達自己的身體狀況，撐到右膝蓋韌帶完全斷裂送醫才敢休息。

【他的前世】因為戰爭，年紀很小就當軍人，因為只能服從、不敢反抗，直到被自己人炸斷雙腿而離開人世。

在這同一個人的前世今生故事裡，再次證實老師所說：身體儲存著生生世世的記憶。他前世透過腿斷才能永久的休息，今生卻是為了休息而腿斷……相同的身體部位、相同的創傷凍結，果真是當身體不改變，命運也不會變！於是在不同的時空裡，用同樣的頻率，繼續創造類似的事件和命運。而要改變，最簡易的入口就是我們的身體，不管我們在哪一世發生了什麼故事，那些未化解的凍結其實都已經加減乘除帶到我們的今生今生，並顯化在我們的身體和外在事件裡。很感謝采榛老師的系統，一路上的學習讓我能夠很落地的看待這些穿越時空的故事，定錨在當下、今生、現在。

新生提問：

我和伴侶長年以來已經學習很多身心靈的課程了，我也了解小時候的創傷對家庭命運的影響，但我仍然將原生家庭的模式帶到婚姻中了，並且我跟伴侶都毫無辦法，這真的讓我很氣餒！也懷疑自己過去的方向是否正確？請問老師何解？

以下將課中回應轉為文字：

妳的問題其實問出了所有人的問題，在這裡我就需要提到【業果法則】。

我很少在課程中談到【業力、因果】，因為對很多人來說，那些詞彙太容易勾起【無明的罪疚感】，錯誤解讀，於是我常以「身體印記」來取代。

我在培訓課程的第一階段，已經詳述什麼是【身體印記】了，身體印記包含「累生累世、家族世代DNA傳承、受精卵至今」的【紀錄】，而【身體印記】同時包含【內在創傷凍結】，這兩者就是【吸引力法則】，也是【形塑命運】的成分，只要我們沒有透過身體覺察釋放身體印記，就無法同步釋放內在創傷凍結，就無法改變【思言行能量頻率、命運模式】。

回到剛才說到的【業果法則】，我們只要有肉身、身處物質世界，就是受到業果法則影響，而以上說到的【身心印記】就是【業果法則】，包含我們所有一切紀錄，這是為何有學員夥伴在落實身心覺察後，許多凍結的創傷感受自然湧現而出，也有一些學員浮現超越今生以外的記憶碎片，或連結到家族世代祖先的情緒凍結。

再回到妳的提問，我們有肉身就有身體印記，也就是處於業果法則中。我們即便今生學習療癒、開始進行覺察修行，都無法抹滅「身處業果法則」的事實，因此我們曾經在無明之中所種下的業種一定會升起。

舉例，我如果在婚姻中，常被伴侶勾起【羞愧的受傷】，我目前的覺察線索，就是利用原生家庭所知的【兒時的羞愧創傷】，但它很可能已經跟隨我輪迴轉世許久了，所以我今生才投生到與我靈魂課題相符的原生家庭中，讓我可以有與之匹配的【兒時歷程、身體印記】，我也才有機會在有限的物質意識中，去面對我在不可知的過往（超越今生的累世）所種下的業果、來學習為我的生命負責。

而這個過程【需要外境】，我們最好的外境就是【關係】，愈是親密的關係（父母／伴侶／親子），就愈讓我們有機會去面對自己的業力，這也是為何說「真正的覺察療癒＝消融業力」，因為所有不可知的業果，全部全部在身體印記中。

當我們在身體覺察去釋放印記的過程中，所浮現的情緒感受就是我們的業力種子，我們如果不是帶有覺知，去遵循身心靈階梯的進行覺察療癒，去面對早已埋藏於內的【業種】，那就是持續在無明中，將埋藏於內的【業種】，投射於外成為【業果】。

所以回到我剛才的舉例：假設我的伴侶常勾起我羞愧的創傷，這彷彿始於我今生的兒時創傷凍結，但事實上，這業果的成分是超越【可知可數】的，然而那一點也不重要，因為一切【累生累世】已濃縮在【此生此世此地此身】，於是我們身體印記散發出來的吸引力法則，為我們呼應的【所有關係】，都是匹配我們的業果而來的。

所以當伴侶常勾起我羞愧的創傷，我如果沒有正確的覺察自己，就會在無明中隨業造業，成為一個【畢被伴侶所傷的受害者】，並再次將這份羞愧傷痛的業力，帶到我十年後、二十年後，甚至下一世的伴侶關係中，而在這當中，我是必然也會將這份業力傳承給我的下一代，就如我從我的上一代（原生家庭）取得這份會兒時創傷凍結一般。

但當我落實真正的覺察療癒去面對自我的羞愧傷痛，我就會正確的消融過去在無明中所種下且逃避已久的羞愧業力，這時我既不是伴侶關係中的受害者，也不是我下一代的加害人，也不再是今生原生家庭的受創孩子，然而這個過程無法【被數】，因為你怎麼知道眼下與伴侶共振的業力來自多少過去生的積累？那是【不可知不可數】的！

所以我們也不能以今生【可知可數】的「學習療癒、自我修行」去與之相提並論！

我們在這當中，只需要「持續不墜、傻傻的做」，腳踏實地的學正知、行正見、老實修行，不可數的業果就會在我們知與不知之間被消融，無明積累是漫長的，但在覺知下的轉化是快速的，很多時候，我們真的不必等到下輩子，就能見證業果消融的證明，這時就是改寫命運的發生！

學員提問：

我近日申請了某個研究補助，但心裡有自大、心虛、及不配得，當天下午就被詐騙了！

我覺察「自己被詐騙＝不能（想）看見真相」！是否是我不能接受真實自己的我？是我自我欺騙、假裝善良，才吸引別人假裝善良也來欺騙我？又是否我自己覺得不配得，所以宇宙就呼應拿走？但我還是很難接受，對於吸引力法則（自己的吸引及創造）的說法感到憤怒，覺得自己沒有做錯很壞的事，為何還會吸引詐騙來「懲罰」我？直到現在還是不太能接受是自己吸引了這樣的事件！

采榛老師回覆：

剛好昨天在課中分享道【業果法則】：我們身處這個物質世界就會有時間性，在無明中的積累所導致的外境都需要時間，舉例我們如果今天發現得癌，不會只是前一晚前一週或前一個月的不健康作息導致的。

而妳前面分享自己各種小我的糾結心思，彷彿都能和詐騙事件的對應，這沒有錯，因為我們覺察到的是【自己一致的慣性】，我們在詐騙事件前就經常在騙別人與騙自己，但這只是一個

【因為覺察才被對比到的事實】，不是一個【被指出的錯誤】，不是因此就代表，【因為我覺察到前者：我糾結的心思對人對己不真誠形同欺騙／不敢承接擁有＝我有錯】，於是【我發生了後者：被人詐騙＝有錯的我被懲罰了！】

今天被詐騙的種子之所以發芽，是我們到底在「過去」澆灌了多少無明的水？這是我們不可能「知」的！

妳上半部的分享是「已知」的「覺察到的慣性部分」，但是「已知的覺察VS.未知的無明」仍無法比擬，就像我「現在懂得覺察」，於是「開始發現」自己「過去」多麼「殘害自己健康」，但是我「數不清的過去」所做的「不健康的行為」到底多久了？

我就算「現在發現自己的慣性」，那也只是一個「可知的部分」，而我從「現在改變習慣」，也不代表「癌的業果」就不會發生？

我現在的【知（有限已知對自己造成的殘害）】與【行（我開始改變自己）】，和我在【不可數的過往無明】中的【行（超越我能朔及的殘害時間）】，兩者是不可比擬的！

但是並不代表我的覺察與改變就無用，正因為覺察，我們對「得癌事件」會有更多正確認知及自我負責，也因為改變，我在「得癌過後」會有意識的停止讓自己生病的行為！

以上加總，那我們仍然是在「改變業果」的路上！

回到妳的部分，讓妳感到生氣的不是吸引力法則的概念，也不真的是詐騙事件，是在前面所分享的覺察中，妳不小心認為【這樣的自己是有錯的】，於是當妳對比【前面的覺察VS.後面的詐騙事件】，發現兩者似乎都是相同的內在狀態時，就自動陷入「我被懲罰了」的感受中，於是既恐懼又氣餒（我果然錯了），又抗拒又不服（我何罪之有？我又罪不致此）。

妳卡住的是不小心會用自己【已知可數的覺察時刻】，和【不可和不可數的自我無明】相比，才會有【我已經知道這怎麼一回事了，所以事情不該是這樣】，那就會有【難道是我「知」（覺察）得還不夠？果然我還是「有錯」的】，是我們無法輕易面對「原來不可知」的廣大生命，同時對傲慢的相信「我可以知曉」的自己深感挫敗，於是對自己生氣，也對原來不可知的生命生氣，都是來自底下同樣的恐懼與罪疚。

我們能做的是好好陪伴所有已知曉的感受，同時承認不可知的部分，業果都在這知與不知之間被改變！

新生提問：

我透過覺察，確實發現自己複製了母親的人生，但我有疑問：就算知道自己複製了母親或父親，然後呢？就像我皮膚病的問題一直無法解決，如果這是我五十年的來烙印，那實在很難改變！所以我的皮膚就一輩子這樣了嗎？而且當我作身體覺察後，身體的療癒反應一直出現，我怎麼承受得了啊！我好多無聊愚蠢的擔心啊！……

采榛老師回覆：

我們所進行的「身體覺察／父母關係模式覺察」，重點並「不在身體也不在父母」，而是「覺察」本身。

身體覺察與父母關係模式，只是為了鍛鍊覺察能力的（最佳）途徑，「覺察」是為了讓我們釐清各種人生受困模式的真實根源，我們是必須親自證實外境確實（只）與我們有關，我們才有所謂「自我負責的意願」，也才能在「對的方向」去「改變自己」，而透過覺察所實證的了悟而產生的「改變」，將不再是【用意志力去改外境】，而是會轉向內在的轉變，因為所有外在的人生困境，都只和我們內在凍結有關。

內在凍結同時是卡住的信念、低迷的意識，它們是一體的，顯化了我們人生（受困）的實相，而內在凍結最直接的化解途徑便是父母關係，所以我們需要進行父母關係的覺察，初步也需要持續的對比「我與父母之間的重複程度」，為的就是讓我們「開始」驗證「我是如何以內在凍結創造了外境」這回事兒。

以上還僅是初步的覺察層次，因為我們也許（其實是肯定）無法一開始就真心理解並接受【內在顯化外相】、【一切與我有關】（這很正常），但透過自己親自落實的覺察而對比到的吻合處都是「實證」（證據），不過我們就算實證了，也絕不代表因此信服、不抗拒，還能欣然負責並馬上就能知道如何改變，因此覺察需要持續，因為每一次的實證，都只會讓我們再一次讓將注意力與行動力被正確的被帶回到自己，而非如過往那般【只能陷入不明所以】的人生困境中，還【拼了老命持續朝著錯誤的方向努力】，導致無邊無際的受苦感。

我想舉例「苦海無涯」，指眾生拼了命的往苦海游，而不知「回頭」便「是岸」（無明），以上就是我們在「沒有覺察能力」時的樣子。

【拼了命的往苦海游】，甚至還會出現【為了要尋求解脫、更加使盡的往苦海游】的情形，而覺察是讓我們先能看見自己在苦海中，逐漸證實我們過去認知並且努力的方向無用，我們才會開始有那麼一絲絲的意願嘗試回頭，但是不見得我們會就此放棄苦海，畢竟要我們承認【自己過去努力游了大半輩子】的方向【竟才是我受苦的原因】實在太挑戰自己！

所以覺察需要持續不墜，我們才能不斷證實自己過去所堅持的【真的才是苦海】，我們也才會逐漸在「心不甘情不願」中「愈來愈能嘗試回頭」（這時還僅僅是嘗試）。

再繼續持續不墜的覺察，我們會更進一步明晰「我們不是被人推下海的」、「是我們是自己下水的」，這時我們就會開始不斷經驗到「回頭是岸」。

而要歷經以上過程，真的是需要不斷實踐覺察的練習，因為我們業力與習性（堅守苦海的因子），並非我們所能想的那般【數週、數月、數年】就可突破並翻轉，我們還很可能會在當中，持續受到【苦海因子的驅動】：時而回頭靠岸、時而覆返苦海。

然而一切因果都為己所造，我們既然可從以前【堅守苦海之後】，到開始能夠【時而向岸回頭】，這就已是【消除業力、改變習性】的「最佳證明」，所以「持續不墜傻傻的做」真不是一句口號，它是我們【是否願意真正上岸】的內在提醒，最終我們的願力會大於業力，沒有一個業種是不能透過「真正的自我負責」而消融，以上是我回覆妳第一個提問。

「那，知道這些，然後呢？」

【然後呢】就是如果我們願意繼續（哪怕帶著不信不服也無妨）落實覺察（身體／父母），之後就會親自經歷以上所說的那些過程：「開始從苦海回頭靠岸」。

接下來回應妳最後提問的皮膚問題，首先這些皮膚狀況，是早在妳接觸覺察前，就已存在多時並讓妳感覺困擾（也早已承受不了）的身體訊號了，它並非在妳落實覺察之後【才忽然變成讓妳承受不了】的情況的，而這也是為何我們為何從身體覺察切入？

所有身體訊號都其來有自，反映出我們命運模式的成分（內在凍結），就如妳目前已知的【皮膚問題對應何種內在及命運模式】（但是那些「已知的部分」其實也只是冰山一角），當我們對身體訊息一無所知、毫不理解，我們就只會【讓內在凍結】持續去【創造讓我們受困的外境】。

例如怎麼治都治不好的皮膚問題，或有些人怎麼填也填不滿的金錢問題，或是怎麼換人也解決不了的關係問題，而這其實就是我上面舉例的【為了解脫卻拼命往苦海游】、【不知回頭才是靠岸】。

回到皮膚問題，從妳目前為止的分享與對皮膚狀態的覺察，妳已開始有一點點發現【皮膚之於妳的內在與命運】之間的關聯，而這就是我們警醒自己【原來過去一直努力游向苦海】的第一步，於是妳最後問到：「那皮膚的問題一直無法解決，就像我五十年的烙印實在很難改變，那皮膚一輩子就要這樣了嗎？」

假如我目前為止所分享的覺察概念還算「尚可接受」，那「也許」可以進一步的嘗試理解【外在皮膚不是問題】，真正導致外在皮膚問題的是【內在凍結】，而導致皮膚問題的背後，那烙印五十年的內在凍結，當然不會在幾週幾月就徹底消除，如我上面的分享：「我們業力與習性（堅守苦海的因子）並非我們所能想的那般【數週、數月、數年】就可突破並翻轉，我們還很可能會在當中持續受到【苦海因子的驅動】：時而回頭靠岸、時而覆返苦海」。

但也正如我上面的分享：「然而一切因與果只為我們自己所造，我們既然可從以前【從來不曾想過回頭是岸】（堅守苦海），到開始能夠『時而回頭』，這已是消除業力、改變習性的『最佳證明』，最終我們的願力會大於業力，沒有任何一個業種是不能透過『真正的自我負責』而消融」。

而我們要如何從【前者】來到【後者】？就是我在中間的分享：「持續不墜傻傻的做，這是我們【是否願意真正上岸】的內在提醒！」

學員回覆：

謝謝同學的分享和老師清晰的回覆！

好共振我的狀態，很感恩。

近日公司狀況不斷，我開始懷疑自己：「都有身心覺察、也保持覺知在過日子，要我如何承認這些還是我創造的實相？」

但采榛老師的回覆，讓我的心被安定了……，是我落入了用自己【已知可數的覺察時刻】和【不可和不可數的自我無明】在相比，這是一種傲慢！

在我有限的覺察時間，我如何跟過去三十多年的無明相比？

在過去無數個日子裡，在家庭、感情、婚姻、工作裡，我不斷在證明自己，扛下大大小小得責任，不扛還會感到內疚，我很努力得想要證明自我價值=持續複製得無價值感。

我「過去」澆灌了多少無明的水？我「現在」只是得到了這些果實。

那一刻我就承認：「是的！一切是我創造的。」

今天一早老闆來電，雙倍的工作量，我在繁瑣的工作裡，還能保持平靜和微笑，我的內在有一股平安……，感謝「覺察VS.業果法則」，讓我正開始懷疑自己的時候，猶如一顆定心丸！

我在面對外境時有一種「我承認、我甘願」，我願意臣服在無數個無明果中去陪伴自己！

（更多業力印記的覺察療癒轉化真實分享，請上學院官網點入「學員分享」。）

五 身體皮膚覺察

學員分享：

我從小就對陽光過敏，四肢關節處和脖子後方總是長滿發癢的疹子，嚴重時會出現濕疹水泡，其實我「內在的邊界問題」才是導致皮膚發炎的主因！現在的皮膚狀況已經改善許多，但情緒卻加倍浮現，不得不承認伴侶真的就是顯化的內在小孩！過去伴侶敏感易怒的樣貌，就是我壓抑切割的自己，我為了保護自己必須徹底防禦，這樣的恐懼導致神經緊繃、情緒隨時處在炸裂邊緣，我突然可以理解老公抓狂時的狀態！讓我更徹底的經驗過去從未正視的恐懼、感受世界的危險、緊繃的防禦與被侵犯的憤怒！過去所有壓抑、抗拒的憤怒只是透過皮膚發炎在提醒我去聆聽與釋放！

＊我的身體覺察

【第五脈輪】脖子的疹子→憤怒／固執／吞忍→由第三脈輪承接

【第四脈輪】手指的濕疹水泡(左手較嚴重→抓取依賴／恐懼

【第四脈輪】手軸的疹子→憤怒／防衛攻擊

【第四脈輪】前胸上背疹子→憤怒／自卑挑惕／背負罪咎

【第四脈輪】淋巴系統→皮膚（全身性／排毒系統／對應第三脈輪）

【第三脈輪】大量出汗↓恐懼／錯誤看待情緒↓無法消化

＊左↓胃脾胰失衡／消化系統不良／外層肌肉疲軟水拋／皮膚因滯水發炎／行動力弱。

＊右↓肝膽失衡／排毒功能不良／內層肌肉緊繃僵硬／皮膚因火氣發炎／行動急躁。

＊我從小習慣配合父母，聽從他們的支配，逐漸成為不懂拒絕、害怕衝突、經常違背自我心意被他人主導而不自覺。婚後進入家庭，更是徹底失去自我，為了伴侶和孩子而活。對外生存模式雖然是「人我邊界」模糊、易受他人侵略，但內在情感的「人我邊界」卻是明確疏離的，凍結真正的情感流動，甚至否定他人。身體真實展現內在狀態，皮膚所有的症狀疾病都來自「內在的過度防禦」，和皮膚本身無關，真正恐懼的是「不夠好的自己，會被這個世界拋下！」所有對自己的挑惕嫌棄、害怕被發現不夠好、悄悄的保持著距離，這一切都只是為了能夠被愛，殊不知早已完整呈現在皮膚狀態上了！我意識到自己過去沒脾氣、粗神經、認為世界是良善的想法，只是用來保護和說服充滿恐懼的自己，身心覺察給予我直面真相的勇氣、允許真正的感受發生！皮膚問題的改善，真的只是內在平安提昇的附加產物而已！

采榛老師回覆：

妳分享的這些部分還有一個轉變，是妳的太陽神經叢比從前都明顯有力、敢於表達、敢於發怒、敢於面對（即便衝突）而不再（更少）以各種逾迴去自我欺騙，有時這在表相會彷彿是從舊有失衡（軟／吞／受害）到新的失衡（硬／強／加害），但這絕對是個回到中間平衡的過程（忘記為何這是平衡的夥伴請回找群組紀錄來重溫），當妳的情緒（第三脈輪）表達（第五脈輪）方式開始轉變，行動力（第一脈輪）也勢必不同以往（會多了精準／效率），而妳分享中說道：一度誤解墨泥是導致發炎的原因：墨泥真是恰恰幫助我們排炎（體內發炎＝情緒怒火＝深層恐懼＝自我毀滅）的好夥伴！這些顯著排出的好轉反應都會有相應的轉化：妳的皮膚之後只會更穩定，對陽光過敏絕不是陽光問題，是我們內在有個【極度不願見光＝絕不能被發現的自己】所產生的外在對抗，這點對任何皮膚敏感（包括易曬傷的人）都一樣、只是投射物不同，是藉由「皮膚（邊界）問題」掩飾不願被發現的自己（羞愧感↓假面底下的自己），於是妳內在【需遮掩的自己】只會更少（羞愧感消融↓假面消除↓與人互動更自在（不再因害怕而顧慮過多導致必須疏離否則難以維持關係），肝膽功能（第三脈輪）也會比以前提升、帶動腎上腺（將帶動第一脈輪的平衡）及淋巴系統的運作（情緒更不易堆積），所以墨泥是恰恰幫助我們排炎的好夥伴～（還請重溫墨泥的個人介紹），以上說到的部分也請妳繼續關注是否發生？到時再與我們分享！

學員分享：

今天老師再次點出我的皮膚問題與人我界線有很大關係，在這之前我一直不願意認真去釐清背後的真相，怎麼可能？我那麼渴望被愛渴望被擁抱，怎會以皮膚受苦為由切斷與人親近的機會！

後來我又問了兩個問題：是對於「修行」二字的潛意識抗拒，第二個問題是：關於身體覺察的步驟與方式。老師回應我：『這都與第五脈輪有關─不願臣服、堅守原則，及第三脈輪有關：戰與逃，與全世界對抗。』當晚我在覺察時，觸摸第二脈輪感受到對父母的憤怒，那個得不到愛、想以自殺消失來懲罰父母的小孩被我記起了，那個老是被同學遺忘、很怕不被喜歡的自己出現了，那個「孤兒」想回家，踏進家門迎來的卻是母親的瞪眼：「叫妳不要回來還要回來。」……，那個受傷的印記浮出，這些記憶擰成歲月的皺摺，即使壓深了很難看見，還是在。我的自信勇敢樂觀不是天生的，童年的傷如玻璃碎片扎入靈魂底，原來我以為堅強了，其實傷疤仍頑固地不斷撕裂，如我此刻皮膚的皺褶：時不時便加深而撕裂流湯流血，所以我拼了命抓住記憶底層的憎恨嫉妒不平委屈，與全世界對抗，而其實那個全世界就是自己，我對抗自己、必須靠自己站立，逃避與人相爭的沒原則，對抗所有的權威……，都是在對抗來自父母的忽略、遺棄、不公平，我的生存恐懼怕不被愛怕被遺棄烙印入深深的潛意識，爆發在我的子宮、我的皮膚上，我這真正才意識到我的下腹部和脖子是發炎最嚴重的區塊。

於是，打從心裡臣服，好好碰觸自己的身體，在碰觸間聆聽她的話語，當晚幾乎很難入睡，脖子發炎加劇，雖然輾轉不能眠到想哭，醒來卻感覺到一股螺旋向上的信心，然後一整天雖然忙碌，但都能細微的感覺脖子的皺褶傷痕正一點點的撫平改善。

助教老師回覆：

親愛的，讀著妳的分享，那個孤單、悲傷、心痛的小孩躍然紙上，彷彿孤零零的小小孩就站在我的眼前，牽動著我的心共振了我內在小孩的那份共有的孤單、悲傷與心痛。如妳所說「這些記憶擰成歲月的皺摺，即使壓深了很難看見，還是在。」這些受傷的情緒感受在沒有被妳一一的釋放消融之前，它們真的就會像如影隨形的鬼魅魍魎，讓妳在往後的日子不斷不斷的反覆重溫當時受傷的情緒感受，直到妳受夠了，願意面對這個受傷，療癒這個受傷，然後看清受傷背後關於自己的真相！就像妳說到「怎麼可能？！我那麼渴望被愛、渴望被擁抱，怎會以皮膚受苦為由切斷與人親近的機會！」以往當我們看不到潛意識的真正想法時，我們不可能從錯誤的方向去找到真正的解答，永遠只能緣木求魚、飲鴆止渴，但現在妳願意去釐清之後，才能看到表面上妳渴求被愛，但潛意識裡妳完全不相信自己值得被愛，不相信自己可以得到愛，即使愛已降臨也會被妳親手推開，或是以為已經緊抓了，幸福仍會像流沙般從指縫不斷流失，當我們沒有愛自己的能力時，所有的愛裡面都沒有愛，只有「求生存」的相愛相殺！所以我真的很為妳高興，因為妳的勇敢與堅持，這段時間持續不墜傻傻地做，那個被妳遺忘、拋棄的小小孩才能慢慢的被妳憶起，才有機會被妳認領回來，看到妳最後寫道「會越來越好的生命」非常的感動！是的，我們會明瞭真的不需要再拚死拚活的與這個世界對抗，與自己對抗；不需要再拚死拚活向這個世界證明、向別人證明、向自己證明：我夠好、夠優秀，所以值得被愛。

而關於「修行」，我有一些想法與妳分享，當我在剛學習身體覺察時，我只覺得怎麼有這麼棒，這麼輕鬆的療癒方法，原來我只要學會「愛自己」就好了！我開始透過接觸身體，讓所有被我冰封凍結的身體烙印隨著情緒釋放予以消融，我再也不需要永遠都表現「完美」，我可以笨拙、可以忌妒、可以自私、可以任性、可以情緒化……可以是任何的樣子，而無論我是什麼樣子，我都願意去看見、願意去接納，願意去愛，那個透過身體覺察後，每個接納、陪伴自己的時刻，真的就是一一撿拾回以往因為兒時創傷被切割的靈魂碎片、愛自己的過程。當對自己愛的能力增加了，我便能拿回屬於自己的力量，減少向外投射一切回到自己，因為自己才是一切問題的答案！我沒有想過修行，但透過腳踏實地的覺察，利用每個關係裡，去看見原來我是因為什麼失衡的信念系統去創造出讓我不斷受苦的生命情節，於是我開始有了改變宿命的能力，當無明越來越少，原本我們就擁有的智慧必定會像撥雲見日般自然浮現引領我們。當我們越來越能愛自己，不再時時刻刻求生存需要不斷證明自己時，我們必定能夠越來越喜悅平安，無入而不自得，然後我才了悟：啊！原來覺察療癒不只是療癒，還是一種修行，一段找回真正的自己，那個圓滿自性的自己的靈魂之旅！

雖然我們外在的故事不同，但我們內在小孩的受傷感都是一樣的，謝謝妳的分享，透過回應妳時，我好像又療癒了自己一回！

妳真的不孤單，我們一起繼續努力傻傻地做，我們真的值得這樣的一份無缺的愛，而當我們持續不墜做下去會慢慢的發現，不但我們每個人都擁有這樣的一份愛，而且這份愛從未離開！。

同一位學員的回覆：

謝謝助教老師文字裡滿溢的愛。

在讀妳的文字時，突然電光石閃頓悟到我的皮膚問題不只是斷開跟人的界線，更大的是基於生存的恐懼和捍衛自卑自虐的信念——認為自己不值得被愛不值得被關注，怎麼可能會有人愛我！

因此總在我重要的日子，必須面對眾人演講、面對很多很多人時讓自己變得醜陋——然後讀到妳這段文字：「表面上妳渴求被愛，但潛意識裡妳完全不相信自己值得被愛，不相信自己可以得到愛，即使愛已降臨也會被妳親手推開，或是以為已經緊抓了，幸福仍會像流沙般從指縫不斷流失！當我們沒有愛自己的能力時，所有的愛裡面都沒有愛，只有『求生存』的相愛相殺。」

我受到強烈的共振，我渴望也相信妳所說：「我們真的不需要再拚死拚活的與這個世界對抗，與自己對抗；不需要再拚死拚活向這個世界證明、向別人證明、向自己證明：我夠好、夠優秀，所以值得被愛！」謝謝也愛妳。

學員分享：

老師在課程中提到「皮膚」時我都特別有感，從小到大我皮膚都不好，可說是「天生」皮膚問題很多：頭皮(頭皮屑、毛囊炎)、臉(汗斑、痘痘)、身體(汗斑、汗疹、乾癬、玫瑰糠疹)。大多醫生給我的答案都是：「做好清潔」、「少曬太陽」、「壓力太大」、「飲食習慣」等等…但當我調整醫生說的事項，有部分改善，但部分症狀仍反覆，然後一切就被歸類為「免疫力失調」！約莫十五多年來，嘴破與皮膚問題一直都困擾著我，只要口腔裡有一個小洞就會惡化成直徑0.4~0.6公分的大傷口，不管是臉頰或舌頭，補充B群、維生素C，都不見改善，漸漸我覺得只要口腔有傷口破很大的洞都是正常的有時還會同時間三四個，復原至少要兩到三週……。困擾我的皮膚問題則是玫瑰糠疹！五年來反覆在我身體的左右側輪流長，從肩下延伸至大腿，而玫瑰糠疹是會擴散的，從一個紅點變一片，發作一次就是一個月，所以一直感覺沒有好過！

而自從學習身心覺察後，將近一年多的時間我都有皮膚及口腔的好轉反應，經歷過看起來怎樣都不會好的時期，我哭了很多次。這時要分享我的上課筆記：『「身體症狀」通常是當垃圾桶已滿溢、流瀉而出的狀態，「好轉反應」則是我們透過的身心連結、「主動清理」出「本就存在的垃圾」，並化解「製造垃圾的根源」。二者最好辯識的點是：前者是在沒有覺知（無明）下產生的單純結果，過程及中及過後都不會有正向的身心改變。後者則是身心連結後、所有精微能量體啟動，不同好轉反應的部位所代表的內在狀態也將明顯的改變，思言行將在過程中及過後有正向的轉化。』

這一年來我對身體訊號的敏銳度大大提升，從以前隱忍不敢直說到很敢開口直言，與人的互動也能發自內心的自在（人我邊界平衡），身體的療癒是我的口腔不再持續破口！玫瑰糠疹也沒再復發！這讓我很是驚喜！體會到「印記真實存在」但「終有一天會完全消融」。

今天下班後順道去找媽媽，她突然說：「我懷妳的時候，和妳阿公阿嬤住一起，也是一直嘴破。」，就那一瞬間有了串連！我的母親活得很認命、韌性、吞忍、委屈求全的生活，面對丈夫的暴力自私與生活的不公平也是如此；漸漸得我也完全複製了媽媽的思維，雖然故事不同，卻在我的生活及婚姻複製貼上。當媽媽說懷我的時候也一直嘴破，我意識到身體的記憶和慣性在母胎就已貼進我的身體；同時也明白了身體覺察在清理的印記是這麼的深層，讓我驚訝不已。所以我跟媽媽都會嘴破、胃（左邊=陰性）也不太好！

再次分享老師的上課筆記：

『從第五脈輪「表達／吞忍」的情緒感受，是由第三脈輪「輸出／承接」，每一個沒被自己正確表達的情緒，都會經由第五脈輪吞入（哽咽）、使第三脈輪承載所有【肝、膽、胃、脾、胰、腸】的症狀，全是來自我們錯誤對待（否定／吞忍／忽略）的情緒、使身體必須幫助承接這些「額外的工作」』

『我們每個人的基因都紀錄著家族歷史的所有印記，當家族中某個【負面慣性】（創傷信念／內在孩子的痛苦）代代相傳的【創傷信念】（內在孩子）所形塑的【思考迴路／情緒反應／人格特質】，因此一直真正被遺傳的不是疾病，而是那份被世代疊加傳承的傷痛。』

近期我右手臂又有三到四處乾癬，左右大腿外側有多處乾癬，我覺察到淋巴系統（肝膽／走全身）輸送垃圾堵塞—垃圾滿到皮膚—〉透過發炎或過敏清除垃圾，肝膽解毒功能失衡，承接過多傷痛而形成，毒素循環到淋巴，炎症：怒火。我發現近期皮膚狀況是對現在的自己憤怒，憤怒對任何事明知故犯的自己…憤怒依舊防禦著（不信任）世界的自己…憤怒想跨出（大腿／行動）卻還在原地的自己…而身體也就給我來真的，非常誠實！（135脈輪失衡）每一次從身體覺察進入，看似觸及的點相同，但每次的看見又是另一深度的照見，若非重複的複習還有老師群組的帶領陪伴，要吸收內化身心覺察的內涵確實很不容易！我現在都還會針對現況再去翻老師寫過的文章及回覆，而每一次重新看一次，都會發現自己可以理解的層次又有一些的不同！如老師說過：「身體覺察的精髓真的非常精深，它超越所有能被言說的理論與知識，即便在課中多麼鉅細靡遺的分享，仍然只是冰山一角！」，我們唯有「持續不墜，傻傻得做」，當回過頭去看，真會發現自己真的慢慢再重新創造出新的自己！

（更多身心覺察療癒的轉化真實分享，請上學院官網點入「學員分享」。）

六 靈性意識覺察

學員分享：

老師在課中特別把人性VS.靈性用遊戲規則來釐清，讓我很是受用也感觸很深，一開始真的覺得「轉化」應該是：我不會生氣了、應該不會難過了、應該就能包容所有了、應該就不會有嫉妒……等等（成仙成佛的概念），完全急於想切割人性本有的狀態，然後當有人性邪惡面產生時就會開始批判自己，所以很感謝老師總是不厭其煩的提醒再提醒。課程中我有做了微分享，內容是說最近去參加偏「靈性」的課程，連接光和愛那種，但過程中我深深體會老師說「階梯式學習」的重要：真的不可略過身體覺察！因為在未對身體保持覺知，卻不斷想提升「靈性」意識，去探索神啊、愛啊、前世啊……，最後真的會落入一種虛無飄渺的狀態中（踩不到地的飄著，有點危險），而在一同學習靈性課程的同學身上，更讓我明白且親眼看見「身體不改變，命運不會變」的實例（不是批評，而是一種感受）。比如：花了很多學費，但卻控制不了身體的慣性，或是不了解自己是過度理性的特質，一邊學習一邊懷疑自己、懷疑課程，或是學習靈性很多年，但在關係、金錢上仍無法轉化……等等。所以我很感恩老師，並感到幸運，因老師過去的經歷，並將自身經驗透過課程教導於我的是「落地實修」的重要，這幫助我在學習靈性的道路上能更穩定且踏實（少走很多冤枉路）。

采榛老師回覆：

妳也是很示現【傻傻的做】的人兒，並且妳屬於心思細膩的特質，這個特質幫助我們的感知敏銳，但有時也容易帶來糾結的小劇場，然而妳對練習身體覺察的對應是很用功的，這點為妳大大創造了內在空間，於是妳保有了原有的敏銳特質，同時也多了【觀】的能力，又因妳不斷回到身心對應的連結，妳能巧妙的利用【原有的敏銳】，來去【觀：糾結的小劇場】，從前看似「兩面刃」的特質開始成為單純的助力，也大大加深妳對【身心、關係、信念、命運】之間的串聯，同步顯現在妳的工作、金錢、伴侶、家庭關係中，而這一切是怎麼發生的呢？

就如1.同學的分享：「我就只是這樣做，沒想到真的如此簡單，身體覺察的品質就彰顯在所有關係中」，真的【不過如此】，而它也【並非如此】，我在複訓中有提到：身體覺察是簡單卻極為不易的，它不易在有時我們會【以為它就只有這樣】，然後又【以為自己知道它是怎麼一回事了】，於是就【怠於持續】（不屑進行），又或是不小心將它想得太複雜，認為它【不該只有這樣】，於是就【添加一些自己認為「應該要如此」的方式】，但這只是在滿足我們對覺察／療癒的想像，並非與身體連結，所以當沒有相對的進展，我們就會【懷疑自己／懷疑方法】，然後開始「做做停停」或「索性不做」。

以上是較多人會發生的二大狀態，都只是我們【不夠傻的去做】而已，所以我前面在1同學的回覆中有提到：「無論你認為自己的慣性有多強、頭腦有多愛打自己，回到身體覺察就對了，才有機會從中逐漸不受長期與你不可分割的頭腦掌控，並且不必現在就要自己以【何種品質或狀態】去進行，帶著吵雜頭腦去做也可以，帶著目的去做也行，別著急改變出發點，【先出發就對了】！

學員分享：

今日複訓老師花了很多時間說明了遊戲規則，釐清人性與靈性，也說到了我們在做身體覺察容易陷入的誤區，人有的性慾、食慾、情緒（邪惡、恐懼、大愛……等等），都是人人都有的，但我們有時會落入自我批判，以自我覺察之名，行批判之實，老師提出的這一點，也是在課程結束後的我們即將進入將覺察落實在生活的一個大重點提醒。身心靈是需要階梯性學習，靈性的學習跟提升講求心法，但要達到這個境界必須要有工法，身體覺察就是我們可以用的工法，唯有透過身體覺察，才能連結身體，看見真相，經驗療癒轉化，能用不同的眼光去重新看待小我，小我渴求著愛，但實際沒有愛，是一種分裂的狀態，小我是人性，我們不能與小我切割，因為身體就是人性。在今天的複訓中，同學的分享讓我再度更強烈感受到第三脈輪潛意識的「戰與逃」，對於我們抗拒的課題，頭腦真的不想我們去面對，用盡方法讓我們不靠近身體，這一點我在第一堂父母關係的療癒已經見識到了，同學有分享到自己觸摸身體時的狀態，我也想到曾經我超討厭的身體部位：腳趾、肚子、胸部……等。課中老師再度提醒：我們所嫌棄的身體部位，也會把自己的嫌棄感帶回到所有關係之中！確實是呀……要喜歡全部的自己不是一時半刻，但是不管遇到多想放棄跟逃跑，就再次想想自己當成要來上課的初心，不用去買單別人的觀點跟實證，而是透過落實踏實生活、自己親手去實證它。人有這副肉體，肉體就是人性，不論修行多久，回到自己的身體覺察，允許恐懼存在，徹底成為那個恐懼，最後會發現我們不是恐懼了，傻傻落實就是我愛自己的方法，謝謝老師跟同學們！

采榛老師回覆：

看到妳以自身的覺察經驗回應同學，當中說到：妳曾經對身體的分別心、嫌惡感，到如今因為了解，於是能是喜悅甚至帶著期待去直觸曾經厭惡的身體部位，情緒感受也在當中更多的流動，並同步顯現在伴侶、親子、與父母的互動中，這是為何妳的分享或有時給出同學的回應，讓人感覺彷彿是練習覺察已久的夥伴一般。正是這份【傻傻的做】的品質，我們愈敢【傻】（大智若愚），一切的改變只會更迅速、更水到渠成，但這點是無法掌控的，我們習慣頭腦分析質疑的人、仍舊是如此，即使我們今天看到一個人活出【傻傻的做】的品質，而見證了對方【大智若愚】的收穫，我們就算也想如此，但慣性就是慣性，這時我們可能會責備自己「做不到如此」，我在這裡再次提醒各位：無論你認為自己的慣性有多強、頭腦有多愛打自己，回到身體覺察就對了！我們才有機會從中逐漸不受長期不可分割的頭腦掌控，並且不必現在就要自己以【何種品質或狀態】去進行，你帶著吵雜頭腦去做也可以、帶著目的去做也行，別著急改變出發點，你【先出發就對了】，這點至關重要：「做，就對了」，其他的品質會在你腳踏實地的【做】中自然發生！

學員分享：

我再次對於「人性&靈性」有更深一層的明白，再次將自己的覺知打開，提醒自己避免陷入「想滅人性」的陷阱，有肉體就有人性，有人性就有欲望，無論是渴望愛情、渴望金錢、渴望成功等，人性（小我）永遠沒辦法被滿足（無底洞），勢必會再從不同時刻經驗到分裂、優劣、好惡、比較／競爭、情緒起伏，然而為了不陷入人性中去創造無明的受苦，必須將陷入小我的低頻意識提升，創造內在空間去認清遊戲規則，身為人性就有著上述的慾望，當今刻欲望燃起，我們可能因有著覺察底蘊，而浮現「我怎麼又開始向外求了？」的疑問，當疑問升起，在不清楚人性的遊戲規則時，可能就會打著「覺察」名義，回過頭來批判自己到底是哪裡有問題的輪迴。老師舉例生活化的例子非常共振：身為人性的我們就是認為排泄物是髒的（有細菌），不會因為再怎麼轉化，就認為自己應該換個視角看待排泄物，還有坦然承認金錢、愛，這些生存條件等都很重要，如老師所說，我仍會經驗到「人性」的部分，甚至有時會再回來自我批判、生吞活剝自己，但有覺知後，是能看見每一次興起的渴望並去陪伴、經驗這個渴望（需求），也會更安心做出相對應的行動。

老師也提問：「是否相信是神創造了一切？若相信，那為什麼神要創造一切來讓我們學習（受苦）？」，這些問題在某些有關靈性或宗教的書籍應該都能找到答案，但並不見得是我們真正的經驗，當不是我們親身經驗時，就易造成潛意識的混淆，非關親身經驗的事情，其實都可以坦然承認「一無所知」！

學員分享：

這次培訓課程最大的收穫，是挖起更多以往不敢直面、視而不見的情緒感受&創傷，有好多好多的恐懼的、憤怒的、失落的、迷惘的、矛盾的都一直在浮現，彷彿經驗到更深層的內在小孩快要現出原型了，而我也才就此發現，原來真實的我是什麼樣子，愈來愈有感知「自己正在成為自己的內在父母」。

【與原生家庭的關係】，不再想去扛不屬於自己的責任，逐步建立自己與家人的關係邊界。能夠有自然的流動就讓它流動，還沒有辦法流動的也不批判自己，承認當下自己只能那樣，【與自己的關係】，更敢面對自己：看見自己的不同面向時，不論有多壞都不先行壓抑。

更敢表達：有想說的話就練習說，即使還是擔心表達不夠好、擔心別人會如何看待自己，都不要緊，更慢地去生活與留意生活並心存感激，可以專注到某些事情的發生，很共時地被顯化出來（或自動產生連結而興起感恩），更豐盛對待自己：本期花晶用完的速度比以往快許多，但非濫用。

【外在的關係】，在人際關係中更敞開自己，這個部分也因著群組的交流，讓自己可以把回應分享文（與人互動）的品質，帶到現實的人際關係中，更專注於當下的連結、共感他人的情緒、聆聽接納給建議，真心接納不同樣子的人、不同版本的人生，看見自己已可以在看待朋友做的選擇時，不會用自己的主觀意識與批判干擾太多，不再會自以為是瞧不起低頻的人，無論朋友的好與壞，都可以接納他們，透過在不同意識層次下一次次複訓與學習，現在的自己慢慢能不局限在知識概念資料庫中，而更多地去親身體悟身體覺察的本質，覺察是看見自己的真相，但光是

「真相」就有許多不同的版本，唯有透過身體才能觸碰到最真的「真相」，而療癒，就是陪伴，不逃避也不抗拒當下心中所浮現的，去經驗與成為便是療癒。

我很感謝采榛老師還有郁雯助教的引導、付出還有關愛，自己在學習身心覺察的步調比較慢，剛開始在學習時還能鞭策自己固定頻率寫覺察文，但到後來可能因身體疲倦、外務繁忙、情緒綑綁、卡住無明等，有太多外在事件可以阻礙自己，於是學習、做身體覺察的步調&品質就愈拖愈慢，但就是每每被卡住時，總會共時收到郁雯助教的關心，而自己就會再提起勁回到這條路上，一直到現在。

就好像是一台火車，起初緩慢運轉，到現在終於可以穩定行駛，哪怕只是0.001的願心、想搞懂自己的生命的心、不想受苦的心，都有機會撐起往後持續不墜地在這條道路上，並看見更多生命的面貌。

雖然已經自我修行了好幾年，但終於開始有股力量，讓我能接受現實所帶給我的一切，而不是繼續躲在我幻想出來的世界中繼續沉迷了，這幾天讓我真實的體驗到，什麼叫做「親愛的，外面世界沒有別人」。

上週繼續能量交換、深度覺察，陪伴所有我以為會奪我的命的情緒感受，然後就感受一股巨大的羞愧感在第四脈輪，我無法用言語精準的形容，很像打網球，打在牆上，又反射回來，但我已經卻實的體驗到什麼叫做「投射」，所以這幾天跟外境互動時，我可以很快的不陷入故事中，返回陪伴自己的情緒，然後一直練習把專注力放在身體後，我感覺動腦是件很費力的事，可能腦安靜了，我那非常深沉的情緒感受都一個一個浮現出來讓我感受，但這次不一樣的是：以前會覺得「有完沒完啊」！到現在是「感恩讓我有療癒內在的機會」！

我真的非常感謝采榛老師的引導，讓我感覺自己走上身心靈道路那麼久，終於讓我看到一點點成果了。

前幾天跟助教老師分享最近撞來撞去到處瘀青，原來是要讓我看到我一直以來的衝撞，終於讓我破繭而出了，我願意繼續持續不墜，傻傻的做。

采榛老師回覆：

感謝妳精微的覺察分享，每個不贅述的片段都在描述直入核心信念的看見，我分享過：覺察療癒真的不只是平復創傷的方法，是協助我們親自證明「創傷的真相」，並非【我們以為的那樣】，外在的故事情節戲碼，都是幫助我們能利用來看見終極自我的途徑，我們會在意識層次體會到【無傷可傷】的狀態，所以這真是一場根著大地的靈性修行，但不用視它為里程碑，我們只需尊重當下狀態並遵循自己的真實過程，一切都在進行著，我們真是需要經驗內在自我的死亡才能【破（小我／幻象）繭而出】，而它（小我＝頭腦＝人性）不會因此消亡，只要有這副肉身，我們就是身處於它之中。

但這場修行的真正旅程是：【先能理解自我身分的所在：物質次元／大千世界／創傷幻象】，【後能體悟超越身分、自我、物質、幻象的意識本體】，【最終心無罣礙的身處世界、也不屬世界】，隨著這樣的修行旅程（不斷經驗自我的死亡），逐漸釐清物質與靈性的層次，開始不將兩者混為一談，我們可以在心靈意識出世，物質意識也能好好入世生活，這就是「身心靈」

的階梯，也如我們七脈輪在串聯後：頂輪的靈性開展再次連結回第一脈輪的「腳踏實地＝落地修行」。

（更多靈性覺察轉化真實分享，請上學院官網點入「學員分享」。）

附錄

關於作者／趙采榛

《全方位身心覺察自我療癒轉化生命全書》作者
《遇見・轉化生命的澳洲花晶—人人都能成為自己的療癒師》作者
《身心覺察・自我療癒・轉化生命奇蹟卡》作者
《教你用身體算命！成為知命改運的身體算命師》作者
《療癒煉金坊—全方位身心覺察轉化生命療癒師深度培訓學院》創辦人
全方位身心覺察轉化生命療癒師—培訓總導師
澳洲花晶身心能量轉化療癒師—培訓總導師
身心覺察自我療癒轉化生命奇蹟卡牌療癒師—培訓總導師
身體算命轉化療癒師—培訓總導師

已累積上萬次個案療癒經驗
已帶領上千場深度療癒課程
已在台灣/中國/馬來西亞/新加坡/香港/日本等各國華語地區培訓出數千位《全方位身心覺察轉化生命療癒師》

已在台灣/中國/馬來西亞/新加坡/香港/日本等各國華語地區培訓出上千位《澳洲花晶身心覺察能量轉化生命療癒師》

已在國內海外協助無數學員親自解析人生真相、轉化各種生命情境

◎療癒煉金坊學院—源起

煉金術在古代是一門極為精深複雜的化學科學，當中最基本的原理就是「先理解、後分解、再重組精煉」，如此能將一般金屬的物質結構、轉換成極其璀璨耀眼的珍貴黃金。

當初創立療癒煉金坊，是希望有一個公開的平台，讓我能深入淺出分享完整的身心覺察、深度的自我療癒，使更多人認識自己身體的真相，也讓接收到分享的人能放心資訊來源、願意敞開實踐。

十多年的探索之旅，讓我對身心覺察有著極深刻的體會，印證每個身體部位所對應的心靈訊息，利用身體釋放潛意識印記，讓物質命運產生實際的改變，實證「身體是所有覺察療癒的入口」、「身體就是看得著摸得著的潛意識/內在小孩/命運模式」、「身體不改變，命運不會變」。

這份真實穿越的點滴，使我幫助自己扭轉了原有的宿命，以此經驗設計出完整的身心覺察教學系統，打造出以身體為基石的療癒轉化路徑。

療癒煉金坊從一個分享覺察療癒的平台，成為開辦療癒師培訓課程，協助人們自我培訓成為

「全方位身心覺察轉化生命療癒師」、「澳洲花晶身心靈能量轉化療癒師」的專業培訓學院。提供完整的身心覺察療癒教學、正知正見的澳洲花晶能量教學，讓每人都從身體覺察整合身心靈、成為自己最好的療癒師。

這是當年取名療癒煉金坊的初心，從身體覺察改寫命運的意識轉化可如科學一般放諸四海皆準，讓人人都能體驗重組精煉內在心靈與意識揚昇的轉化之旅，經得起所有願意真心實踐的人們親身實證。

療癒煉金坊—全方位身心覺察轉化生命療癒師深度培訓學院

療癒煉金坊—全方位身心覺察轉化生命療癒師深度培訓學院

以「引導每人成為自己最好的療癒師」為衷心
以「讓人們成為療癒他人的生命導師」為願景
學院提供所有的教學資源讓夥伴們無限學習
是助人一步一腳印走向轉化之旅的學習園地
任何人只要帶有對生命謙卑的意願
無論自身條件或學習經歷是淺是深
都能培訓自己成為身心覺察轉化生命療癒師
並進一步成為協助他人改變生命的療癒導師

療癒煉金坊是唯一以身心覺察為主、花晶能量為輔的教學單位，坊間所有提及身心覺察及澳洲花晶的課程或出版書籍，都是出自本學院舊有的課中內容及原創書籍著作。

如果你不只是想要使用個能量產品，而是想要正確利用能量工具幫助覺察身體、療癒心靈、轉化生命，建議報名參加療癒煉金坊的療癒師線上深度培訓課程：學習以正知正見的心法使用能量工具，達到真正有效的自我療癒&生命轉化　歡迎直接報名療癒煉金坊的《全方位身心覺察轉化生命療癒師》深度培訓課程，遵循身心靈療癒的階梯，成為自己最好的身心靈轉化生命奇蹟療癒師&澳洲花晶身心靈療癒轉化療癒師。

◎請關注學院網站：www.tsai-jen.com

◎追蹤療癒煉金坊 Facebook

◎訂閱療癒煉金坊 Youtube

學院官方網站

學院 Youtube

學院 Facebook

學院官方 Line

采榛老師第一本書

身體是意識的載體，而意識與靈性相連。從外在身體的療癒進入內在心靈的轉化，本有靈性不學自會、不修自展、不攻自破。**從身體的覺察與療癒，讓我扭轉了原本絕望低谷的人生、離開**幽暗無光的宿命迴圈。因此采榛老師在**第一本書《全方位身心覺察自我療癒轉化生命全書》詳談身心覺察，希望更多人了解身體的真相、成為自己最好的療癒師。**

采榛老師第二本書

身體能量決定意識層次，心靈的頻率反映在身體能量上，我們會自然升起同頻的意念、想法、情緒，外在會自動做出相同的言語、行為、選擇。每一個踏上療癒之旅的人都想要改變，然而**能量只能同頻共振，若身體印記厚重、散發的頻率過低，我們會自動圍繞在相同的層次迴圈。**唯有改變身體能量，同時依隨願心覺知身體、從身體連結心靈，內在的意識之光照便可進入密不透光的身心印記泥牆、讓我們與本有靈性相連。因此采榛老師在第二本書**《遇見．轉化生命的澳洲花晶》**中，延續身心覺察的核心、**利用澳洲花晶深解身體能量與生命實相的共振機轉。**

采榛老師第三本書

采榛老師在兩本書的自序真心分享自己的過去：**曾對人生感到毫無希望**，對所有人失去信任，每天活著行屍走肉，在宿命中痛苦掙扎，只求不被滅頂。**帶著破釜沈舟的決心初入療癒的探索、走上靈性引領的道路**，至今十多年的光陰，采榛老師活出截然不同的自己。這一生恍若隔世的歷程，使她**對身體的智慧充滿敬愛**、對生命的慈悲充滿感激。因此采榛老師在第三本書**《教你用身體算命，成為知命改運的身體算命師！》**裡，以命盤為主題、持續分享身心覺察。

采榛老師第四套轉化生命奇蹟卡

療癒煉金坊設計的**《身心覺察．自我療癒．轉化生命—奇蹟卡》**內有**第一本書的身心覺察引導、結合第二本書的澳洲花晶能量對應、帶出第三本書知命而不困命的提醒**。只要使用者願意帶著自我負責、改變自我的決心，必能幫助自己從身體印記中走入內在心靈、解開命運模式的組織結構，改變固有僵化的命運人生，重啟轉化生命的蛻變之力。

國家圖書館出版品預行編目資料

全方位身心覺察自我療癒轉化生命全書／趙采榛著. --初版.--臺中市：白象文化事業有限公司，2021.3
面； 公分
ISBN 978-986-5559-75-5（平裝）
1.心靈療法 2.身心關係
418.98 110000121

全方位身心覺察自我療癒轉化生命全書

作　　者　趙采榛
專案主編　林榮威
出版編印　吳適意、林榮威、林孟侃、陳逸儒、黃麗穎
設計創意　張禮南、何佳諠
經銷推廣　李莉吟、莊博亞、劉育姍、王堉瑞
經紀企劃　張輝潭、洪怡欣、徐錦淳、黃姿虹
營運管理　林金郎、曾千熏
發 行 人　張輝潭
出版發行　白象文化事業有限公司
412台中市大里區科技路1號8樓之2（台中軟體園區）
出版專線：（04）2496-5995　傳真：（04）2496-9901
401台中市東區和平街228巷44號（經銷部）
購書專線：（04）2220-8589　傳真：（04）2220-8505
印　　刷　基盛印刷工場
初版一刷　2021年3月
二版一刷　2021年4月
三版一刷　2021年8月
四版一刷　2023年9月
四版二刷　2024年9月
定　　價　680元

缺頁或破損請寄回更換
版權歸作者所有，內容權責由作者自負